보건 사업관리

이주열, 이무식, 유광수, 이진용 지음

군자출판사
KOONJA PUBLISHING INC.

머리말

보건교육사 필수과목으로 보건사업관리가 지정됨에 따라 이 교과목에 대한 관심이 높아지고 있다. 더 정확히는 보건사업관리는 보건교육사 국가자격증의 시작으로 신설된 교과목이다. 새로운 교과목을 기획하면서 가장 어려운 점은 교재의 범위를 규정하는 것이었다. 보건교육사 필수과목은 보건교육사의 역할을 고려해서 개발되기 때문에, 보건교육사의 직무 수행능력과 깊은 관계가 있다고 봐야 할 것이다. 따라서, 이 책의 저자들이 보건사업관리의 범위와 영역을 설정하는 과정에서 가장 염두에 둔 것은 보건교육사자격관리사무국에서 제시한 각 과목별 필수영역과 한국보건의료인국가시험원에서 제시한 출제문항 영역이었다. 두 기관에서 제시한 영역에 다소 미흡한 점이 발견되었지만, 학문적인 논쟁을 떠나서 현실적으로 수용할 수밖에 없었고, 이에 논의과정을 거쳐 보건사업관리의 최종영역이 결정되었다. 새로운 교과목의 영역을 설정한다는 자부심도 있었지만, 구성의 적합성에 대한 두려움이 더 많은 것이 사실이다. 부족한 점은 앞으로 여러 선후배 학자들이 보완할 것으로 생각한다.

보건사업관리가 기존의 보건행정학과 차별화되는 점은 행정관리와 보건프로그램관리를 모두 포함하고 있다는 것이다. 이런 이유로 다소 많은 내용이 나열된 것 같기도 하고 논리적인 연계가 부족한 느낌도 있지만, 이것이 보건사업관리의 실체이며, 이 교과목의 특성일 수 있다. 보건의료계열 학생들이 이 책을 통하여 보건사업관리의 학문적 특성을 배울 수 있기를 기대한다.

이 책은 보건사업관리의 개념(1부), 보건의료체계의 이해(2부), 보건조직과 보건자원관리(3부), 보건사업운영체계(4부), 보건정책과 보건기획(5부) 등 총 5부로 구성되어 있다. 각 영역별로 이진용 교수(1부, 2부), 이주열 교수(3부), 유광수 교수(4부의 1~4장), 이무식 교수(4부의 5~6장과 5부)가 나누어 집필을 담당하였고, 내용의 일관성을 유지하기 위하여 대표저자가 전체를 검독하였다.

이 책에 수록된 내용은 저자들의 새로운 연구결과가 아닌 기존의 여러 문헌에서 제시한 내용을 일목요연하게 정리한 것으로 교과목의 영역을 설정하고 각 영역별로 흩어져 있는 자료를 수집하여 독자들이 쉽게 이해할 수 있도록 구성하였다. 이런 이유로 완벽하게 새로운 내용만이 아닌 기존 문헌에 제시된 내용과 유사한 부분이 상당 수 발생된 점에 대해서 독자들의 넓은 이해가 필요하며, 앞으로 저자들이 학문적으로 더 노력해야 하는 이유가 될 것이다. 이 책이 보건사업관리를 처음 배우는 보건의료계열 학생들에게 조금이나마 도움이 될 수 있다면, 저자들에게는 더 없는 기쁨이 될 것이다.

2011년 5월

저자 일동

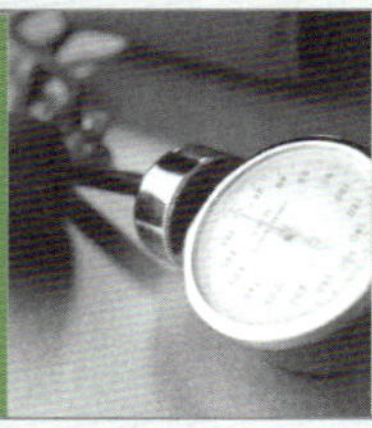

Contents

PART Ⅰ 보건사업관리의 개념

PART Ⅱ 보건의료체계의 이해

PART Ⅲ 조직과 자원관리

PART Ⅳ 보건사업의 운영체계

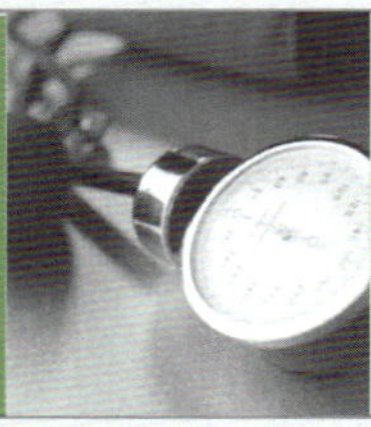

Contents

PART V 보건정책과 보건기획

PART I

보건사업관리의 개념

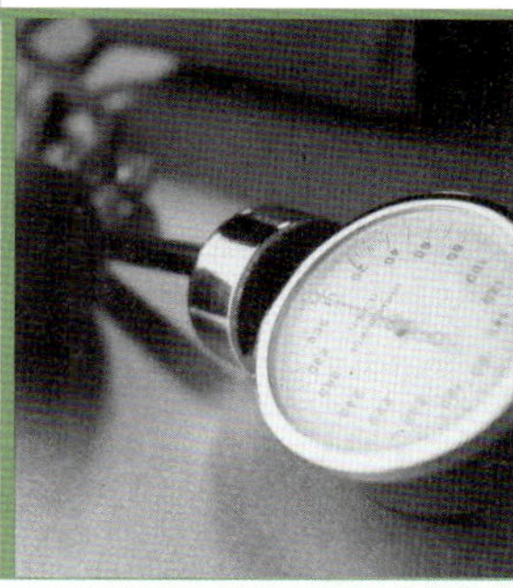

제1장 _ 보건사업과 보건사업관리

보·건·사·업·관·리

제 1 장 보건사업과 보건사업관리

• 학습단원 •

1. 보건사업의 정의
2. 보건사업의 특징
3. 보건사업의 분류(종류)
4. 보건사업관리의 의미

1. 보건사업의 정의

보건교육사에게 모자보건사업을 정의하라고 묻는다면 임산부(또는 산모)와 아이들을 위한 보건사업이라고 대답할 것이다. 하지만 보건사업이 무엇이냐고 묻는다면 정확한 대답을 할 수 있는 보건교육사는 많지 않을 것이다. 보건사업에 대한 명확한 이해가 없다면 보건사업관리를 잘 할 수는 없을 것이다.

우리가 흔히 쓰는 보건사업이라는 용어는 "Health Program"을 우리말로 번역한 것이다. 보건사업의 뜻을 규정하기 전에 이들 용어가 무엇을 의미하는지를 먼저 살펴보도록 한다. "Health"는 단독으로 쓰일 경우 보건이라는 용어 대신 건강이라고 해석하는 경우가 많다. 세계보건기구(WHO)는 건강(health)을 다음과 같이 정의하고 있다. "건강이란 단순히 질병이 없거나 허약하지 않은 상태만을 의미하는 것이 아니라 신체적, 정신적, 사회적으로 완전히 안녕한 상태에 놓여 있는 것이다[Health is a state of complete physical, mental and social well-being and not merely the absence of disease or infirmity]." 추상적이고 넓기 때문에 "보건사업"의 "보건"을 정의하기 위해서는 공중보건(public health)을 사용하는 것이 더 적절할 것이다. 가장 널리 사용되는 공중보건의 개념은 1920년 윈슬로(Winslow)가 정의한 것이다. 윈슬로는 공중보건을 다음과 같이 정의하였다. "조직화된 노력과 여러 주체들의 선택을 통해 질병을 예방하고 수명을 연장시키며 건강을 증진시키기 위한 과학이자 예술이다[the art and science of preventing disease, prolonging life and promoting health through the organized efforts and informed choices of society, organizations, public and private, communities and individuals]." 여기서 주의해야 할 것은 공중보건을 행하는 주체는 공공기관 혹은 국가만이 해당되는 것이 아니다. 의의 영어 원문에서도 볼 수 있듯이 공중보건은 공공부문 뿐 아니라 민간부문에서도 가능하며 개인, 지역사회, 기관, 사회, 국가의 선택을 통해서도 이루어질 수 있다. 그렇다면 우리가 흔히 사용하는 "Program"의 사전적 의미는 무엇일까? "Program"은 사업으로 번역되며 어떤 활동을 수행하기 위한 공식적인 절차들을 모아놓은 것이다(Porta, 2008) [A formal set of procedures to conduct an activity]. 또한 "특별한 그룹을 대상으로 특정한 결과를 성취하기 위해 여러 가지 자원에 의해 지원을 받으면서 수행되는 일련의 활동이라고 정의할 수도 있다(CBPH, 2000) [A series of activities supported by a group of resources intended to achieve specific outcomes among particular groups]." 여기서 말하는 특별한 그룹이란 개인, 특정 집단, 혹은 국가나 사회 전체가 될 수도 있다.

지금까지 보건사업과 관련된 용어의 의미를 살펴보았다. 이에 근거해서 보건사업을 다음과 같이 정의할 수 있다. 보건사업이란 "공중보건의 목표인 질병예방, 수명연장, 건강증진을 달성하기 위해 여러 자원을 활용하면서 수행되는 조직적인 활동"이다. 따라서 앞서 기술한 모자보건사업을 다음과 같이 규정할 수 있다. 임산부(또는 산모)와 아이들을 대상으로 그들의 질병예방, 수명연장, 건강증진을 위해 여러 자원을 활용하면서 수행되는 조직적인 활동이다.

2. 보건사업의 특징

앞서 정의한 바와 같이 "공중보건의 목표인 질병예방, 수명연장, 건강증진을 달성하기 위해 여러 자원을 활용하면서 수행되는 조직적인 활동"인 보건사업은 전통적인 의학 또는 의료와 몇 가지 점에서 다른 특징을 가진다.

첫째, 보건사업은 그 대상으로 인구집단을 더 강조한다. 전통적인 의학은 인구집단을 그 대상으로 할 수도 있으나 일반적으로 개인을 대상으로 하여 의학적 치료 혹은 개입에 중점을 두었다.

둘째, 보건사업은 건강과 불건강의 연속선상에 있는 모든 건강상태를 중시한다. 이 말은 건강과 불건강 상태는 이분법적으로 나눌 수 없기 때문에 가장 건강한 상태와 가장 불건강한 상태를 이은 연속선 위의 한 점으로 표시할 수 있다는 것을 의미한다(Cochrane, 1972). 이와 관련하여 판셀(Fanshel, 1972)은 건강상태를 정도에 따라 "well-being", "discomfort", "confined", "bedridden", "death" 등으로 분류하였다. 이를 종합하면 그림과 같이 표현할 수 있다.

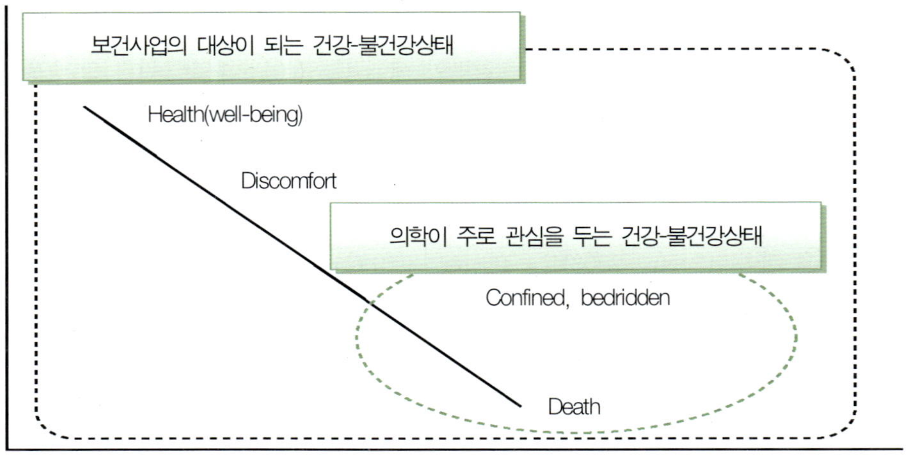

그림 1-1. 건강과 불건강의 연속선과 보건사업의 대상

의학은 건강과 불건강의 연속선상에서 질병상태에 있는 환자에 관심을 두고 질병 치료에 초점을 맞추는 반면, 보건사업은 건강과 불건강의 연속선상 전체 건강상태를 사업 대상으로 여긴다. 따라서 질병이 있는 사람 뿐 아니라 건강한 상태에 있는 사람도 사업대상이 될 수 있다.

셋째, 보건사업은 다양한 건강결정요인을 고려하여 사업을 진행한다. 여기서 말하는 건강결정요인이란 의료제도, 환경요인, 생활습관, 인체의 생리적 조건 등을 말한다. 이와 관련하여 랄론드(Lalonde)는 1974년 "건강의 장 개념(health field concept)"을 제안하였는데, 여기에 앞서 기술한 4가지 건강결정요인을 포함하였다. 즉, 보건사업은 질병의 치료에만 국한하지 않고 건강에 영향을 미칠 수 있는 모든 요인을 고려하여 사업을 진행한다는 것을 의미한다. 하지만 전통적 의학은 질병상태에 중점을 두며 질병의 원인이 특정 세균이나 화학물질 등 단일한 원인에 의해 발생한다고 보기 때문에 이를 없애기 위해 약물이나 수술 등의 국소적인 치료법을 강조한다.

넷째, 보건사업은 대상이 되는 인구집단의 건강관리를 위한 모든 수단을 동원하며 이를 위해 부문별 협력과 협조를 중시한다. 예를 들어 어떤 보건소에서 65세 이상 노인을 대상으로 무료 틀니를 보급하는 사업을 구상하고 있다고 가정하자. 이 사업의 효과적인 확산을 위해 해당 보건소는 지역 치과의사회와 같이 이 사업을 공동으로 진행하기로 결정하고 대상자 선정을 위해 해당 구청 또는 동 사무소의 협조를 받으며 지역사회 시민단체의 의견을 청취하는 과정을 거쳤다. 또한 사업 진행 중에 문제가 된 예산 문제를 해결하기 위해 해당 구의회와 추가 예산 지원을 위한 회의를 할 예정이다. 이처럼 보건사업은 목표를 달성하기 위해 가용한 모든 수단을 동원하고 이를 위해 각 관련 기관 혹은 단체와 협력하고 지원을 요청하면서 이루어지는 특성을 가지고 있다.

3. 보건사업의 분류

보건사업을 분류하는 방법은 여러 가지가 있지만, 이 책에서는 크게 보건사업의 대상이 되는 인구집단에 따른 분류, 질병에 따른 분류, 보건사업이 이루어지는 장소에 따른 분류 등 세 가지로 분류하여 기술하였다.

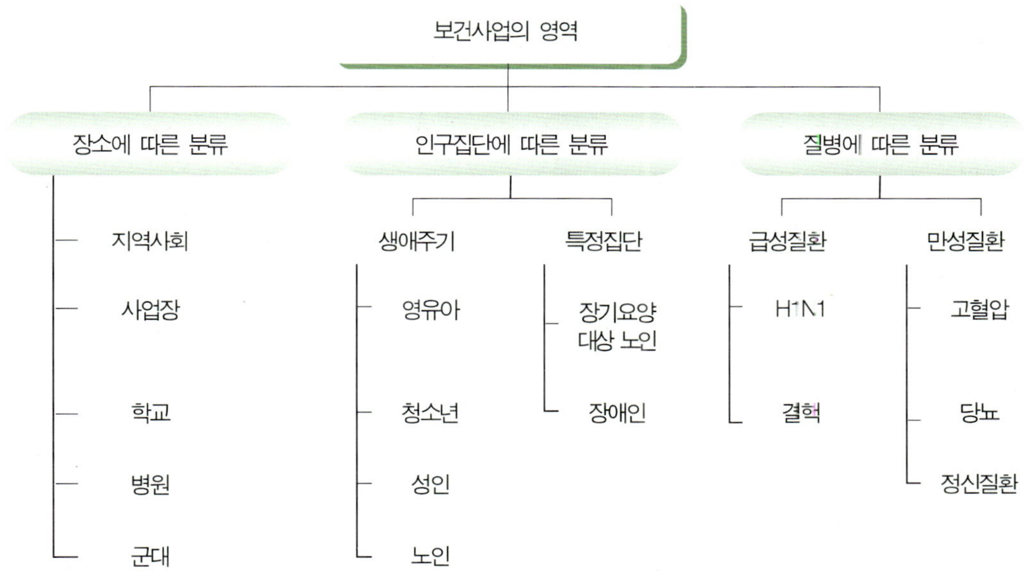

그림 1-2. 보건사업의 분류

1) 인구집단에 따른 분류

보건사업은 그 대상이 되는 인구집단에 따라 분류할 수 있다. 먼저 태어나서 청소년기를 거치고 성인이 되어 생활하다가 노년을 맞이하는 생애주기의 각 단계별로 보건사업을 시행할 수 있다. 즉, 대상 인구집단의 나이에 따라 보건사업을 분류하는 것이다. 또한 비슷한 특성을 공유한 특정 인구집단별로 나누어 보건사업을 분류할 수도 있다. 예를 들어, 장기요양이 필요한 노인들을 위한 보건사업, 장애인을 위한 보건사업, 저소득층 및 특수계층을 위한 보건사업으로 나누어 접근할 수 있는 것이다. 생애주기별 보건사업과 특정 집단을 위한 보건사업을 간략히 소개하면 다음과 같다.

(1) 생애주기별 보건사업

가. 영유아 보건사업

우리나라에서 영유아는 6세 미만의 취학 전 아동을 말한다. 이 시기의 건강관리 결과에 따라 한 개인의 평생 건강이 크게 영향을 받을 수 있다. 따라서 영유아 보건사업은 국민 건강을 위한 기본보건사업이라고 할 수 있다. 이 시기에 가장 중요한 보건사업으로 예방접종사업과 영양(개선) 사업을 들 수 있다. 예를 들어, 1960년의 우리나라 평균 기대여명은 54.3세에 불과했던 것이 현재는 80세를 넘어서고 있다. 이와 같은 일이 가능했던 이유 중에 하나는 영유아 보건사업을 통해 영유아들의 영양상태를 개선하고 예방접종을 통해 질병에 이환되는 것을 막아 영유아 사망률을 비약적으로 낮추었기 때문이다. 1960년 당시의 영아 사망률은 1,000명당 70명이었으나 2009년에는 1,000명당 4.1명에 불과했다. 이외에도 모유수유권장사업, 선천성대사이상검사 등도 주요한 영유아 보건사업 중의 하나이다. 더불어 영유아 보건사업은 아이의 건강상태 뿐 아니라 엄마의 건강상태 등에 관심을 동시에 두는 모자보건사업의 형태로 진행될 수도 있다. 모자보건사업은 모성과 영유아에게 전문적인 보건의료서비스 및 그와 관련된 정보를 제공하고, 모성의 생식건강 관리와 임신·출산·양육 지원을 통하여 이들이 신체적·정신적·사회적으로 건강을 유지하게 하는 사업이라고 정의할 수 있다.

나. 청소년 보건사업

청소년 보건사업의 대상은 주로 학교에 다니는 학생들이 주 대상이 되기 때문에 학동기 보건사업이라고도 한다. 이 청소년기는 신체적, 정신적으로 성인이 되기 위해 급격한 변화를 겪는 과정이므로, 영유아나 성인들과는 다른 보건문제에 직면하게 된다. 가정과 학교가 이 시기에 가장 큰 영향을 미치는 환경이 될 수 있다. 가족의 구성과 기능, 부모의 태도와 관심이 청소년의 정신적, 신체적 건강과 건강행태에 영향을 줄 수 있고 학교는 또래 집단이 같이 생활하는 장소이므로 역시 정신적, 신체적 건강과 건강행태에 강한 영향을 미친다. 우리나라의 10대 주요 사망 원인은 암, 뇌혈관질환, 심장질환, 당뇨병 등 만성질환이 대부분을 차지하는데 이와 같은 만성질환은 장기간에 걸친 흡연, 음주, 신체활동 부족 등 잘못된 건강행태와 관련이 있고 건강행태 교정은 만성질환 예방을 위한 비용–효과적인 관리전략이다. 따라서 건강형태가 형성되어 완성되어 가는 청소년기는 행태교정 가능성이 높으므로 전략적으로 매우 중요한 시기가 될 수 있다. 우리나라 청소년의 주요 보건문제로는 흡연, 음주, 비만 등이 있고 과도한 학업스트레스로 인한 스트레스 및 자살 시도, 인터넷 중독 등도 중요한 보건문제로 부상하고 있다. 특히 청소년 흡연율은 OECD 국가 중 1

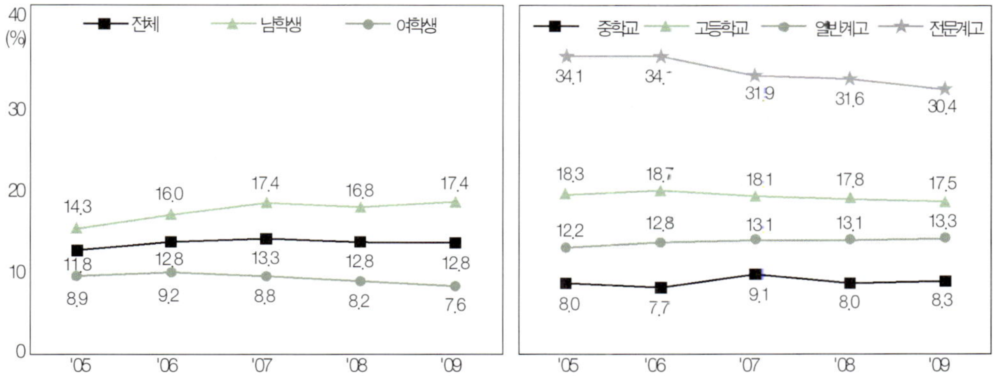

그림 1-3. 우리나라 청소년의 현재 흡연 추이

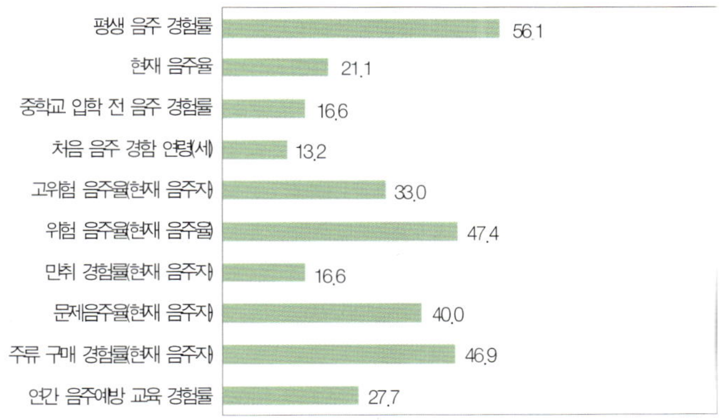

그림 1-4. 우리나라 청소년의 음주관련 행태

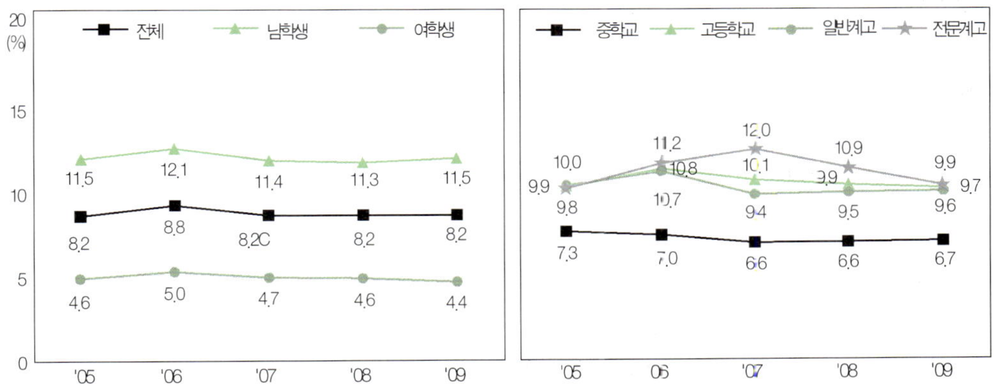

그림 1-5. 우리나라 청소년의 비만율 추이

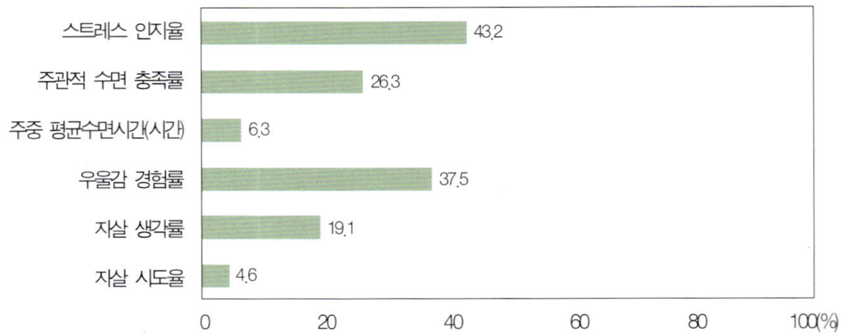

그림 1-6. 우리나라 청소년의 정신보건 상태

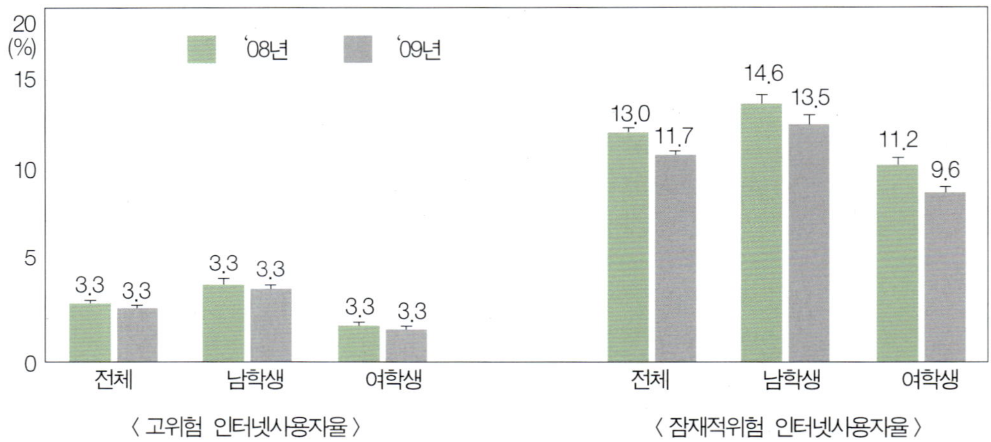

그림 1-7. 우리나라 청소년의 고위험/잠재적 위험 인터넷사용자율 추이

위를 차지하고 있다. 이러한 문제에 효과적으로 대처하기 위해서 청소년기 학생들을 대상으로 한 다양한 보건사업을 전개해야 할 것이다.

다. 성인 보건사업

일반적으로 성인은 20~64세까지를 의미하며, 이 시기를 다시 20~44세까지의 성인전기와 45~64세까지의 성인후기로 구분하기도 한다. 이와 같이 성인기를 전기와 후기로 구분하는 이유는 성인전기와 성인후기에 따라 직면하게 되는 건강상의 문제가 다르고 특히 성인후기에 성인기의 사망이나 의료이용이 급격하게 증가하기 때문이다. 예를 들어, 성인전기인 20~44세까지는 임신, 육아, 사고예방, 불건강한 생활습관 교정, 건강증진에 더 많은 관심을 기울이는 반면, 성인후기인

45~64세까지는 관상동맥질환, 뇌졸중, 암, 만성질환(고혈압, 당뇨) 등의 조기 진단(건강검진)과 관리에 더 많은 비중을 둔다. 따라서 같은 성인기라도 보건사업의 초점이 달라진다. 예를 들어, 금주, 절주나 금연, 체중조절, 운동과 같은 건강행태 개선을 위한 보건사업을 수행한다고 가정하자. 20~44세를 대상으로 한 보건사업의 목표는 이들 행태 개선 사업을 통해 건강을 증진시키고 만성질환이 발생을 억제하는 것을 목표로 할 것이다. 하지만 45~64세를 대상으로 이들 사업을 진행한다면 이미 만성 질환이 발생한 사람이 상당 수 있을 것이기 대문에 이들의 행태 개선을 통해 만성 질환이 더 악화되는 것을 막는 것을 목표로 할 수 있을 것이다. 즉, 같은 보건사업이라도 연령에 따라 다른 목표를 가지고 진행될 수 있다. 이 시기에 현재 우리나라에서 국가 주도로 이루어지는 보건사업은 주로 건강검진 사업에 치중되어 있다. 예를 들어, 건강검진기본법, 모자보건법에 따른 임산부 건강관리, 국민건강보험법에 따른 건강검진, 산업안전보건법에 따른 일반건강진단, 의료급여법에 따른 건강검진, 암관리법에 따른 암조기검진 등과 같이 각종 법률에 의하여 건강관리 대상과 방법이 명시되어 있다. 하지만 문제는 이러한 검진 사업을 통해 문제가 확인된 국민들을 지속적으로 관리하기 위한 보건사업이 부족하다는데 있다.

라. 노인 보건사업

일반적으로 65세 이상을 의미하는 노년기는 인생의 후반기에 해당한다. 이 시기를 다시 65~74세까지의 노인전기와 75세 이상의 노인후기로 구분할 수 있다. 이 시기의 대부분의 노인은 건강상의 문제를 가지고 있는 경우가 많고 또한 이와 같은 건강 문제로 사망에 이르게 된다. 예를 들어 우리나라의 경우 65세 이상 인구의 86.7%가 한 가지 이상의 만성질환을 가지고 있으며 각종 만성질환으로 인한 장애율도 높은 편이다. 또한 우울증과 치매와 같은 정신질환도 지속적으로 증가하고 있다. 2009년 노인인구는 전체 국민의 10.7%를 차지하고 있고 전체 건강보험 지출의 31.7%를 차지하고 있으며 노인인구 구성 및 건강보험 지출 모두 계속 증가할 것으로 예측하고 있다. 이와 같은 상황에서 노인 보건사업의 목표는 건강수명을 연장시키는 것으로 설정해야 하며 이를 위한 다양한 보건사업이 필요하다. 다른 생애주기도 마찬가지이겠지만 노인 보건사업은 특히 건강증진사업, 조기검진 및 치료, 재활 및 장기요양 등 모든 관점에서 통합적 접근이 필요하다.

〈 65세 이상 노인인구 비중 〉

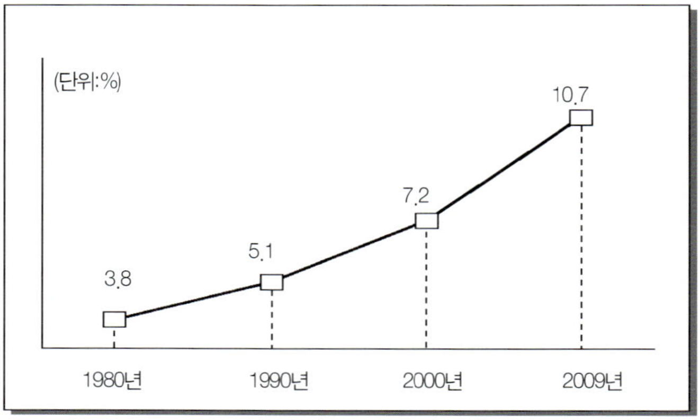

〈 최근 4년 상반기, 건강보험 진료비 추이 〉

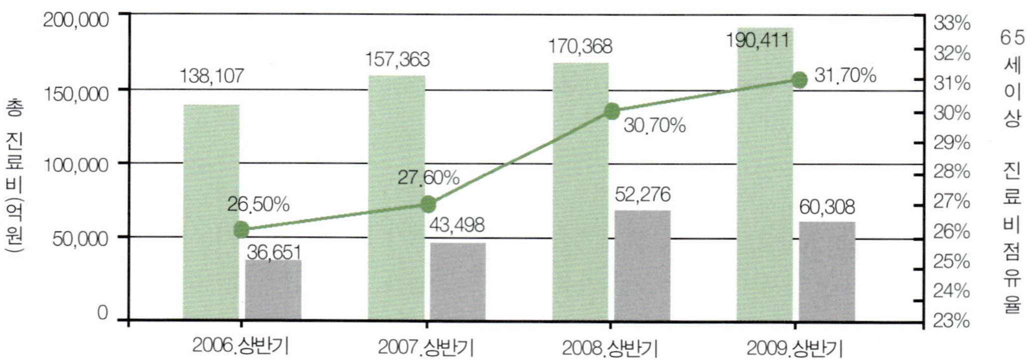

그림 1-8. 우리나라 65세 이상 노인인구 비중 및 진료비 사용액

■ 출처 : 1) 통계청. 2009년 한국의 사회지표, 2) 국민건강보험공단. 2009년 상반기 건강보험주요통계.

(2) 특정 집단을 위한 보건사업

앞서 인구집단을 대상으로 하는 보건사업을 생애주기에 따라 영유아부터 노인 보건사업으로 분류하여 살펴보았다. 지금부터는 인구집단 중에서 특정한 성격을 공유하는 집단을 위한 보건사업을 살펴보도록 하겠다. 가장 대표적인 것이 65세 이상 노인 중에서 장기요양이 필요한 사람을 대상으로 한 노인 장기요양보험사업과 장애인을 위한 보건사업을 들 수 있다.

가. 노인 장기요양보험사업

노인 장기요양보험 사업은 고령이나 노인성질병 등으로 인하여 6개월 이상 동안 혼자서 일상생활을 수행하기 어려운 노인 등에게 신체활동 또는 가사지원 등의 장기요양급여를 제공하는 서비스를 말한다. 이 사업은 2008년 7월부터 시행되고 있으며 독립적인 생활수행이 어려운 노인을 위한 재가 및 시설요양서비스를 실시하고 있으며 방문요양, 방문목욕, 방문간호, 주·야간보호, 단기보호 등의 재가요양과 노인요양시설, 노인요양공동생활가정(그룹홈)에 입소한 노인을 대상으로 하는 시설요양을 통해 독립적인 생활 유지 및 회복을 돕는 삼차 예방에 해당하는 각종 서비스를 제공하고 있다. 이 사업은 기존의 건강보험제도 뿐 아니라 기존의 노인 복지서비스와도 몇 가지 점에서 다른 특징을 가지고 있다.

표 1-1. 노인장기요양보험제도와 기존 노인복지서비스의 차이

	노인장기요양보험	기존의 노인복지서비스
서비스 대상	· 보편적제도 · 장기요양이 필요한 65세 이상 노인 및 치매 등 노인성 질환을 가진 64세 이하의 국민	· 특정 대상 한정(선택적) · 국민기초생활보장수급자를 포함한 저소득층 위주
서비스 선택	· 수급자 및 부양가족의 선택에 의한 서비스 제공	· 지방자치단체장의 판단(공급자 위주)
재원	· 장기요양보험료 + 국가 및 지방자치단체 부담 + 이용자 본인 부담	· 정부 및 지방자치단체의 부담
서비스	· 시설급여 · 재가급여(방문요양, 방문목욕, 방문간호, 주·야간보호, 단기보호 등) · 특별한 현금급여(가족요양비) 등	· 시설 재가서비스를 제공하나, 서비스 질에 대한 관리 미흡
시설에 대한 지원방식	· 시설급여 및 재가급여 제공자는 비용을 수가산정방식을 적용하여 국민건강보험공단에 청구 · 건강보험공단은 청구된 장기요양급여 및 비용 등의 적정여부 심사 후 지급	· 지방자치단체를 통하여 시설입소인원 또는 연간 운양비용을 기준으로 정액 지급(사후정산)

먼저, 국민건강보험은 질환의 진단, 입원 및 외래 치료, 재활치료 등을 목적으로 주로 병의원 및 약국에서 제공하는 서비스를 급여 대상으로 하는 반면 노인 장기요양보험은 치매/중풍의 노화 및 노인성 질환 등으로 인하여 혼자 힘으로 일상생활을 영위하기 어려운 대상자에게 요양시설이나 재가 장기요양기관을 통해 신체활동 또는 가사지원 등의 서비스를 제공하는 제도라는 점에서 차이가 있다. 또한 기존의 노인 복지서비스와도 다른 몇 가지 특성을 가지는데 이와 관련해서는 표에 정리하였다.

나. 장애인 보건사업

보건복지부에서 1988년부터 장애인 등록을 시작한 이래 매년 등록 장애인이 증가하고 있으며, 장

애범주도 확대되고 있다. 현재 장애인복지법 상에는 장애를 신체적장애, 정신적장애로 크게 구분하고 있으며, 신체적장애는 다시 외부장애와 내부장애로 구분하고 있다. 특히, 내부장애는 2000년부터 장애범주에 포함되어 장애인등록을 실시하고 있다. 이와 같은 분류로 현재 장애인 유형은 15개가 존재하고 지체장애, 뇌병변장애, 시각장애, 청각장애, 언어장애, 안면장애 등 외부장애 중 신체적 장애를 가진 사람이 전체 등록 장애인의 85% 정도를 차지하고 있다. 2009년 현재 총 등록 장애인은 240여 만 명에 달한다.

장애인은 다음과 같은 이유로 비장애인에 비해 더 많은 보건사업을 필요로 한다.

첫째, 장애인은 건강상태가 취약한 경우가 많으므로 이에 대한 관리가 필요하다. 장애인은 요로감염, 욕창과 같은 장애에 의해 발생되는 질병뿐만 아니라, 비장애인이 경험하는 건강상 문제(상기도 감염, 폐렴 등)를 공유하는 경우가 많다.

둘째, 장애인은 비장애인보다 건강증진 및 예방 서비스를 제공받을 기회가 적다. 따라서 운동기능이 제한된 장애인은 유산소 운동의 기회가 적어지며, 마비가 동반된 경우 통증을 느끼지 못하여 질병의 조기발견이 어렵다.

셋째, 장애가 조기에 발생한 경우에도 비장애인에 비해 만성질환이 조기 발병할 수 있다. 예를 들어 비만으로 인한 성인형 당뇨나 신경인성 방광에 의한 신장질환이 조기에 발생할 수 있다.

넷째, 자신의 장애와 무관한 질병에 이환된 경우 이차적인 기능장애가 발생할 수 있다. 새로운 만성질환으로 인한 추가적인 기능 손실은 장애인에게 보다 부담이 된다.

다섯째, 건강 상 문제에 대해 장애인은 비장애인보다 복잡하고 장기적인 치료를 필요로 하며, 질병이나 손상의 급성기 이후 더 많은 회복기간이 필요하다. 즉, 장애인은 비장애인의 가지고 있는 건강상의 문제 뿐 아니라 자신의 장애와 관련된 건강상의 문제를 동시에 가지고 있으므로 장애인에게는 보다 포괄적이고 지속적인 보건의료서비스가 필요하며 이 중 상당 부분은 보건사업을 통해 서비스를 제공할 수 있다.

장애인을 위한 보건사업 중 가장 대표적인 것은 지역사회중심 재활사업(community-based rehabilitation, CBR)이다. 지역사회중심 재활사업의 목적은 보건소를 중심으로 지역사회의 인적·물적 자원을 최대한 활용하여 재활서비스를 체계적으로 구축, 제공함으로써 장애인의 재활 촉진 및 사회참여 증진을 도모하기 위한 것이다. 이 사업은 장애인에 대한 지역사회의 인식을 증진하고, 장애인의 권리를 인정하며 장애예방과 재활에 대해 지역사회를 통해 접근하며, 지역 자원을 최대로 이용하여 지역사회 전체가 재활훈련에 있어서 능동적 역할을 담당하도록 하는 특징이 있다.

지역사회중심 재활사업은 전국의 보건소를 중심으로 추진하고 있으며 2000년 전국 시·도의 16

개 지역사회중심 재활거점보건소를 선정하여 국비(건강증진기금) 50%, 지방비 50%를 지원하여 사업을 추진하게 되었고, 2004년 20개소, 2005년 25개소, 2006년 45개소, 2011년 60개소로 확대하여 수행하고 있다. 이 사업의 주요 내용은 보건복지부, 국립재활원 및 지방자치단체를 연계하여 재가 장애인의 재활사업 수행하고 있으며 이를 위해 지역사회중심 재활실구자 양성훈련을 실시하고 지역사회중심 재활사업지역 현장지도 및 간담회를 통해 지역실정에 맞는 효과적인 추진전략을 개발하고 추진하도록 하고 있다. 이를 통해 궁극적으로 지역사회의 자발적인 참여와 유기적인 연계를 통한 포괄적인 재활서비스 제공하려고 하고 있다.

표 1-2. 장애유형 및 장애유형별 등록 장애인 수 (단위 : 명)

대분류	중분류	소분류	남	여	계
신체적장애	외부장애	지체장애	757,670	535,661	1,293,331
		뇌병변장애	145,254	106,564	251,818
		시각장애	145,605	95,632	241,237
		청각장애	136,503	109,298	245,801
		언어장애	11,808	4,441	16,249
		안면장애	1,449	1,056	2,505
	내부장애	신장장애	30,500	23,530	54,030
		심장장애	9,405	5,722	15,127
		호흡기장애	12,236	3,624	15,860
		간장애	5,811	1,919	7,730
		장루요루장애	7,728	4,709	12,437
		간질장애	5,418	4,342	9,760
정신적장애		지적장애	94,172	60,781	154,953
		자폐성장애	11,710	2,223	13,933
		정신장애	50,627	44,149	94,776
총계			1,425,896	1,003,651	2,429,547

■ 출처 : 보건복지부. 보건복지통계연보(2009년), 2010.

2) 질병에 따른 분류

앞서 보건사업을 그 사업 대상이 되는 인구집단에 따라 생애주기별 보건사업과 특정 집단을 위한 보건사업으로 분류하여 보았다. 여기서는 질병에 따라 보건사업을 구분할 것이다. 보건사업을 질병에 따라 구분하면 급성질환을 위한 보건사업과 만성질환을 위한 보건사업으로 구분할 수 있다.

(1) 급성질환을 위한 보건사업

급성질환은 주로 전염성 질환을 의미한다. 이 전염성 질환을 위한 법률로는 감염병예방법, 검역법, 후천성면역결핍증예방법, 결핵예방법이 있고, 국민필수예방접종 국가부담사업, 생물테러전염병관리사업 등이 있다. 특히 국가 차원에서 감염성질환 관리는 질병관리본부가 총괄하고 있다. 2009년 유행했던 신종 인플루엔자(H1N1) 확산 방지 사업을 예로 들어 설명하면 신종 인플루엔자 확산 방지를 위해 질병관리본부는 항바이러스제 공급 및 관리 사업을 수행하였다. 질병관리본부는 항바이러스제를 확보한 후 시도와 시군구 보건소를 통해 약품을 공급하였고 시군구 보건소는 이를 치료거점병원과 거점약국을 통해 분배하였고 보건소를 직접 방문하는 고위험군 환자에게는 직접 투약하였다. 이와 같이 급성질환을 위한 보건사업은 그 성격상 민간기관이 전담하기에는 부적절한 경우가 많아 국가 혹은 공공 보건의료기관이 담당하는 경우가 많다.

〈항바이러스제 공급 체계도〉

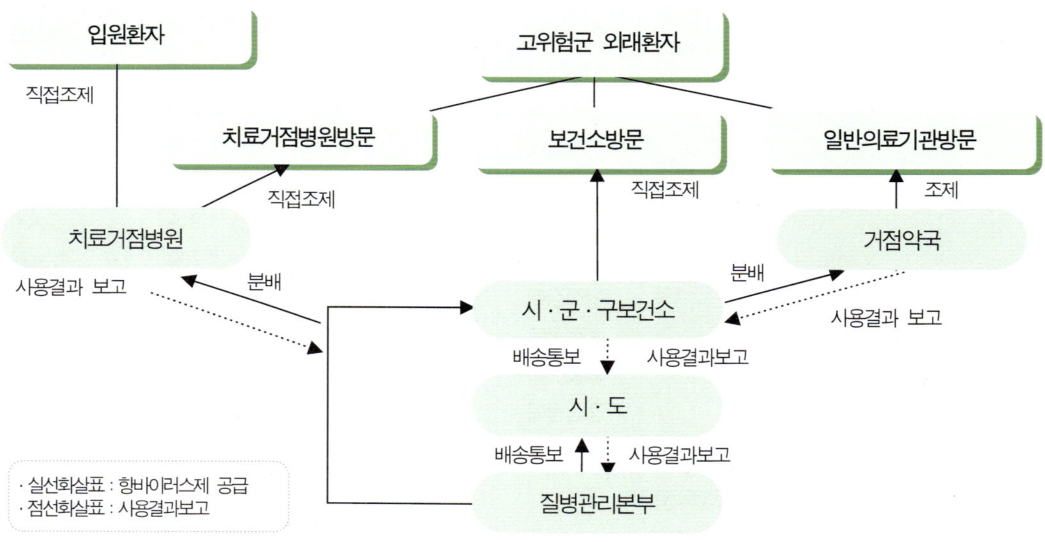

그림 1-9. 질병관리본부의 항바이러스제 공급 및 관리 사업

(2) 만성질환을 위한 보건사업

대표적인 만성질환으로 고혈압, 당뇨, 암 등이 있다. 이들을 관리하기 위한 보건사업으로는 암검진관리사업과 심뇌혈관질환 관리사업이 있다. 암검진관리사업은 암조기검진과 치료와 사후 관리체

계 강화를 목표로 하고 있으며 주요 사업으로 암 예방사업, 암 조기검진, 암환자 치료비 지원사업, 재가암환자관리, 말기암환자 전문기관운영지원, 지역암센터 건립 및 운영 등이 이루어지고 있다.

3) 장소에 따른 분류

보건사업은 그 사업을 수행하는 장소에 따라 분류할 수도 있다. 여기서는 지역사회, 학교, 사업장을 중심으로 기술할 것이다.

(1) 지역사회 보건사업

지역사회 보건사업을 말 그대로 지역사회에서 이루어지는 보건사업을 의미한다. 지역사회 보건사업의 시행 주체는 공공기관이 될 수도 있고 민간기관이 될 수도 있다. 하지만 지역사회 보건사업의 전체 모습을 파악하기 위해서는 전국의 시군구 보건소에서 진행하는 보건사업을 살펴보는 것이 좋을 것이다. 지역보건법에는 보건소의 업무를 다음과 같이 16개로 분류해 놓았는데 그 중 상당 부분이 보건소가 수행해야 할 보건사업을 나열한 것이다.

제9조 (보건소의 업무) 보건소는 당해 지방자치단체의 관할구역안에서 행하여지는 다음 각 호의 사항을 관장한다. 〈개정 2008.2.29〉

1. 국민건강증진 · 보건교육 · 구강건강 및 영양개선사업
2. 전염병의 예방 · 관리 및 진료
3. 모자보건 및 가족계획사업
4. 노인보건사업
5. 공중위생 및 식품위생
6. 의료인 및 의료기관에 대한 지도 등에 관한 사항
7. 의료기사 · 의무기록사 및 안경사에 대한 지도 등에 관한 사항
8. 응급의료에 관한 사항
9. 농어촌등보건의료를위한특별조치법에 의한 공중보건의사 · 보건진료원 및 보건진료소에 대한 지도 등에 관한 사항
10. 약사에 관한 사항과 마약 · 향정신성의약품의 관리에 관한 사항
11. 정신보건에 관한 사항
12. 가정 · 사회복지시설 등을 방문하여 행하는 보건의료사업
13. 지역주민에 대한 진료, 건강진단 및 만성퇴행성질환등의 질병관리에 관한 사항
14. 보건에 관한 실험 또는 검사에 관한 사항
15. 장애인의 재활사업 기타 보건복지가족부령이 정하는 사회복지사업
16. 기타 지역주민의 보건의료의 향상 · 증진 및 이를 위한 연구 등에 관한 사업

■ 출처 : 법제처. 지역보건법 제9조.

또한 전국의 시군구는 4년마다 지역보건의료계획이라는 지역단위 보건의료계획을 작성하게 되어 있는데 여기에 15가지 개별 보건사업에 관한 사업계획을 작성하도록 하고 있다. 2011년부터 시행하는 제5기 지역보건의료계획(2011~2014)에 포함되어야 하는 개별 보건사업은 다음과 같다.

〈지역보건의료계획에 포함시켜야 하는 개별 보건사업〉

1. 맞춤형방문건강관리사업	2. 금연사업
3. 지역특화건강행태개선사업	4. 건강검진사업
5. 구강보건사업	6. 암 관리사업
7. 심뇌혈관질환 예방관리사업	8. 정신보건사업
9. 모자보건사업	10. 전염병예방관리사업
11. 진료사업	12. 공중위생관리사업
13. 노인보건사업	14. 임산부 영유아 영양플러스 사업
15. 지역사회 중심 재활사업	

■ 출처 : 보건복지부. 제5기 지역보건의료계획 수립 안내, 2010.

(2) 학교 보건사업

학교보건은 학생과 교직원의 건강을 보호하고 증진시키는 활동을 말한다. 또한 학생, 교직원, 학부모, 나아가 지역사회를 대상으로 보건봉사와 환경관리 및 보건교육을 제공하여 대상자 스스로 자기건강관리능력을 향상시켜 건강을 유지하고 증진시키며 질병을 예방하기 위한 포괄적인 건강사업을 의미한다. 보건사업으로써 학교보건이 중요한 이유는 다음과 같다.

첫째, 초·중·고등학생 인구는 전체 인구의 25%에 해당할 정도로 크다.

둘째, 학교보건 대상자는 학교라는 고정된 장소에 밀집해 있기 때문에 보건사업을 수행하기가 쉽다.

셋째, 학생기에는 학습의 효과가 높기 때문에 잘 기획된 보건사업은 효과가 크다.

넷째, 학생기는 건강행태를 형성하는 시기이므로 이 시기에 건강에 대한 올바른 신념과 습관을 습득하면 바람직한 행동변화와 함께 건강한 성인기를 보낼 수 있다.

학교보건사업은 보건교육 및 상담, 검진 및 예방보건사업 등 치료보다는 질병의 예방과 질병의 조기발견을 위한 보건사업이 주를 이루고 있다.

가. 보건교육

건전한 학교생활을 할 수 있도록 필요한 기술과 지식을 제공하여 행동의 실제적 변화 유발을 그 목표로 하고 있다. 최근에는 정기 교육과정의 일부분으로 보건교육 등을 실시하고 있다.

나. 건강상담

건강, 질병, 진로 등에 관하여 조언과 지도를 필요로 하는 대상자들에게 상담을 통해 문제의 해결을 도와준다.

다. 일차 진료사업

학교의, 보건교사 등이 간단한 질병의 진료 또는 응급처지 등을 수행한다.

라. 예방보건사업

정기 신체검사, 예방접종, 구강보건사업(불소용액양치사업 등) 등의 예방보건사업을 실시하여 질병의 예방과 조기발견을 도모한다.

마. 환경보건

학교환경은 크게 조명, 환기, 소음 등 물리적 여건과 사회정신적 여건으로 구분할 수 있다. 하지만 이 부분에 대해서는 아직 많은 관심을 기울이지는 못하고 있는 상태이다.

바. 학교급식 및 영양관리

최근 식중독 등 학교급식과 관련된 위생사고가 발생하면서 학교급식과 영양관리는 학교보건의 중요한 문제로 대두되고 있다.

(3) 사업장 보건사업

사업장에서의 보건사업은 다음과 같은 이유로 중요하다.

첫째, 대상인구가 절대적으로 많다. 작업장에서 일하고 있는 인구는 우리나라 전체 인구의 반 정도에 이르고 있다.

둘째, 이들은 상대적으로 다른 인구 집단에 비하여 건강하지만 인과관계를 분명히 갖는 여러 가지 작업관련 유해요인에 노출되어 있기 때문에 고위험군이 될 수 있다. 따라서 보건사업을 통한 적절한 중재를 할 경우 질병에 이르지 않도록 할 수 있다.

셋째, 건강이나 보건문제를 다룰 때 사업장을 단위로 했을 경우 그 파급효과가 크고 경제적이다. 예를 들어, 금연사업을 사업장 단위로 실시했을 경우 금연에 대한 인식을 사업장 내에 전파하기가 용이하며 궁극적으로 금연 성공률이 높아질 수 있다. 사업장에서 주로 이루어지는 보건사업을 정리하면 다음과 같다.

가. 진료사업

작업장 내에 있는 부설의원, 의무실 등의 시설이 응급처치, 흔한 질환에 대한 일차진료를 담당하고 있고, 산업재해와 직업병에 관련된 진단과 치료는 노동부가 일반 의료기관 중에서 지정한 산재요양취급기관이 담당하고 있다.

나. 작업환경측정사업

작업환경 내에서의 유해요인을 탐색하여 작업환경을 개선하기 위한 목적으로 실시하고 있다. 이 과정에서 유해부서로 판정이 되면 그에 따른 특수건강진단을 실시하여야 한다. 사업주가 비용을 납부하기 때문에 근로자의 참여가 보장되지 않는다는 문제점이 지적되고 있으며, 형식적인 측정, 새로운 유해인자를 찾기 어렵다는 문제점, 검진기관의 질 관리 등의 문제 등이 지적되고 있다.

다. 건강진단사업

작업관련성 유해요인에 의한 질환을 조기에 발견하고 조기에 중재한다는 의미에서 건강진단은 매우 중요하다. 건강진단은 일반건강진단과 직업성 질환을 대상으로 하는 특수건강진단으로 나누고 있다.

라. 예방보건사업

산업보건의 특성상 안전과 작업환경에 대한 예방적 보건활동이 중요하나 대부분의 작업장에서는 인력과 시설의 제약으로 가벼운 질환의 처리를 비롯한 기본적인 치료서비스가 주된 기능이 되고 있다. 또한 작업장 내 보건의료시설이 건강검진기관이 시행한 건강검진의 기록을 보관하고 추후관리를 담당하고 있지만, 예방서비스와 치료서비스, 일차 진료와 그 이상의 진료서비스 간에 통합적이고 지속적인 연결은 미흡한 형편이다. 1991년부터 중소기업근로자 보건관리를 위하여 보건관리대행제도를 마련하였다. 보건관리대행기관을 지정받으면 의사와 간호사, 산업위생기사가 팀을 이루어 사업장을 방문하여 보건관리자의 의무를 수행하도록 되어있다.

4. 보건사업관리의 의미

지금까지 보건사업의 정의, 특징, 종류에 관해서 알아보았다. 그렇다면 보건사업관리란 무엇을 의미하는 것일까? 이 책의 뒷부분에서 기술되겠지만, 보건사업을 수행하기 위하서는 사업을 수행하기 위한 보건조직과 보건자원을 관리해야 하고 보건사업을 운영하는 체계를 개발해야 하는 과정을 거쳐야 한다. 즉, 보건사업을 실행하기 위해 고려해야 하는 전 과정을 기획하고 관리하는 것이 보건사업관리이다. 아래 그림에서 보는 바와 같이 보건사업은 단일한 사업이 아니라 최소 삼차원을 가진 복잡한 성격을 갖는다. 예를 들어 구강보건사업을 시행하기로 했다고 가정해 보자. 먼저 사업대상을 누구로 할 것인지를 결정해야 한다. 사업대상을 저소득층과 차상위계층으로 정했다면 어떤 연령대의 사람들을 대상으로 할 것인지를 또한 결정해야 한다. 전 연령층이 될 수도 있고 영유아을 대상으로 할 수도 있다. 여기서는 65세 이상 노인을 대상으로 결정했다고 하자. 이렇게 사업 대상을 저소득층 및 차상위 계층에 속한 65세 이상 노인으로 결정하고 사업 내용을 구강보건사업으로 결정하기 위해서는 여러 가지 과정을 거쳐야 한다. 이 결정 과정을 관리하는 것이 보건사업관리의 한 부분이다. 또한 사업을 결정하고 나서 실행계획을 세우고 나서는 사업 수행을 위한 인적자원을 동원하고 물적자원을 준비해야 하며 필요한 예산과 정보를 관리해야 한다. 또한 사업을 운영하기 위해 주민참여를 어떻게 할 것인지, 어떻게 사업을 홍보할 것인지, 질 관리는 어떻게 할 것인지를 고민해야 한다. 이 과정 또한 보건사업관리에 해당한다. 즉, 보건사업을 기획하고 실행하는 모든 과정에서 필요한 결정을 하고 사업수행을 위한 준비를 하고 실제 수행을 하면서 발생하는 문제점을 개선하면서 사업을 내실 있게 진행하는 모든 과정에 개입하는 것을 보건사업관리라고 할 수 있다.

마지막으로 보건사업관리가 기존의 보건행정학과 차별화되는 점은 행정관리와 보건프로그램관리 모두 포함하고 있다는 것이다. 이런 이유로 이 책을 읽다보면 다소 많은 내용이 나열된 것 같기도 하고 논리적인 연계가 부족한 느낌이 들 수도 있다. 하지만 이것이 보건사업관리의 실체이며 이 교과목의 특성일 수 있다.

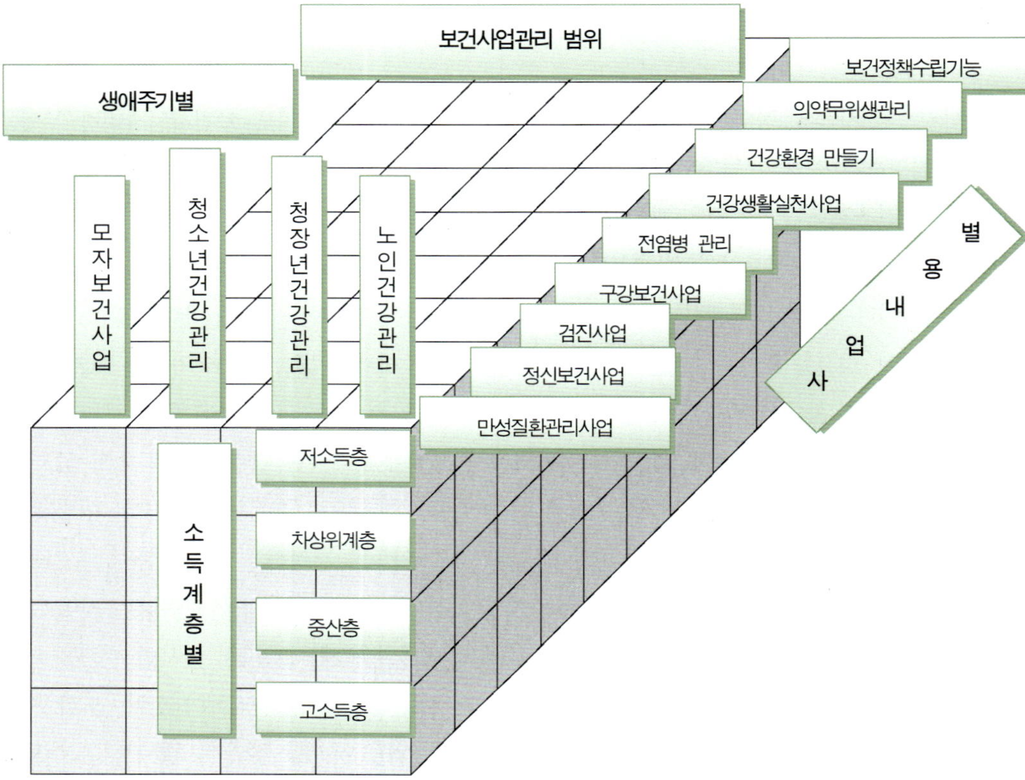

그림 1-10. 보건사업관리의 범위

참고문헌

1. 대한예방의학회. 예방의학과 공중보건학 (수정증보판). 계축문화사. 2011.
2. 문재우. 보건정책론. 계축문화사. 2007.
3. 박웅섭. 지역사회의학. 보문각. 2010.
4. 박웅섭. 학습목표에 맞춘 보건관리. 보문각. 2009.
5. 배상수. 보건사업기획. 계축문화사. 2004.
6. 법제처 홈페이지 http://www.moleg.go.kr
7. 보건복지부. 제5기 지역보건의료계획 수립 안내. 2010.
8. 서울의대 의료관리학교실. 의료관리학. 2007.
9. 양경희, 공은숙, 박혜경, 정영주, 박필남, 이정란. 학교보건 개정판. 현문사. 2009.
10. 윤순녕 등. 보건프로그램개발 및 평가. 수문사. 2010.
11. 전국대학보건관리학교육협의회. 보건교육사를 위한 보건사업관리. 한미의학. 2010.
12. 질병관리본부. 제5차(2009)청소년건강행태온라인조사통계. 2009.
13. Cochrane AL. Efficiency and effectiveness : Random reflections on the health service, Nuffield Hospitals Trust. Oxford University Press, 1972.
14. Fanshel S. A Meaningful Measure of Health for Epidemiology. Int J. Epid. 1972.
15. Lalonde M. A new perspective on health of Canadians. CMNHW, 1974.
16. Porta M. A dictionary of epidemiology 5th edition. International Epidemiological Association. Oxford University Press, 2008.
17. The center for the advancement of community based public health (CBPH). An Evaluation Framework for Community Health Program. 2000. http://www.cdc.gov/eval/evalcbph.pdf.
18. Winslow CEA. The Untilled Fields of Public Health. Science, n.s. 1920.
19. http://nrc.go.kr/nrc
20. http://www.longtermcare.or.kr
21. http://www.webhealthinfo.info
22. http://www.who.int/about/definition/en/print.html

PART Ⅱ

보건의료체계의 이해

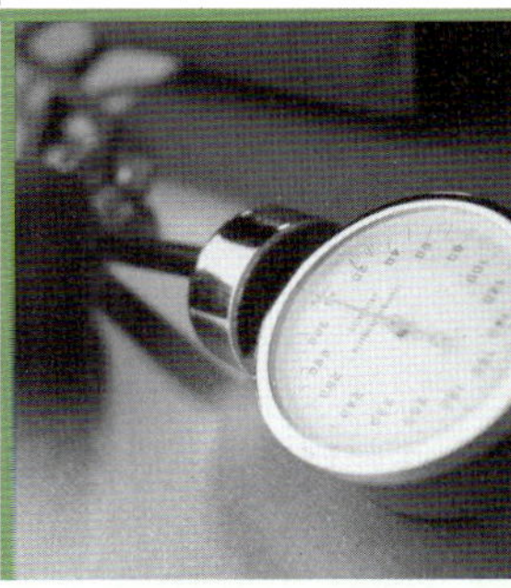

제 1 장 보건의료체계의 개념

• 학습단원 •

1. 보건의료체계의 정의
2. 보건의료체계의 구성 요소
3. 보건의료체계의 유형 및 특성

1. 보건의료체계의 정의

보건의료체계(Health system 또는 Healthcare system)는 보건의료제도와 비슷한 의미로 혼용되어 사용되기도 한다. 보건의료체계에 대한 이해가 필요한 이유는 이 책의 주제가 되는 모든 보건사업도 결국 보건의료체계 내에서 이루어지기 때문이다. 더구나 보건의료체계는 각 나라의 역사나 환경에 따라 다른 시스템을 갖게 되기 때문에 보건사업관리를 하기 위해서는 이와 관련한 기본 지식을 습득할 필요가 있다.

보건의료체계에 대해서는 여러 가지 다양한 정의를 할 수 있을 것이다. 하지만 이 책에서는 세계보건기구의 정의(WHO, 2000)와 문옥륜의 정의(1998)를 채택하여 사용한다. 먼저 세계보건기구(WHO)는 보건의료체계를 다음과 같이 정의하였다. "보건의료체계란 건강을 증진하고 회복시키며 유지하는 것을 주요 목적으로 하는 모든 활동이다[All the activities whose primary purpose is to promote, restore or maintain health]." 그렇다면 건강해야 하는 대상은 누구일까? 아마 국민을 의미할 것이다. 따라서 국민의 건강을 최상으로 유지하기 위해 행해지는 모든 활동이라고 다시 생각할 수 있다. 국민의 건강을 최상으로 유지한다는 의미를 국민의 건강권을 보장한다는 것으로 해석하면 국민의 건강권을 보장하기 위해 가장 기본적인 사회적 조치를 수행하는 국가적 체계라고 다시 정의할 수 있을 것이다(문옥륜, 1998). 그 의미가 축소될 수는 있어도 건강을 유지하기 위한 활동은 국민들이 보건의료서비스를 이용하는데 불편함이 없는 시스템을 구축하는 것으로 해석할 수도 있다. 따라서 국민의 건강권을 보장하기 위해 보건의료서비스를 필요로 하는 국민들에게 적절한 방법으로 이를 전달하는 체계라고도 정의할 수 있다. 우리나라에서 보건의료체계는 국가보건의료체계(national health system), 보건의료전달체계(healthcare delivery system), 지역사회보건체계(district health system) 등으로도 불리기도 한다(문옥륜, 1998). 이와 같은 의미를 종합하여 문옥륜(1998)은 보건의료체계를 다음과 같이 최종적으로 정의하였다. "한 국가가 국민의 보건의료요구(건강권)를 충족시키고 이들의 전반적인 건강수준(health outcome)을 향상시키기 위해 마련한 보건의료와 관련된 제반 법률과 제도이다."

2. 보건의료체계의 구성 요소

앞서 정의한 보건의료체계는 어떻게 구성될까? 보건의료체계의 구성 요소를 살펴보기 전에 크렉즈코브스키(Kleczkovski)가 1984년 제안한 국가보건의료체계(National health system) 모형을 살펴보도록 하자. 이 모형은 국가보건의료체계를 구성하는 궁극적인 목표는 5가지로 구성된 보건의료체계 하부구조의 종합적인 활동을 통해 의료가 필요하거나 위험요인을 가지고 있는 국민들에게 1차 예방(건강증진 및 보건교육), 2차 예방(질병의 진단 및 치료), 3차 예방(재활 및 사회복귀)을 위한 보건의료서비스를 제공함으로써 국민의 건강을 유지하도록 한다는 것이다. 즉, 대상 국민에게 질병의 예방 및 치료, 재활에 걸친 서비스를 제공하는 것이다. 하지만 여기서 유의할 점은 단순히 의료가 필요하거나 위험요인을 가진 국민들에게 보건의료서비스를 제공하여 단순히 그들의 건강수준을 향상시키는 것이 아니라 그들의 건강수준에 영향을 끼치는 주변의 물리적·사회적 환경까지 긍정적으로 변화시키는 것을 목표로 한다는 것이다.

이와 같은 기본 지식을 숙지한 후 보건의료체계의 구성 요소를 다시 살펴보도록 하자. 보건의료체계는 아래 그림에서 보는 바와 같이 보건의료자원의 개발(development of health resources), 보건의료자원의 조직화(organized arrangement of resources), 보건의료서비스의 제공(delivery of healthcare)으로 이어지는 3가지 주축 분야와 이들을 지원하는 재정적 지원(economic support)과 정책 및 관리(management) 등 총 5가지로 구성된다.

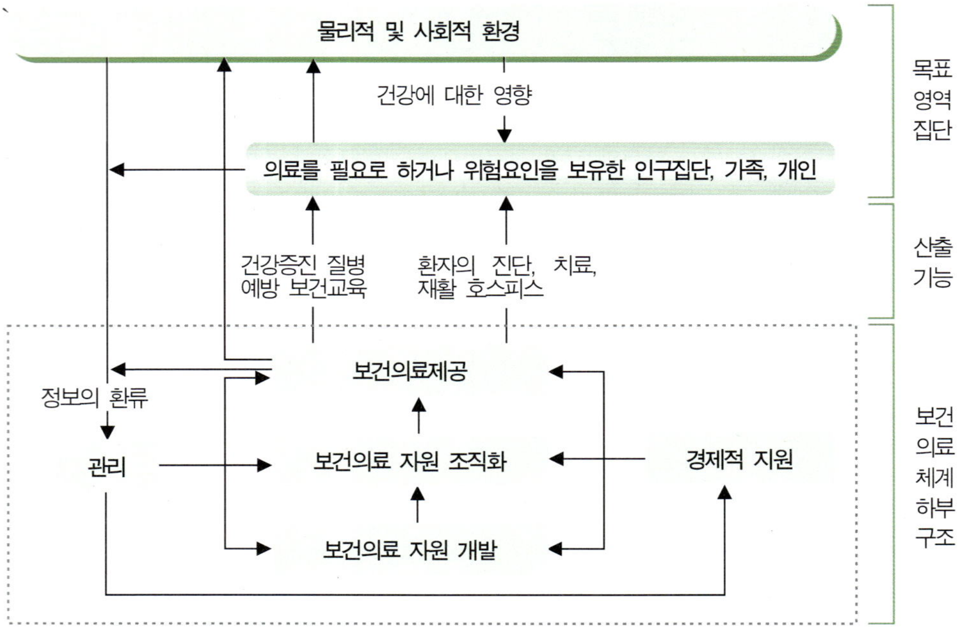

그림 2-1. 국가보건의료체계 구성요소와 연관성

■ 출처 : Kleczkowski 등, 1984.

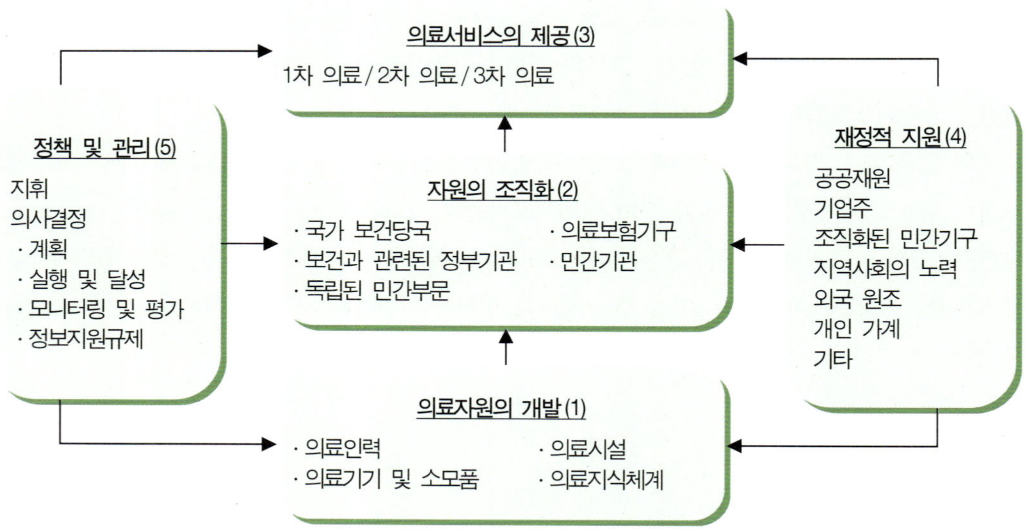

그림 2-2. 보건의료체계의 5가지 구성 요소

■ 출처 : Kleczkowski 등, 1984.

1) 보건의료자원의 개발

보건의료서비스를 제공하기 위한 시스템을 만들기 위해 첫 번째 해야 할 일을 무엇인가? 예를 들어, 보건의료서비스를 제공하려고 하는데 의사나 간호사가 부족하다고 가정해 보자. 아무리 정부가 보건의료서비스를 국민들에게 제공하려는 강력한 의지가 있을지라도 불가능할 것이다. 의사나 간호사와 같은 보건의료인력이 있다고 해도 이들이 근무할 병원이나 의원이 없다면 역시 보건의료서비스를 제공할 수 없다. 즉, 보건의료서비스를 제공하기 위한 가장 기본적인 선결 조건은 보건의료자원을 준비하는 것이다. 보건의료자원에는 보건의료인력, 보건의료시설, 보건의료기기와 소모품, 보건의료지식이 포함된다. 따라서 보건의료자원의 개발이란 한 국가의 보건의료자원을 만들어 내는 모든 과정을 의미한다.

보건의료인력에는 의사(치과의사, 한의사 포함), 간호사, 약사, 의료기사(방사선사, 물리치료사 등)와 같이 병원에서 직접 환자를 보는 인력 뿐 아니라 행정요원 및 기타 관련 인력을 모두 포함한다. 이 보건의료인력을 적정한 수준에서 양성하고 배출하는 것은 국가적으로 매우 중요한 과제가 된다. 왜냐하면 보건의료인력은 과소 배출되어도 문제가 되지만 과잉 배출되어도 문제가 발생하기 때문이다. 예를 들어 의사 인력이 과소 배출되면 국민들은 보건의료서비스를 받고 싶어도 오랜 시간을 대기하는 일이 발생할 수 있고 과잉 배출될 경우에는 공급자 유발 수요 때문에 국가 재정이 낭비될 수도 있기 때문이다. 게다가 이 보건의료인력은 양성하는데 많은 시간이 소요된다. 특히 의사는 의과대학 입학에서부터 전문의 취득까지 적어도 10년이 걸리기 때문에 의사 수급에 문제가 발생하지 않도록 관리하는 것이 중요하다.

보건의료시설은 보건의료인력이 활동하는 공간을 말한다. 가장 대표적인 시설로는 병원이 있으며 의원, 보건소, 건강증진센터, 보건지소, 조산원, 약국, 요양병원 및 요양시설 등이 모두 포함된다. 보건의료시설 역시 국가적 관점에서 양적인 적정성과 지리적 분포가 적정한 수준을 유지해야 한다. 예를 들어 모든 국민이 건강보험을 가지고 있다고 해도 자신이 살고 있는 지역에 보건의료시설이 없다면 보건의료서비스를 이용할 수 없기 때문이다. 특히 병원과 같이 큰 의료시설은 과잉 공급될 경우 이를 처리할 수 있는 방법이 많지 않다.

보건의료기기 및 소모품은 보건의료시설에서 사용하는 모든 의료장비와 약품, 기타 소모품과 재료가 모두 포함된다. 대표적인 의료장비로는 방사선 촬영기(X-ray), CT, MRI 등이 있으며 의학기술이 발달하면서 새로운 의료장비와 약품, 의료재료 등이 계속 개발되어 보급되고 있다.

마지막으로 보건의료인력이 필요한 기능을 수행하는데 필요한 지식과 기술도 보건의료자원에 포함되며 이를 생산하는데도 일정한 재정과 시간이 필요하다.

2) 보건의료자원의 조직화

보건의료자원을 모두 개발했다고 해서 곧바로 보건의료서비스를 제공할 수 있는 것이 아니다. 예를 들어 어느 지역에 병원이 들어서고 그 병원에서 근무하게 될 보건의료인력과 관련 인력을 선발하고 관련 의료기기와 소모품을 모두 구매했다고 하더라도 개원해서 정식으로 의료서비스를 제공하기 위해서는 상당한 시간이 필요하다. 병원을 정식으로 열기 위해서는 병원 내의 행정 및 보고체계, 책임과 업무 권한의 설정, 의사소통 경로 등을 준비해야 한다. 이렇게 자원을 체계적으로 배열하는 기능을 조직화라고 한다. 자원의 조직화는 작은 단위에서는 병원 개원의 예처럼 의료서비스의 직접적 생산주체인 의료기관을 조직화하는 것이지만 국가적 단위에서는 한 나라의 보건의료제공체계 전체를 대상으로 한 조직화가 필요하다. 일반적으로 한 나라의 보건의료자원을 조직화하는 것은 중앙정부가 담당하고 있으며 지방이나 지역의 경우에는 지방정부가 담당하는 경우가 많다.

3) 보건의료서비스의 제공

이렇게 보건의료자원을 개발하고 조직화까지 완료되어야 비로소 보건의료서비스를 국민에게 제공할 수 있는 단계에 도달하게 된다. 국민들에게 제공되는 보건의료서비스는 그 난이도에 따라 1차 의료, 2차 의료, 3차 의료로 구분할 수 있고 서비스 제공 목적에 따라 건강증진 및 예방, 질병의 진단과 치료, 재활 및 보건사업으로 구분할 수도 있다. 보건의료서비스를 효과적으로 제공하기 위해서는 세 가지 수준의 의료서비스 간에 연속성이 보장되어야 하는데 이를 위해 보건의료서비스의 지역화와 단계화를 구축해야 한다.

4) 재정적 지원

지금까지 보건의료체계의 5가지 구성 요소 중 3가지 주축 요소에 대해 살펴보았다. 보건의료자원의 개발, 조직화, 보건의료서비스의 제공을 위해서는 필수적으로 비용이 발생한다. 따라서 재정적 지원이 없다면 3가지 주축 요소들은 그 역할과 기능을 제대로 발휘하지 못할 것이다. 하지만 문제는 보건의료체계를 개발하고 유지하지 위한 비용을 일반 국민들에게 전적으로 부담시킬 수 없다는 것이다. 예를 들어 의사인력과 간호사인력이 부족하면 의대와 간호대를 신증설 해야 하고 병원이 부족하면 병원을 건설해야 하는데 이러한 투자는 그 규모가 너무 커서 국민 개개인이 감당하기가 불가능하다. 따라서 전체 사회의 경제적 여력 중의 일부를 보건의료 부분으로 투입할 수 있는 별도의 기전이 필요하다. 이에 따라 시장경제를 택하고 있는 나라를 포함, 모든 국가는 보건의료부분에 재정적 지원을 하기 위한 별도의 체계를 마련하고 있다. 세계보건기구는 이러한 재정적 지원을 그 재원의 성격에 따라 다음과 같이 구분하여 제시하고 있다.

① 공공재원 : 정부의 중앙행정기관, 사회보험으로서의 의료보험기구 등
② 조직화된 민간기관 : 자선단체, 민간의료보험
③ 지역사회의 재정지원 : 기부나 자원봉사활동
④ 외국의 원조
⑤ 개인(의료 이용 시 국민의 직접 지불)
⑥ 기타 재원(복권, 기부금 등)

5) 정책 및 관리

재정적 지원이 충분히 이루어진다고 해서 보건의료체계가 원활하게 작동하는 것은 아니다. 보건의료자원의 개발, 조직화, 보건의료서비스 제공을 위해서는 재정적 지원 이외에도 적절한 정책적 개입과 관리가 이루어져야 한다. 예를 들어 보건의료자원이 부족하여 국민들이 보건의료서비스를 이용하는데 불편이 많고 이러한 상황을 개선하기 위해서 국가는 부족한 인력을 양성하기 위한 대학을 설립하고 보건의료시설을 확충하기로 결정했다고 가정하자. 의사결정 과정에서 국가는 해당 인력의 수요를 추계하고 어떻게 확충할지를 결정하고 이를 실행하기 위한 실행 계획을 세울 것이다. 또한 어느 정도의 재정적 지원이 필요한지를 예측하여 필요한 재정을 조달할 것이다. 이렇게 의사결정이 이루어지고 재정적 투자가 이루어지면 계획이 잘 진행되고 있는지를 모니터링하고 그 결과를 평가하는 과정을 거칠 것이다. 이렇게 보건의료체계를 구성하는 3가지 주축 요소에 정책적 개입과 국가적인 차원의 관리가 이루어지게 된다. 국가보건의료체계나 지역보건의료체계 전체와 관련된 의사결정의 경우 대부분 보건복지부 같은 중앙행정기관이나 보건소 등의 지역보건조직이 수행하지만 관리는 보건의료체계 내의 모든 기관이 일상적으로 수행해야 하는 과정이 된다.

3. 보건의료체계의 유형 및 특성

보건의료체계의 5가지 구성 요소는 어느 나라든 공통적으로 적용할 수 있다. 하지만 각 국가들이 채택하고 있는 보건의료체계는 저마다 조금씩 다른 특징을 가지고 있다. 왜냐하면 보건의료체계의 기본요소들이 구조적으로 조직되는 과정에서 그 나라의 정치 경제적 상황과 역사 문화적 요

인들의 영향을 받아 각 국가별로 고유한 색채를 갖기 때문이다. 예를 들어 경제적인 수준에 따라 채택한 보건의료체계가 다를 수밖에 없고, 정치적으로 평등 이념을 중시하는 사회주의 국가와 시장의 효율성을 중시하는 자본주의 국가들이 채택한 보건의료체계가 다를 수밖에 없으며, 종교나 문화와 같은 차이에 의해서도 각 국가가 채택한 보건의료체계의 모습은 달라질 수밖에 없기 때문이다. 지금부터는 각 국가들이 채택하고 있는 보건의료체계를 유형별로 나누어 그 특징을 살펴보도록 할 것이다. 여러 학자들이 보건의료체계를 유형별로 나누어 제시했으나 이 책에서는 앤더슨(Anderson)의 분류와 뢰머(Roemer)의 분류를 간략히 소개하도록 하겠다.

1) 앤더슨이 분류한 보건의료체계

앤더슨(Anderson)은 공공의료 영역과 민간의료 영역 사이의 "쉽지 않은 불균형"이라는 개념을 발전시키면서 정부가 보건의료의 조직과 재정에 개입하는 정도에 따라 보건의료체계를 분류하였다. 앤더슨은 아래 그림에서 보는 것과 같이 "국가가 경제에 개입하는 것과 마찬가지로 보건의료 재정과 계획에 대한 국가의 중앙집권화 정도와 공공영역의 상대적 크기에 따라 그 국가가 속한 보건의료체계를 결정한다"고 기술하였다. 예를 들어 시장 최소화를 선택한다는 것은 국가의 개입 정도가 크다는 것을 의미한다. 즉, 시장 최소화 쪽으로 갈수록 분배의 정의를 위한 중앙집권적인 경제와 정부주도 계획이라는 사회주의적 사상에 접근하며 대표적인 예로 영국을 제시했다. 반대로 시장 최대화를 선택한다는 것은 정부의 간섭을 최소화 해 민간 시장을 활성화시킨다는 것을 의미하는데 대표적인 예로 미국을 들었다.

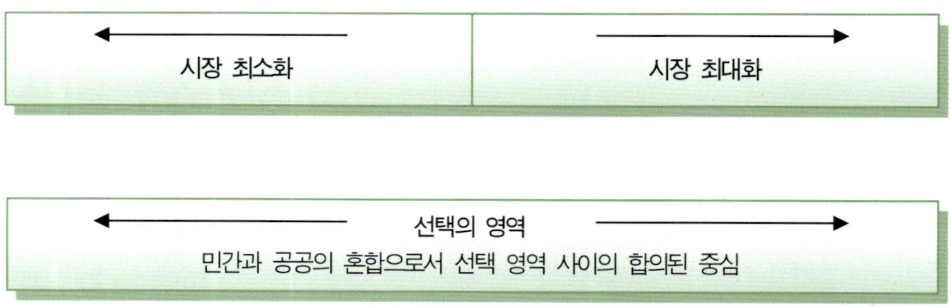

그림 2-3. Anderson이 제시한 보건의료체계의 유형

■ 출처 : 지역보건연구회 역. 세계 각국의 보건의료체계에서 재인용

2) 뢰머가 분류한 보건의료체계

뢰머(Roemer)는 경제개발의 수준과 국가가 보건의료의 조직과 재정에 개입하는 정도에 따라 보건의료체계를 분류하였는데 1976년 그는 국가보건의료체계를 자유기업형, 복지국가형, 개발도상국형, 저개발국형, 사회주의형 등 5가지로 분류했다가 1991년 다시 이 개념을 확장하여 시장개입의 정도에 따라 자유기업형, 복지지향형, 보편형, 사회주의형 등 4가지로 다시 분류하고 다시 경제적 수준에 따라 4가지 단계로 구분하여 총 16개의 국가보건의료체계로 분류하여 설명하였다.

(1) 뢰머의 1976년 분류

가. 자유기업형

자유기업형 보건의료체계 아래에서는 보건의료비를 조달하는 것이 개인의 책임이기 때문에 국민들은 질병이나 사고와 같은 불의의 상황에 대비하기 위해 민간보험에 가입하는 경우가 많다. 따라서 민간의료보험이 활성화되어 있다. 게다가 보건의료인력에 대한 관리도 국가 면허나 자격으로 관리하는 것이 아니라 해당 전문단체에서 관리하는 것이 일반적이다. 대표적인 국가로는 미국을 들 수 있다.

나. 복지국가형

대부분의 국민이 사회보험이나 조세에 의해 보건의료서비스를 제공 받으며 정부 세출에서 보건의료비 지출 비중이 큰 것이 특징이다. 진료비 지출을 담당하는 제3자 지불기구가 있는 경우가 많다. 프랑스, 독일, 스칸디나비아 3국 등 상당수의 유럽 국가가 이 유형에 해당된다.

다. 저개발국가형

대부분의 국민이 보건의료비를 지출할 여력이 없는 상태에 있고 국가도 이를 분담해 주지 못하기 때문에 극소수의 지배계급을 제외하고는 보건의료의 혜택을 받기 어렵다. 게다가 전문적인 보건의료인력, 시설이 부족하고 지역적으로도 불균등하게 분포되어 있는 경우가 많다. 아시아 및 아프리카의 저개발국가가 이 유형에 해당된다.

라. 개발도상국형

경제개발정책을 성공적으로 추진하고 있는 아시아 및 남미 국가에 해당하는 보건의료체계이다. 이 유형의 국가들은 그들의 정치체제에 따라서 자유기업형과 복지국가형의 혼합형을 채택하든지

사회주의형 보건의료체계를 채택하고 있다. 경제개발이 최우선 과제이기 때문에 보건의료에 대한 사회적인 우선순위가 높지 않고 국민들의 보건의식 수준도 높지 않은 경우가 많다.

마. 사회주의형

구 소련 등 동구권과 쿠바, 북한 등이 채택하고 있는 보건의료체계이다. 하지만 영국, 뉴질랜드와 같은 국가도 이 유형으로 분류하고 있다. 사회주의 국가에서는 교육, 주택, 노동과 같은 사회복지서비스를 국가가 책임지는 것처럼 보건의료서비스에 대해서도 국가의 개입과 통제 정도가 가장 큰 보건의료체계이다. 모든 보건의료인력은 국가에 고용되어 있으며 보건의료시설은 모두 국가가 소유하고 있다.

(2) 뢰머의 1991년 분류

뢰머(Roemer)는 1991년 보건의료체계를 일인당 국민총생산을 기준으로 한 경제수준과 보건의료시장에 대한 정부 개입 정도에 따라 세계 각국의 보건의료체계를 16가지로 유형화 하였다. 보건의료정책에 대한 정부의 개입 정도에 따라 각 국가를 기업가형, 복지지향형, 보편주의형, 사회주의형의 4가지로 분류하였는데, 사회주의형이 국가의 개입 정도가 가장 크고 자유기업형이 가장 적다. 따라서 시장에 대한 의존은 자유기업형이 가장 크고 사회주의형이 가장 적다.

표 2-1. 뢰머(Roemer)가 분류한 보건의료체계의 유형(1991년)

경제수준 (국민 1인당 GNP)	보건의료정책(시장에 대한 개입 정도)			
	자유기업형	복지지향형	보편주의형	사회주의형
부유한 국가 (산업화된 국가)	미국	독일 캐나다 일본	영국 뉴질랜드 노르웨이	(구, 소련) (구, 체코 공화국)
개발 도상국	대만 필리핀 남아프리카공화국	브라질 이집트 말레이지아	이스라엘 니카라과	쿠바 북한
가난한 국가	가나 방글라데시 네팔	인도 미얀마	스리랑카 탄자니아	중국 (개혁 · 개방 이전) 베트남
자원이 풍부한 국가		리비아, 가봉	쿠웨이트 사우디아라비아	

■ 출처 : Roemer, National Health Systems of the World, 1991.

제 2 장 보건의료전달체계의 개념

• 학 습 단 원 •

1. 보건의료서비스의 단계화와 지역화
2. 우리나라 보건의료전달체계

1. 보건의료서비스의 단계화와 지역화

보건의료서비스 전달체계 혹은 보건의료서비스 제공체계의 목적은 보건의료가 필요한 사람들이 적절한 장소와 시점에 적절한 의료이용을 할 수 있도록 하는 체계를 만드는 것이다. 즉, 내가 의료서비스가 필요하다고 느꼈을 때 의료이용을 할 수 있도록 의료기관이 분포되어야 한다. 의료기관의 적절한 분포가 중요한 것은 의료서비스는 주로 의료기관에서 이루어지기 때문이다. 그렇다면 우리가 살고 있는 지역에 의원, 병원, 종합병원, 상급종합병원 등이 모두 있어야 할까? 답은 그렇지 않다는 것이다. 이와 관련한 외국의 연구를 소개하도록 하겠다. 화이트(White, 1961) 등에 의하면 지역사회에 거주하는 1,000명의 성인 중 1개월 간 약 750명이 아프거나 다치지만, 이 중 의사를 찾는 인구는 25%인 250명에 지나지 않고 이 중 병원에 입원할 정도로 아픈 사람은 9명, 3차 병원에 입원할 사람은 1명 정도에 불과하였다. 병원급 의료기관은 0.9%(9명) 정도가 필요하고 대학병원급 의료기관을 이용하는 경우는 0.1%(1명)에 불과하다고 해석할 수 있다. 하지만 1차 의료기관이 필요한 주민은 전체의 25%(250명)에 달할 정도로 많았다는 것을 알 수 있다.

그렇다면 우리나라의 경우는 어떨까? 표를 보면 우리가 흔히 의료기관을 찾는 질병을 알 수 있다. 대부분 흔하지만 중하지 않은 질환으로 구성되어 있다는 것을 알 수 있다. 이러한 질환을 진단, 치료하는 데에는 비교적 간단한 시설과 장비만 있으면 된다.

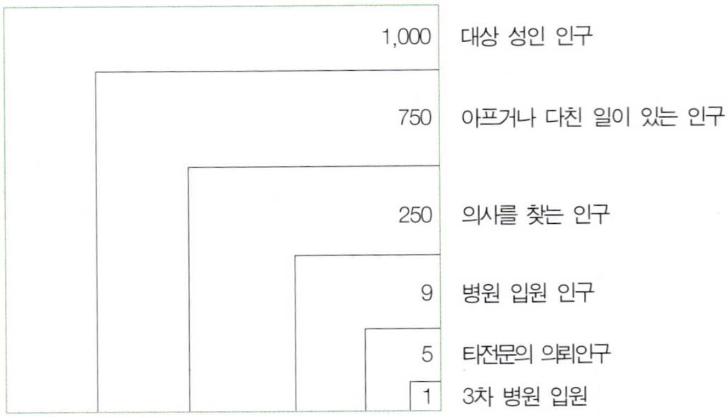

그림 2-4. 의료서비스가 지역사회에서 필요한 인구

표 2-2. 2009년 외래 다빈도 질환

순위	질병 분류 기호	순위	질병 분류 기호
1	급성 기관지염	6	급성 인두염
2	급성 편도염	7	혈관운동성 및 알레르기성 비염
3	치은염(잇몸염) 및 치주 질환	8	위염 및 십이지장염
4	다발성 및 상세불명 부위의 급성 상기도 감염	9	급성 코인두염감기
5	치아우식증	10	치수 및 치근단주위 조직의 질환

■ 출처 : 국민건강보험공단. 건강보험 통계연보. 2010.

하지만, 암의 진단이나 치료와 같은 고도의 의료서비스를 필요로 하는 경우는 양적으로는 매우 적어 전체 환자 중 극소수에 불과하지만 이를 진단, 치료하기 위해서는 복잡한 시설, 기기와 고도의 의학기술을 필요로 하며, 많은 의료자원을 사용하게 된다. 일반적으로 단순한 의료의 필요는 양적으로 많은 반면 복잡한 의료의 필요는 양적으로는 적다고 할 수 있다. 예를 들어 감기는 거의 모든 사람이 걸리는 질병이지만 암은 모든 사람들에게 발생하지 않는다. 따라서 필요의 크기는 다음과 같이 나타낼 수 있다.

이와 같이 보건의료서비스는 필요의 복잡성에 따라 요구되는 의료시설, 기기 및 인력의 종류가 다르기 때문에 좋은 보건의료전달체계는 의료서비스를 단계화 하고, 단계별로 기능이 적절히 분화되도록 구성해야 한다. 크렉즈코브스키(Kleczkowski) 등에 의하면 보건의료서비스의 제공체계는 다음 그림과 같이 단계화할 수 있다고 규정하였다.

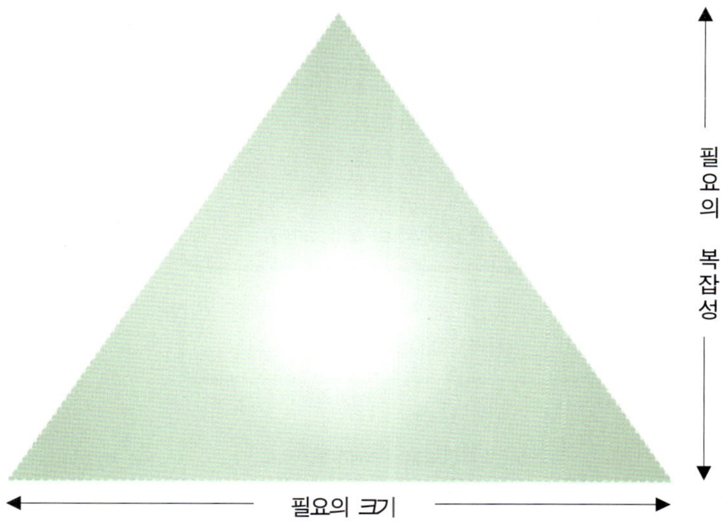

그림 2-5. 필요의 크기와 복잡성과의 관계

보건의료전달체계를 수립하는데 있어 단계화와 더불어 고려해야 하는 것은 지역화의 개념이다. 보건의료서비스는 서비스의 특성상 생산, 유통 및 소비가 분리되지 않고 보건의료시설이 있는 곳에서 이용될 수밖에 없다. 따라서 자원의 균형 있는 지역적 분포는 보건의료서비스 제공의 형평성(equity)을 확보하기 위한 관건이 되며, 단계화는 지역화 개념과 동시에 연결될 때에만 제 구실을 할 수 있다. 즉, 보건의료서비스의 단계화는 전국적으로 고르게 분포된 단계별 자원의 존재가 없으면 성립될 수가 없다. 접근방법상 진료권은 크게 두 가지 방식으로 형성될 수 있다.

① 의도적으로 형성한 진료권(catchment area) : 중앙 또는 지방정부가 의료시설을 배치하고 소재 지역에 의료서비스를 제공하는 책임을 부여한 것이다. 의료기관이 책임을 지는 지역적 범위가 상당히 명확하다.

예) 뉴질랜드, 스웨덴 등

② 자연적으로 형성된 진료권(service area) : 자유방임적인 방식으로 설립된 의료기관들이 상호 경쟁에 의해 의료서비스의 시장을 점유(market share)하는 지역적 범위를 지칭한다.

예) 일본, 미국 등

우리나라에서는 기본적으로 ②의 형태이나, 보건소 등의 경우에는 ①의 형태와 같은 측면도 가지고 있다. 낮은 단계의 보건의료서비스는 비교적 작은 진료권을 가지며 단계가 높아질수록 넓은 진료권을 포괄하게 되도록 순차적으로 연계되어야 한다. 지역화와 연결하여 단계화를 살펴보면 다음과 같다.

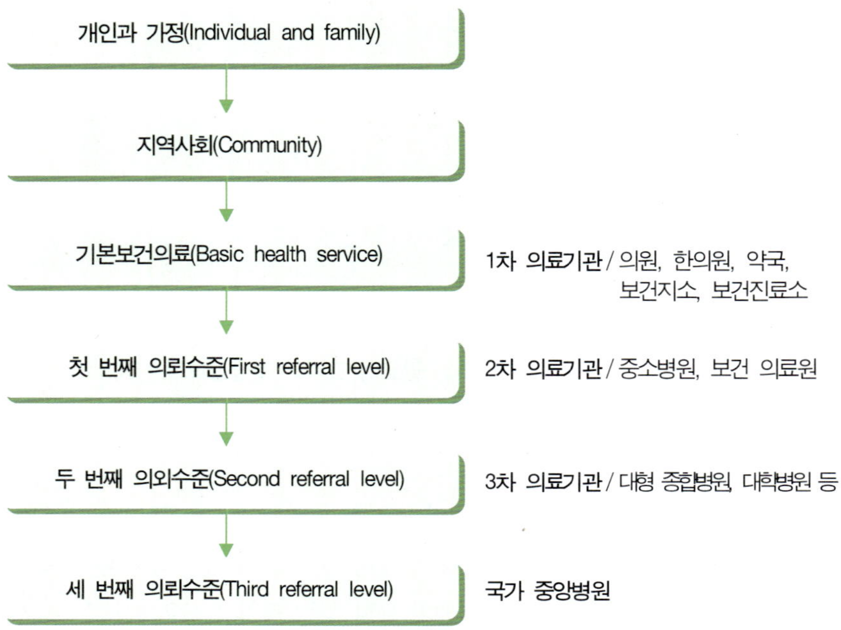

그림 2-6. 보건의료서비스의 단계화

(1) 소진료권과 기본보건의료기관

간단한 의료필요는 양적으로는 상대적으로 많으며, 주민들도 간단한 서비스는 근처에서 제공받기를 원한다. 의료제공자 측에서도 비교적 단순한 시설로 제공이 가능하기 때문에 적은 진료권 인구만으로도 경제적 타당성이 있어 광범위한 분포가 가능하다. 대체로 읍·면·동 정도가 소진료권에 해당하며 의원이 대표적이다.

(2) 중진료권과 첫 번째 의뢰기관

병원이 이에 해당하며, 대체로 5~50만 정도의 진료권 인구에 해당한다. 대체로 내과, 외과, 산부인과, 소아과 등의 전문과목과 이를 뒷받침할 수 있는 시설이 필요하며, 기본보건의료기관에서 해결하지 못한 문제들을 첫 번째로 의뢰하는 단계라는 뜻에서 첫 번째 의뢰기관이라 한다. 시·군·구 지역이 이에 해당한다.

(3) 대진료권과 두 번째 의뢰기관

종합병원이나 상급종합병원이 이에 해당하며, 인구 50~500만 정도의 광범위한 진료권이 필요하다. 다양한 전문과목이 있어야 하고, 아주 특수한 문제가 아닌 한 거의 모든 질병을 해결할 수 있어야 한다.

보건의료체계 전달체계를 확립하는데 매우 중요한 개념인 단계화와 지역화를 아래 그림과 같이 의료인력, 의료시설, 의료서비스로 구분하여 설명할 수도 있다.

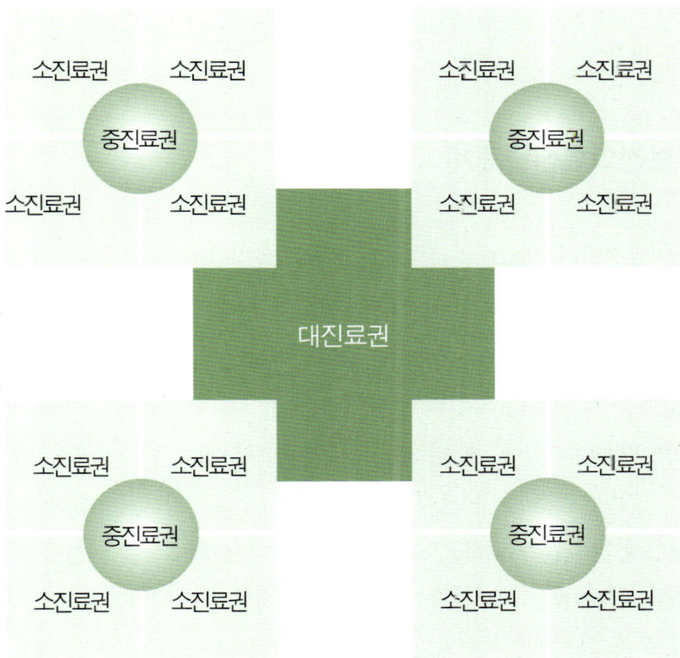

그림 2-7. 지역화와 연계한 단계화 된 진료권

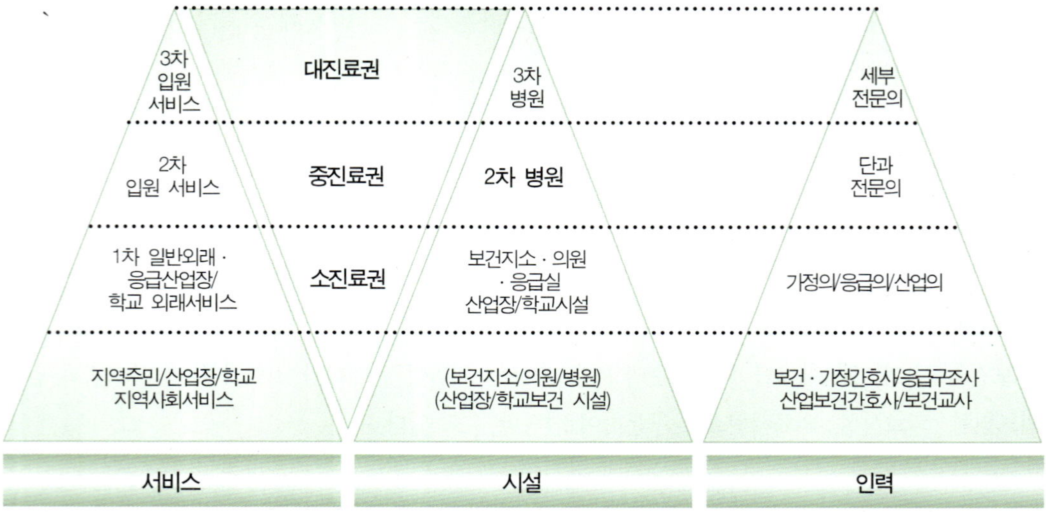

그림 2-8. 보건의료서비스의 지역화, 단계화와 진료권과의 관계

2. 우리나라 보건의료전달체계

우리나라 보건의료전달체계는 이론적으로는 1차 의료기관(의원급), 2차 의료기관(병원, 종합병원), 3차 의료기관(상급종합병원)으로 단계화를 이루어 질병의 중증도에 따라 1차에서 2차로 그리고 다시 2차에서 3차로 이용하도록 유도하고 있다. 하지만 현실은 이와 같은 보건의료전달체계가 작동하지 않는다. 우선 국민들은 자신의 의사에 따라서 1차 의료기관을 거치지 않고 바로 3차 의료기관에서 진료를 받을 수 있다. 물론 3차 의료기관에서 진료를 받을 경우에 진료비를 일부 더 내야 하는 장벽이 있지만 그 액수가 크지 않기 때문에 별 효과가 없는 실정이다. 따라서 의료기관들은 각각의 위치에서 환자를 의뢰하고 의뢰한 환자를 다시 회송하는 역할을 하는 것이 아니라 무한경쟁을 하고 있는 실정이다. 예를 들어 대학병원 외래에서도 감기환자나 경증 환자를 진료한다. 이는 동네 의원들의 재정난으로 이어지고 많은 중소병원들을 도산하게 만든다. 또한 의원급 의료기관에서 병원으로 환자를 의뢰하면 병원에서는 환자를 진료한 후 다시 그 환자를 의원급 의료기관으로 돌려보내야 하는데 우리나라는 그 환자를 자신의 병원에서 계속 진료하는 경우가 많다. 최근 KTX가 개통되고 교통이 발달하면서 지방 환자의 서울 유입이 큰 폭으로 증가하고 있다. 그렇다면 우리나라에서 지역화는 제대로 달성되고 있을까? 역시 그렇지 않다. 먼저 우리나라는 의료기관의 분포가 지역적 불균형을 보이고 있다. 가장 기본이 되는 의원급 의료기관도 대도시에 집중

표 2-3. 지역 유형별 인구 10만 명당 의원 수 비교

구분	대도시	중소도시	군지역	전체
전체	62.6	48.6	41.0	54.4
내과	8.8	6.8	4.7	7.6
신경과	0.3	0.3	0.1	0.3
정신과	1.9	1.2	0.2	1.5
일반외과	2.2	1.9	2.5	2.0
정형외과	4.0	3.3	2.2	3.5
신경외과	0.7	0.8	0.4	0.7
흉부외과	0.1	0.1	0.1	0.1
성형외과	2.5	0.8	0.1	1.5
산부인과	3.7	2.9	1.1	3.1
소아과	4.8	4.3	1.3	4.3
안과	3.1	2.4	2.1	2.7
이비인후과	4.7	3.7	1.2	3.9
피부과	2.8	1.5	0.2	2.0
비뇨기과	2.3	1.7	0.9	1.9
재활의학과	0.7	0.5	0.3	0.6
가정의학과	1.5	1.4	1.5	1.5

■ 출처 : 국민건강보험공단. 2010 요양기관 현황자료 재분석.

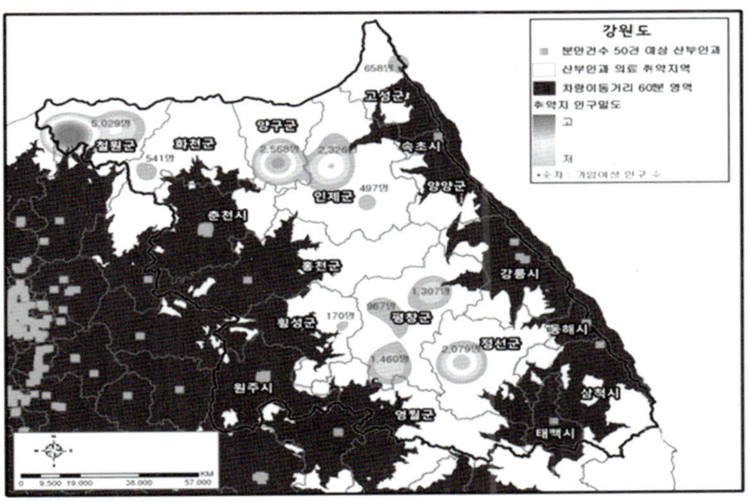

그림 2-9. 강원도 지역의 산과 취약지역 분포도

■ 출처 : 나백주 등. 농어촌산부인과 취약지역 도출 및 공급방안 개발 연구. 보건복지부. 2010.

되어 있고 농촌 지역인 군 지역에는 적게 분포하고 있다. 농촌 지역에는 상대적으로 적은 인구가 살고 있기 때문에 인구 십만 명 당 의원 수로 전환하여 비교해 보는 것이 타당할 것이다. 이 경우에도 가장 기본적으로 필요한 내과, 산부인과, 소아과의 분포 역시 대도시 지역에 집중되어 있는 것을 알 수 있다.

또한, 2009년 8월 현재 전국에서 산부인과가 없거나 분만시설이 없는 시·군·구는 모두 55개로 이 중 산부인과 병·의원이 없는 시·군·구가 27개, 산부인과 병·의원은 있으나 분만시설이 없는 시·군·구는 28개인데 대부분 농촌 지역인 군 지역에 분포하고 있다. 이러한 상황에서 위급상황이 발생했을 경우 산모와 태아의 건강이 모두 위협받을 수 있다. 강원도 지역의 산과 취약지역 분포도를 보면 노란색으로 표시한 지역에 거주하는 산모는 산부인과까지의 거리가 1시간 이상인 지역에 거주하고 있다. 응급한 상황이 발생했을 경우 신속한 대처가 어려울 수 있다.

응급의료기관의 분포가 전국적으로 불균형하게 분포되어 있기 때문에 같은 위급 상황이 발생하더라도 도시 지역에서는 큰 문제가 발생하지 않지만 농촌 지역에서는 환자가 사망하는 등의 문제가 발생할 수 있다. 예를 들면 대전충남지역의 응급의료권역을 분석한 그림에서 파란색으로 표시된 부분 밖에 거주하는 주민은 응급의료기관까지 도달하는 시간이 30분이 넘게 걸린다. 따라서 이 지역에 거주하는 주민들은 응급상황이 발생했을 경우 치명적인 결과가 발생할 가능성이 다른 지역에 비해 높을 수 있다.

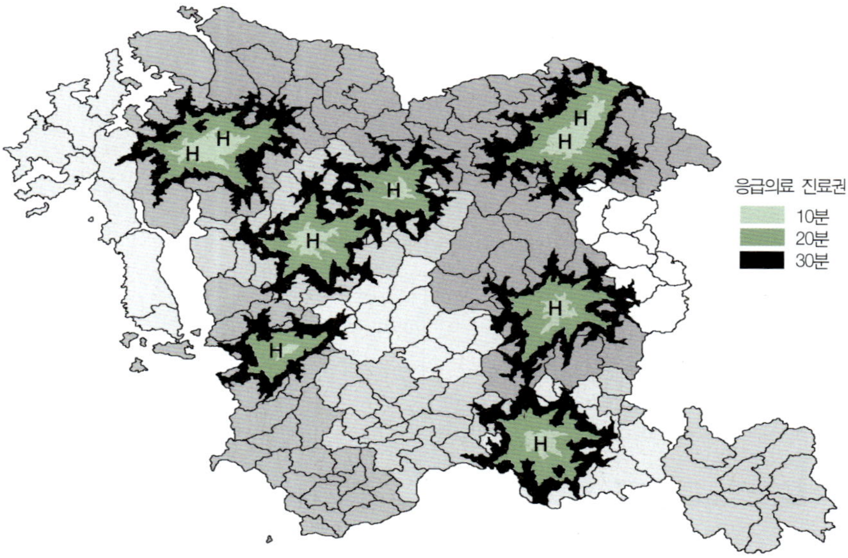

그림 2-10. 대전충남지역의 응급의료 취약지역 분포도

■ 출처 : 충청남도청. 충청남도 제5기 지역보건의료계획. 2011.

제 3 장 의료보장 체계

• 학 습 단 원 •

1. 사회보장의 이해

이번 장에서는 의료보장과 관련된 내용을 다룰 것이다. 그러나 의료보장을 살펴보기 전에 사회보장에 대한 이해가 필요하다. 왜냐하면 의료보장은 큰 범주에서 사회보장의 한 부분이기 때문이다. 사회보장(social security)이라는 말의 기원은 1935년 미국에서 사회보장법(Social Security Act)의 제정에서 유래했다는 견해가 우세하다. 사회보장제도는 질병, 출산과 육아, 산업재해, 실업, 노령과 사망과 같은 일이 생기면 해당 가정은 기존의 소득을 상실하고 그 결과로 극빈층으로 전락할 가능성이 많기 때문에 이를 막기 위해 최저 생활을 보장해야 한다는 소극적 개념에서 출발하였다. 하지만 현대의 사회보장은 초기의 소극적 입장을 벗어나 여러 관련 제도를 포괄하는 방향으로 외연을 확대했으며 여러 가지 사회적 위험에서 국민을 보호하고 생활의 질을 향상시키는 제도라는 개념으로 확장되었다(김창엽, 2009). 하지만 이 사회보장의 개념이나 정의는 각 나라별로 혹은 학자별로 조금씩 다르다. 우리나라의 경우에는 사회보장기본법을 근간으로 하여 사회보장제도를 시행하고 있기 때문에 이 법을 기본으로 사회보장의 기본이념, 정의, 목적, 내용을 기술하였다.

1) 사회보장의 역사

중세까지는 사회보장이라고 할 수 있는 국가적 제도가 존재하지 않았다. 하지만 교회 중심의 종교적 자선제도가 그 역할을 대신하고 있었다. 자본주의의 형성과 더불어 국가의 역할이 증대되기 시작하였고 1601년 영국에서 제정된 엘리자베스구빈법(Elizabethan Pocr Law)을 계기로 빈민

구호는 정부가 책임을 져야 한다는 인식이 생겨났다. 이후 산업혁명을 거치면서 임금 노동자의 빈곤 문제가 중대한 사회 문제가 되었다. 기존의 국가주도 빈민구호제도와 별도로 노동자끼리의 상호부조를 위한 조직으로 우애조합(friendly society)을 만들었다. 이 조합은 조합원들이 정기적으로 일정액을 부담하여 적립해 놓은 후 질병, 노령, 사망과 같은 일이 발생했을 경우 상호부조를 하는 역할을 하였다. 하지만 국가가 주도하는 진정한 의미의 사회보장의 시초는 1883년 독일의 재상 비스마르크가 독일 통일을 이룬 후 근로자 계층의 반발을 무마하기 위한 사회보험제도로 근로자재해보험법안과 의료보험법안을 마련하였고, 1889년에는 노령과 폐질(廢疾)보험법을 제정한 것이다. 즉, 국가가 시작한 사회보장은 사회보험 중에서 의료보험부터 시작하였다. 독일에서 시작한 사회보험제도는 유럽으로 확산되어 나갔고 특히 1차 세계대전 이후에 실업보험을 중심으로 한 사회보장제도가 유럽을 주축으로 세계 각국에 급속히 보급되었다. 게다가 공산혁명을 성공시킨 소련을 중심으로 한 사회주의국가들이 속속 사회보장제도를 채택함에 따라 이에 위기를 느낀 유럽 국가들은 사회보장제도를 빠르게 도입하기 시작하였다. 2차 대전 후에는 사회보험의 적용대상이 확대되고 급여수준도 향상되었다. 아울러 생활상의 모든 위험에 대처하는 통합된 사회보장제도가 운영되기 시작하였으며 사회보장의 궁극적 책임은 정부로 넘어가게 되었다.

2) 사회보장의 기본 이념

우리나라의 사회보장은 모든 국민이 인간다운 생활을 할 수 있도록 최저생활을 보장하고 국민 개개인이 생활수준을 향상시킬 수 있도록 제도와 여건을 조성하여, 그 시행에 있어 형평과 효율의 조화를 도모함으로써 복지사회를 실현하는 것을 기본 이념으로 한다.

3) 사회보장의 정의

사회보장에 대해서는 조금씩 다른 정의를 하고 있다. 현재 사회보장 이론의 중요한 근거가 된 베버리지 보고서(Beveridge Report)에서는 사회보장을 다음과 같이 정의하였다. "실업, 질병, 또는 재해에 의해 수입이 중단된 경우, 노령에 의한 퇴직이나 가족의 사망에 의한 부양 상실, 그리고 출생, 사망, 결혼과 같은 특별한 지출이 발생하는 일을 감당하기 위한 소득을 보장하며 이를 통해 국민생활의 최저 수준을 보장하는 것이다." 또한 국제 노동기구(ILO)는 사회보장을 다음과 같이 정의하고 있다. "사회적, 경제적 어려움에 처한 사회 구성원을 보호하기 위한 일련의 공공적 장치(public measures)이다." 우리나라의 경우에는 사회보장기본법에서 "사회보장이란 질병, 장애, 노령, 실업, 사망 등의 사회적 위험으로부터 모든 국민을 보호하고 빈곤을 해소하며 국민 생활의 질을 향상시키기 위하여 제공되는 사회보험, 공공부조, 사회복지서비스 및 관련복지제도"라고 정의하고 있다. 즉 사회보장은 사회보험, 공공부조, 사회복지서비스 및 관련복지제도로 구분할 수 있으며 각각의 정의는 다음과 같다.

"사회보험"이란 국민에게 발생하는 사회적 위험을 보험의 방식으로 대처함으로써 국민의 건강과 소득을 보장하는 제도를 말한다. "공공부조(公共扶助)"란 국가와 지방자치단체의 책임 하에 생활 유지 능력이 없거나 생활이 어려운 국민의 최저생활을 보장하고 자립을 지원하는 제도를 말한다. "사회복지서비스"란 국가·지방자치단체 및 민간부문의 도움이 필요한 도든 국민에게 상담, 재활, 직업의 소개 및 지도, 사회복지시설의 이용 등을 제공하여 정상적인 사회생활이 가능하도록 지원하는 제도를 말한다. "관련복지제도"란 보건, 주거, 교육, 고용 등의 분야에서 인간다운 생활이 보장될 수 있도록 지원하는 각종 복지제도를 말한다.

4) 사회보장의 종류(내용)

미국의 사회보장청(Social Security Administration)은 사회보장의 내용을 보호하고자 하는 위험이나 사고 내용에 따라 다음과 같이 다섯 가지로 분류하였다.

① 노령, 장애, 유족급여(old age, disability, and survivors)
② 질병과 모성급여(sickness and maternity)
③ 노동재해급여(work injury)
④ 실업급여(unemployment)
⑤ 가족수당(family allowance)

또한, 세계노동기구도 사회보장의 내용을 다섯 가지로 분류하고 있다.

① 노령, 폐질, 사망으로 인한 소득의 상실을 보충하여 국가최저기준의 소득을 보장하기 위하여 지급하는 노령, 장애, 유족 급여(old age, invalidity, survivors' benefit)
② 질병이나 출산으로 인한 예외적인 지출이나 의료수요에 대처하기 위한 질병, 출산급여(sickness, maternity benefit)
③ 노동과 관련하여 발생한 사고나 질병으로 인한 소득중단이나 질병에 대처하기 위한 노동재해급여(injury benefit)
④ 실업급여(unemployment benefit)

⑤ 자녀가 있는 가족에게 일정 수준 이상의 생활을 보장하기 위한 가족급여(family benefit)

세계노동기구와 미국 사회보장청의 분류는 급여형태에 따라 사회보장의 내용을 분류한 것이다. 하지만 통상적으로는 사회보장을 아래 그림과 같이 사회보험, 공적부조, 공공서비스 등 3가지로 구분할 수 있다.

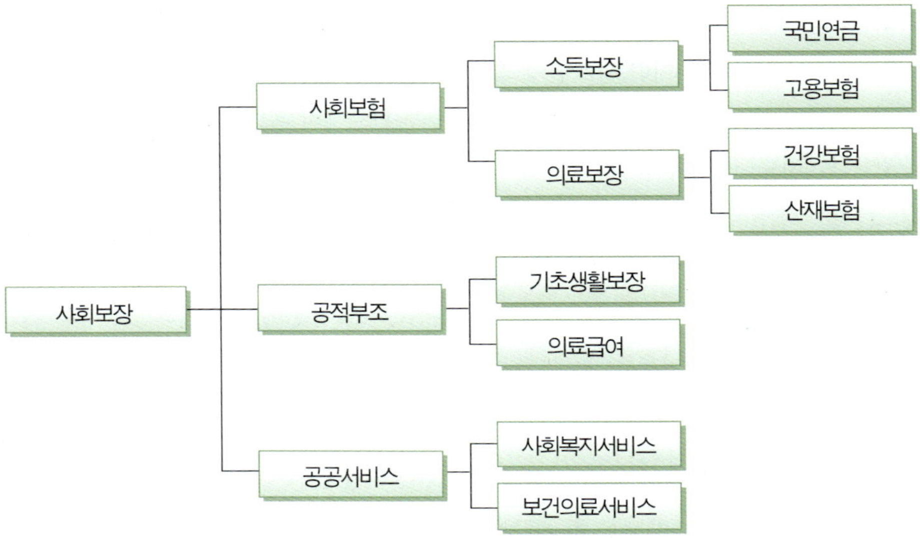

그림 2-11. 사회보장의 종류

(1) 사회보험

사회보험(social insurance)은 국가가 사회정책을 수행하기 위하여 보험의 원리와 방식을 도입하여 만든 사회경제제도로서 국민을 대상으로 활동 능력의 상실과 소득의 손실을 보장하여 주는 제도이다. 구체적으로 살펴보면, 국민을 대상으로 질병, 사망, 노령, 실업, 기타 신체장애 등으로 인하여 활동 능력의 상실과 소득의 감소가 발생했을 경우 보험의 방식으로 이를 보장하여 주는 것이다.

우리나라의 경우, 크게 소득보장과 의료보장으로 나눌 수 있으며 소득보장에는 국민연금과 고용보험이 포함되며 의료보장에는 건강보험과 산재보험이 포함된다. 의료보장의 구체적 내용은 다음 편에서 다룰 것이다. 국민연금은 국민의 노령, 장애 또는 사망에 대하여 연금급여를 실시함으로써 국민의 생활 안정과 복지 증진에 이바지하는 것을 목적으로 하며 고용보험은 근로자가 실업한 경우에 생활에 필요한 급여를 실시하여 근로자의 생활안정과 구직 활동을 촉진하기 위해서 시행하고 있다. 건강보험은 국민의 질병 · 부상에 대한 예방 · 진단 · 치료 · 재활과 출산 · 사망 및 건강증진에 대하여 보험급여를 실시함으로써 국민보건을 향상시키고 사회보장을 증진함을 목적으로 하며 산재보험(산업재해보상보호법)은 근로자의 업무상의 재허를 신속하고 공정하게 보상하며, 재해근로자의 재활 및 사회 복귀를 촉진하기 위하여 이에 필요한 보험시설을 설치 · 운영하고, 재해예방과 그 밖에 근로자의 복지 증진을 위한 사업을 시행하여 근로자 보호에 이바지하는 것을 목적으로 하고 있다.

(2) 공적부조

공적부조(Public Assistance, National Assistance, Social Assistance)란 자신의 힘으로 생계유지가 어려운 사람들의 생활을 보장하여 그들이 자력으로 생계를 유지할 수 있을 때까지 국가가 조세를 이용하여 보호하여 주는 구빈제도이다. 이와 같은 생활 보호는 최저한의 수준에 그쳐야 하는데, 이를 국가 최저(national minimum) 또는 사회 최저(social minimum)의 원칙이라 한다. 우리나라의 경우 공적부조에 해당하는 제도는 기초생활보장제도와 의료급여제도가 있다. 기초생활보장제도는 생활이 어려운 자에게 필요한 급여를 행하여 이들의 최저생활을 보장하고 자활을 조성하는 것을 목적으로 하며 의료급여제도는 생활이 어려운 사람들에게 의료급여를 실시함으로써 국민보건의 향상과 사회복지의 증진에 이바지함을 목적으로 제공하는 공적부조서비스이다.

(3) 공공서비스

복지사회 건설을 목적으로 법률이 정하는 바에 따라 특정인(고아, 과부, 정박아, 연금제도 하의 노령자, 군경, 전상자 등)에게 사회보장 급여를 국가의 재정으로 실시하는 제도이다. 공공복지의 구체적 내용은 각국의 사회적, 문화적, 경제적 여건에 따라 매우 다르지만 크게 사회복지서비스와 보건의료서비스로 구분할 수 있다.

2. 의료보장의 개념

앞서 기술했듯이 사회보장은 사회보험, 공적부조, 공공서비스로 구분할 수 있고 사회보험은 다시 소득보장과 의료보장으로 나누어진다. 여기서는 소득보장과 더불어 사회보험의 양대 축을 이루는 의료보장의 기본 원리와 개념을 알아보도록 하겠다.

1) 의료보장의 정의

의료보장은 국민의 건강권을 보호하기 위하여 필요한 보건의료서비스를 국가나 사회가 제도적으로 제공하는 것을 말한다. 의료보장에 대해서는 "의료비의 보장"이라는 견해와 "의료 그 자체 및 건강의 보장"이라는 견해가 있다. "의료비의 보장"이라는 개념은 의료보장의 범위를 질병이 발생했을 경우 그 치료비를 지원한다는 소극적인 해석이고, "의료 그 자체 및 건강의 보장"이라는 개념은 의료보장의 범위를 단지 치료비를 지원하는 범위를 넘어 국민의 건강권까지 보장하겠다는 적극적인 해석이다. 우리나라의 경우 보건의료기본법 제2조에서 보건의료기본법이 추구하는 기본 이념이 모든 국민이 인간으로서의 존엄과 가치를 가지며 행복을 추구할 수 있도록 하고 국민 개개인이 건강한 삶을 영위할 수 있도록 제도와 여건을 조성하며, 보건의료의 형평과 효율이 조화를 이룰 수 있도록 함으로써 국민의 삶의 질을 향상시키는 것이라고 규정하였다. 따라서 우리나라에서 의료보장은 "의료 그 자체 및 건강의 보장"이라는 적극적 의미로 해석하고 있다는 것을 잊지 말도록 하자.

2) 의료보장의 목표

의료보장에 대해 소극적인 개념을 적용하든 적극적인 개념을 사용하든 의료보장이 추구하는 궁극적인 목표는 다음과 같이 네 가지로 정리할 수 있다.

첫째, 예기치 못한 의료비의 부담으로부터 국민을 재정적으로 보호한다.

둘째, 국민들에게 보건의료서비스를 균등 분배한다.

셋째, 보건의료사업 효과의 극대화를 꾀한다.

넷째, 보건의료비를 적정 수준으로 유지한다.

3) 의료보장의 유형

각 나라는 그 나라에 맞는 보건의료체계를 채택하고 있다. 마찬가지로 각 국가들이 선택하고 있는 의료보장의 유형도 나라별로 다르다. 이 책에서는 의료보장의 유형을 국가보건의료서비스(National Health Service, NHS)방식, 사회보험(National Health Insurance, NHI)방식, 그리고 민간보험방식 등 세 가지로 나누어 정리하도록 하겠다. 이들 유형은 의료보장을 위해 필요한 재원을 어떻게 마련하느냐에 따라 분류한 것이다.

(1) 국가보건의료서비스방식

국가보건의료서비스방식(NHS)의 의료보장은 일반조세 또는 정부 재정으로 보건의료비를 부담하는 형태를 말한다. 영국, 뉴질랜드 등이 대표적인 국가이며 예전 사회주의 국가들이 대부분 이 방식의 의료보장제도를 채택했었다. 정부가 일반조세로 재원을 마련하여 모든 국민에게 무상으로 의료를 제공하는 방식으로 다른 말로는 조세방식 혹은 베버리지 방식이라고도 한다. 따라서 이 국가보건의료서비스 방식의 의료보장은 형평성을 가장 중시하는 의료보장제도로 볼 수 있으며 의료비 통제가 다른 제도에 비해 용이하다는 장점이 있는 반면 제공되는 의료의 질이 저하될 수 있고 특정 서비스를 받거나 입원하기 위해서는 오래 대기해야 하는 등의 부작용이 발생할 가능성이 있다.

(2) 사회보험방식

사회보험방식(NHI)은 의료보험 혹은 건강보험을 담당할 기구를 조직하여 사회부양성, 강제가입, 평균율보험과 같은 사회보험의 원칙에 따라 운영하는 것을 말한다. 사회보험은 다음과 같은 몇 가지 특징을 갖는다.

첫째, 가입이 강제적이다. 이것이 민간보험과 사회보험을 구분하는 가장 중요한 특징이다. 예를 들어 사회보험방식을 채택하고 있는 우리나라에서 한 아이가 출생하고 출생신고를 하면 바로 며칠 뒤에 그 아이의 부모는 아이의 이름이 포함되어 있는 새로운 건강보험증을 받는다. 즉, 내가 들고 싶어서 보험을 들거나 보험을 해약할 수 있는 것이 아니라 모든 국민은 원칙적으로 사회보험에 가입해야 한다.

둘째, 보험료를 납부해야 급여를 받는다. 이는 보험료로 운영이 되고 보험료를 납부하지 않으면 급여를 못 받을 수도 있다. 이 부분이 조세방식의 의료보장제도와 뚜렷하게 구분되는 특징이다. 여기에 해당하는 국가로는 독일, 프랑스, 일본, 한국 등이 있다.

(3) 민간보험방식

국가가 아닌 민간보험사가 의료보험 혹은 건강보험을 국민을 상대로 판매하고 가입자가 된 국민이 낸 의료보험료를 이용하여 재원을 조달하는 방식을 말한다. 보건의료에 소요되는 비용은 기본적으로 개인이 부담하는 것을 원칙으로 하며 사회보험과는 달리 강제가입이 아닌 임의가입이 가능하고 평균율 보험제도가 아닌 위험률에 따라 보험료를 책정하기 때문에 보험 가입이 거절될 수도 있다. 미국이 가장 대표적인 국가이다. 이 제도는 개인의 능력에 따라 보험가입이 결정되기 때문에 전 국민에 대한 의료보장이 어렵고 이와 같은 단점을 보완하기 위해 저소득층에 대해서는 조세를 이용한 공적부조를 시행하기도 한다.

4) 의료보장제도의 기본 운영 원리

각 국가들이 그들의 사정에 따라 각각 다른 의료보장제도를 운영할지라도 그 운영을 위해 공통적으로 고려해야 할 요소들을 있다. 여기서는 적용대상, 급여범위 및 급여제공방식, 재원조달 및 진료비 지불방법, 관리운영체계를 위주로 설명할 것이다.

(1) 적용대상

의료보장제도를 운영하기 위해서는 서비스 대상을 결정해야 한다. 이 서비스 대상이 적용대상이다. 우리나라의 경우 사회보험제도를 채택하고 있어 태어나자마자 바로 건강보험에 등재되기 때문에 원칙적으로 모든 국민이 의료보장제도의 적용대상이 되지만 모든 국가가 그런 것은 아니다. 국가보건의료서비스를 채택하고 있는 나라들은 조세를 기본으로 운영하기 때문에 모든 국민이 의료보장제도의 적용대상이 된다. 하지만 사회보험과 민간보험을 채택하고 있는 나라들은 모든 국민이 의료보장제도의 적용대상이 되지 못할 수도 있다. 민간보험의 경우, 의료보험을 운영하는 주체는 민간보험사가 될 것이고 그들이 서비스를 제공해야 하는 적용대상은 민간보험에 가입한 가입자와 그 가족이 될 것이다. 미국의 경우, 2010년 미국의 의료개혁법이 발효되기 전에 전체 인구 약 3억 명 중 약 4천 6백만 명이 건강보험이 없었다는 것이 좋은 예일 것이다. 우리나라의 의료보장에서 다시 설명하겠지만 사회보험방식을 채택하고 있는 우리나라도 건강보험의 적용대상은 전체 인구의 96.7%로 그 적용 대상이 100%가 아니다. 왜냐하면 전체 국민의 3.3%에 해당하는 저소득층을 대상으로는 의료급여라는 다른 이름의 공적부조제도를 실시하고 있기 때문이다.

(2) 급여범위 및 급여제공방식

급여는 의료보장제도의 목적을 달성하기 위해 가입자에게 제공되는 보건의료서비스나 현금을 의미한다. 급여는 크게 현물급여와 현금급여로 나누어지는데 현물급여는 예방, 치료, 재활 등과 같이 직접 서비스로 제공되는 것을 말하고 현금급여는 일정한 조건을 충족한 대상자에게 현금을 지급하는 것을 말한다. 이해를 돕기 위해 가상의 국가 A의 건강보험 급여를 설명하도록 하겠다. 국가 A는 사회보험제도를 운영하고 있으며 현물급여와 현금급여를 모두 실시하고 있다. 이 나라의 국민 B는 직장여성으로 매달 소득의 일부를 건강보험료로 납부하고 있으며 최근 임신을 하였다. 그 동안 건강보험료가 매우 아깝다고 생각해 왔으나 임신과 출산을 거치면서 그 생각이 조금 바뀌게 되었다. 우선 임신과 출산 과정의 모든 진단, 검사, 제왕절개 수술 등의 대부분의 보건의료서비스를 이용할 수 있었고 진료비는 전체 진료비의 20%만을 납부하였다. 출산 후에는 국가로부터 200만 원의 모성수당을 받았다. 이 예에서 진단, 검사, 제왕절개 수술 등의 보건의료서비스를 이용할 수 있었던 부분이 현물급여이고 국가로부터 출산 후에 받은 200만 원의 모성수당이 현금급여에 해당한다.

그렇다면 의료보장제도에서 급여는 어떤 방식으로 제공될까? 급여방식에는 크게 직접제공방식과 간접제공방식이 있다. 직접제공방식은 의료보장제도를 운영하고 관리하는 보험자(국가, 보험공단, 보험기금 또는 보험회사)가 사용할 재원을 마련하고 그것을 이용해 의료시설을 소유하고 의사를 고용하여 적용대상 국민에게 의료서비스를 직접 제공하는 방식이다. 간접제공방식은 보험자가 직접 의료기관을 소유하거나 의료인을 고용하지 않고 이들과 계약관계를 맺은 후 가입자나 국민이 의료기관을 이용하도록 한 후에 그 비용을 계약한 금액에 따라 의료기관이나 의료인에게 보상하는 제3자 지불방식(Third-party paymet)이 대표적이며 이외에도 가입자가 진료비 전액을 의료기관에 먼저 지불하고 난 후 보험자에게 그 금액을 청구하여 진료비를 환불받는 상환제(Reimbursement, 혹은 현금배상형)도 간접제공방식에 포함된다.

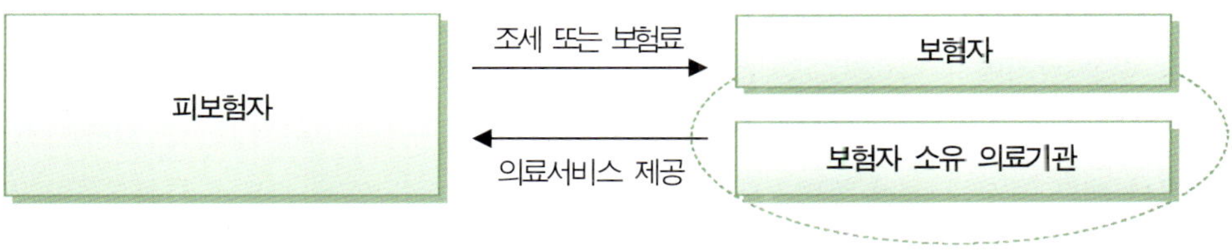

그림 2-12. 급여제공방식 : 직접지불방식의 예

■ 출처 : 문상식. 국민건강보험론(2011)을 수정 사용함.

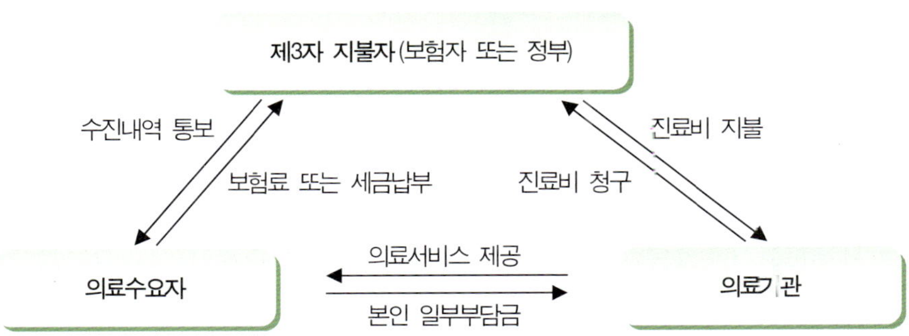

그림 2-13. 급여제공방식 : 제3자 지불방식(간접지불방식)의 예

■ 출처 : 문상식. 국민건강보험론(2011)을 수정 사용함.

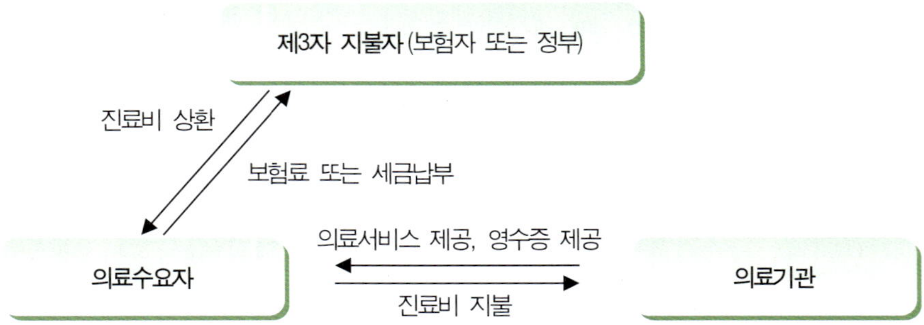

그림 2-14. 급여제공방식 : 상환제(간접지불방식)의 예

■출처 : 문상식. 국민건강보험론(2011)을 수정 사용함.

(3) 재원조달방식

의료보장을 위해 사용되는 재원은 매우 다양하지만 조세와 사회보험료가 가장 비중이 크고 많이 사용되는 방식이다. 이외에도 민간보험료, 특별부담금, 외국원조, 기부금, 복권 등 다양한 방식을 통해서 재원을 조달하고 있다. 또한 사회보험을 채택하고 있는 국가에서는 사회보험 가입자라고 하더라도 일정 부분의 비용분담(이용자 일부 부담제 혹은 본인 부담제)을 해야 한다. 먼저 조세는 가장 많은 국가에서 의료보장을 위한 재원으로 사용하고 있는 재원조달방식이다. 이 제도의 장점은 전체 국민을 포괄하고 위험분산을 최대화하면서 소득 재분배 효과가 클 수 있다는 점이다. 이와 더불어 인구 특성에 따라 차별적으로 제도를 운영할 필요가 없기 때문에 관리운영이 단순하고 간편하다는 장점도 있다. 사회보험료는 조세를 기초로 한 경우와 달리 임금노동자가 직접적인 기여를 해야 한다. 즉, 자신의 임금소득 중 일부를 보험료로 납부해야 한다. 더불어 임금노동자 이외에 고용주도 일정 부분의 기여를 해야 한다는 것도 특징적이다. 예를 들어 우리나라의 경우 전체 보험료 중 50%는 노동자 본인이 부담하지만 나머지 50%는 고용주가 부담하고 있다. 마지막으로 살펴볼 것은 이용자 일부 부담이다. 이용자 일부 부담 방식은 크게 일정액 공제제(deductable), 정률제(coinsurance), 급여상한제(limit), 정액부담제(copayment) 등이 있다.

일정액 공제제는 진료비 총액이 일정 금액이 될 때까지는 가입자가 모두 부담을 하고 그 이상이 되면 보험자가 모두 부담을 해주는 것이다. 예를 들어 일정액 공제가 1,000만 원인 민간보험에 가입했다고 가정하자. 가입자는 진료비 총액이 1,000만 원이 될 때까지는 발생하는 진료비 전체를 본인이 부담해야 하고 그 이상의 진료비만을 민간보험사가 보상해 주는 것이다. 따라서 총 진료비가 1억 원이라면 가입자는 1,000만 원을 지불해야 한다.

정률제는 발생한 진료비 중 일정 비율을 가입자가 부담하는 것이다. 일반적으로 병원에 입원하는 경우에 적용되는 경우가 많다. 예를 들어 우리나라의 경우 병원에 입원했을 경우 20%의 정률제를 시행하고 있다. 따라서 총 진료비가 1,000만 원이라면 가입자는 200만 원을 지불해야 한다.

급여상한제는 일정 한도 또는 상한 금액까지는 보험자가 지불하고 그 이상은 이용자가 부담하는 방식이다. 따라서 상한 금액이 1억 원인데 총 진료비가 12,000만 원이라면 2,000만 원은 이용자가 납부해야 한다.

정액부담제는 진료비 총액과 상관없이 의료서비스 이용 건 당 일정액만을 본인이 부담하고 나머지는 보험자가 부담하는 방식이며 주로 외래 서비스 이용에 적용되는 경우가 많다. 지금은 폐지되었지만 2007년 이전까지 우리나라에서 의원을 이용할 경우에 총 진료비가 15,000원 이하일 경우에는 3,000원의 정액제가 적용되었다.

(4) 진료비 지불방법

의료공급자가 의료보장제도에 가입한 가입자 혹은 국민에게 보건의료서비스를 제공한 후 그 진료비를 어떻게 보상 받느냐에 따라 몇 가지 유형으로 구분할 수 있다. 한 가지 진료비 지불방법을 사용하는 국가는 거의 없으며 여러 가지 진료비 지불방법을 그 나라의 사정에 맞게 혼합하여 사용하고 있다. 행위별 수가제(fee-for-service), 인두제(capitation), 봉급제(salary), 포괄수가제(prospective payment system), 총액계약제(global budget system) 등이 가장 대표적인 진료비 지불방법이다. 아래 표는 주요 진료비 지불제도의 장단점을 정리한 것이다.

표 2-4. 주요 진료비 지불제도의 장단점

지불방법	비용 절감	과소 서비스로 인한 의료의 질 저하 가능성	고가 서비스에 대한 접근성	관리의 어려움
행위별 수가제	매우 낮음	없음	매우 좋음	매우 어려움
포괄수가제	좋음	있음	보통	어려움
인두제	매우 좋음	있음	낮음	쉬움
총액예산제	매우 좋음	있음	낮음	쉬움

■ 출처 : 대한예방의학회. 예방의학과 공중보건학(2011).

가. 행위별 수가제

행위별 수가제(fee-for-service)는 의료공급자가 제공하는 모든 서비스 항목에 가격을 설정한 후 의료공급자가 서비스를 제공한 만큼 진료비를 지불하는 방식이다. 예를 들어, 항목 A의 가격이 1,000원이고 의사 B가 10번을 제공했다면 그 의사는 국민건강보험공단으로부터 10,000원을 보상받는다. 이 제도는 환자 치료에 대한 의사의 재량권이 크고 환자들은 최선을 진료를 받을 가능성이 크다는 장점이 있지만 많은 서비스를 제공할수록 의료공급자의 수익도 증가하기 때문에 불필요한 서비스를 제공하는 과잉진료의 문제가 발생할 수 있으며 의료비 증가를 효과적으로 통제하기 어렵다 또한 진료비의 청구, 심사, 지불 등의 행정 절차가 복잡해지는 단점이 있다.

나. 인두제

인두제(capitation)는 일정기간 동안 의료기관에 등록한 사람 수에 비례하여 등록자 1인당 정액 진료비를 지불하는 지불방식이다. 일정 지역의 주민들을 대상으로 일차 의료서비스를 제공하고 등록 주민의 수에 따라 보상을 받는 영국식 주치의가 전형적인 예이다. 주로 1차 진료의사에게 적용하는데, 진료비용이 적을수록, 그만큼 공급자의 이익이 증가하기 때문에 공급자로 하여금 예방보건사업에 적극적 관심을 갖도록 동기를 제공하지만, 역으로 의사가 환자를 볼 때 진료량을 최소화하거나 자신의 이익을 극대화하기 위해 환자를 상급병원으로 의뢰하는 경우가 많아질 수 있다는 문제점을 갖고 있다. 이용자 입장에서는 일정 기간 동안에는 등록한 의사만을 이용해야 하기 때문에 의료기관 선택권이 일부 제한되지만 동일한 의사에게 지속적으로 진료를 받고, 진료비 지불과 관련된 행정업무가 단순하여 행정비용이 적다는 장점이 있다.

다. 봉급제

봉급제(salary)는 보험자가 의료서비스 공급자에게 마치 임금 노동자처럼 일정액의 봉급을 지불하는 제도이다. 이 제도에서는 의사가 많은 환자를 보지 않아도 일정액의 보수를 받기 때문에 수입이 안정적이고 의사간 경쟁이 발생할 가능성이 적고, 불필요한 의료서비스를 제공한 유인을 제공하지 않는다는 장점이 있는 반면 진료가 형식화 또는 관료화되어 의료의 생산성이 저하될 수 있다는 단점이 있다.

라. 포괄수가제

포괄수가제(prospective payment system)는 환례(case)를 어떻게 정의하느냐에 따라서 나누어지는데, 외래방문건당으로 지불을 하는 외래포괄수가제, 입원일당으로 지불하는 일당수가제, 입원건당으로 지불을 하는 질병군별포괄수가제(diagnosis related group, DRG) 등이 있다. 이와 같이 질병군별로 사전에 진료비가 책정되어 있으면 진료원가를 절감할수록 공급자의 이익이 증가하기 때문에 공급자는 이익을 극대화하기 위해 진료일수 감소시키려는 노력을 하게 되고, 불필요한 서비스의 제공을 억제하게 된다. 또한 행위별 수가제와는 달리 진료비 청구를 위한 행정절차 및 비용도 감소시킬 수 있다. 하지만 환자에 대한 서비스가 최소화되고 규격화될 수 있다는 단점이 있다.

마. 총액예산제

총액예산제(global budget system)는 국가 또는 보험자가 의료공급자와 협상 또는 계약을 통해 의료기관의 투자 및 운영 예산의 대부분을 예산의 방식으로 지급하는 진료비 지불방식으로 입원진료비의 증가를 강력히 억제하는 장점이 있다.

(5) 관리운영체계

의료보장제도를 운영하기 위한 기본 원칙 중 마지막으로 관리운영체계를 살펴보도록 하자. 의료보장제도를 시행하기 위해서는 누군가가 그 제도를 맡아 운영하는 주체가 필요하다. 즉, 누가 그 나라의 의료보장 제도를 관장하느냐에 따라 관리운영체계가 달라진다. 또한, 중앙집권방식을 사용하느냐 분권화를 중시하느냐에 따라 관리운영체계가 달라질 수 있다. 먼저, 국가보건의료서비스와 같이 국가가 조세를 기반으로 의료보장제도를 운영할 경우 관리운영체계는 원칙적으로 국가가 담당한다. 하지만 국가가 담당하는 경우에도 의료보장을 담당하는 정부조직이 우리나라의 보건복지부와 같은 주관 정부부처 내에 존재할 수도 있고 보건복지부가 아닌 독립적인 기관으로 운영될 수도 있다. 둘째, 사회보험방식으로 의료보장제도가 운영될 경우 관리운영체계는 정부기구에 준하는 공공조직이나 정부의 감독을 받는 민간조직이 담당할 수 있다. 사회보험방식일 경우에 중앙집권방식을 사용하느냐 분권화를 중시하느냐에 대한 논란이 지속되고 있다. 만일 어떤 나라가 사회보험방식으로 의료보장제도를 운영하는데 단일 보험자 방식으로 운영한다면 중앙집권방식을 사용하는 것으로 볼 수 있고 복수의 보험자가 존재한다면 분권화를 중시하는 관리운영체계를 가지고 있다고 판단할 수 있다. 이와 관련하여 우리나라에서도 큰 논란이 있었는데 우리나라의 경우 긴 논란 끝에 2000년부터 단일 보험자(국민건강보험공단)방식의 중앙집권방식을 사용하고 있다. 마지막으로 민간보험방식의 의료보장제도를 가지고 있다면 관리운영주체는 민간보험사가 되어 가입자 관리, 보험료 징수, 급여 제공 및 의료공급자에 대한 보상 등의 업무를 처리하게 될 것이다.

3. 우리나라 의료보장체계

지금까지의 지식을 바탕으로 우리나라의 의료보장체계는 어떻게 구성되어 있는지를 살펴보도록 한다. 우리나라의 의료보장체계는 사회보험제도를 채택하고 있고 건강보험과 의료급여로 구성되어 있다고 단순화하여 설명할 수 있다. 앞서 살펴본 의료보장체계에서 우리나라는 건강보험과 산재보험이 있다고 설명했지만 산재보험은 산업재해와 관련된 질병 또는 손상을 주로 다루고 있기 때문에 이 책에서는 설명을 하지 않을 것이다. 그렇다면 의료급여는 앞서 분류에서 공적부조라고 설명했는데 왜 의료보장에 포함시키는가라는 의문이 생길 것이다. 의료급여는 사회보장에서 공적부조로 분류되지만 그 내용은 저소득층에 대한 보건의료서비스를 제공하는 것이므로 의료보장에 포함시키는 것이 일반적이다. 따라서 여기서는 우리나라의 의료보장체계를 국민건강보험을 위주로 정리하면서 의료급여에 대한 내용을 기술할 것이다. 그리고 2008년부터 새롭게 65세 이상 노인 중 장기요양서비스가 필요한 사람을 대상으로 서비스를 제공하는 노인장기요양보험에 대한 내용도 간략히 정리할 것이다. 이 책은 보건사업관리와 관련된 것이므로 우리나라 의료보장체계를 더 자세히 공부하려면 의료보장론, 건강보험론 등의 다른 교과서를 참조하기 바란다.

1) 우리나라 의료보장체계의 기본 구조

우리나라 국민은 태어나서 사망할 때까지 건강보험 또는 공적부조 방식으로 의료서비스를 보장받는다. 하지만 건강보험과 공적부조의 적용 대상이 아닌 예외적인 경우도 있는데 산업재해와 관련된 질병 또는 손상은 산업재해보상보험제도(산재보험)가 담당하고 있고, 교통사고로 인한 질병 및 손상은 민간보험인 자동차보험이 담당하고 있다. 또한, 명백한 고의에 의한 손상과 같은 몇몇 경우에는 건강보험 급여를 받지 못할 수도 있다.

2009년 현재 의료보장 적용인구 5,029만 명 중 96.7%(4,861만 명)는 건강보험에 가입되어 있고, 나머지 3.3%(168만 명)가 의료급여 수급권자이다. 건강보험은 가입 형태와 따라 다시 직장 가입자와 지역 가입자로 나뉘는데 가입자가 임금 노동자일 경우에는 직장 가입자가 되고 자영업자일 경우에는 지역 가입자가 된다. 이들의 급여범위나 내용에는 차이가 없다. 의료급여 수급자는 건강보험료를 부담할 능력이 없는 빈곤층과 국가 정책적으로 보호해야 할 이들에 대한 의료보장으로 2009년 현재 1종 수급자가 104만 명, 2종 수급자가 64만 명 등 총 168만 명이다.

표 2-5. 우리나라 의료보장 적용인구 현황(2009년 현재)

구 분		적용인구(만 명)	구성비(%)
건강보험	직장	3,141	62.5
	지역	1,720	34.2
	소계	4,861	96.7
의료급여	1종	104	2.1
	2종	64	1.3
	소계	168	3.3
총계		5,029	100.0

■ 자료원 : 보건복지부. 2010 보건복지통계연보.

2) 건강보험

(1) 기본 운영주체 및 운영방식

우리나라의 건강보험을 운영하는 기본 주체는 국민건강보험공단(공단)이다. 하지만 모든 업무를 국민건강보험공단이 담당하는 것이 아니라 보건복지부, 건강보험심사평가원과 함께 운영하는 방식이다. 국민건강보험공단은 우리나라에서 유일한 건강보험 보험자로 가입자 자격관리, 보험료의 부과 · 징수, 보험급여비용 지급 등의 업무를 수행하고, 건강보험심사평가원은 요양기관으로부터 청구된 요양급여 비용을 심사하고, 요양급여의 적절성을 평가하고 있으며 보건복지부는 건강보험관련 정책의 결정과 건강보험 업무 전반을 총괄하는 역할을 담당하고 있다. 아래 그림은 국민건강보험의 운영 방식을 그림으로 요약한 것이다.

예를 들어 설명하면 보험가입자 A는 매달 국민건강보험공단에 건강보험료를 납부한다. A가 의료서비스를 이용해야 할 경우에는 의료기관을 방문하여 진료, 치료, 수술 등의 서비스를 받고 전체 진료비의 일부를 본인 부담금으로 납부한다. 하지만 건강보험에서 보험급여를 해주지 않는 비급여 의료서비스의 비용은 A가 모두 부담해야 한다. A가 의료기관에 납부하지 않은 나머지 진료비는 의료기관이 건강보험심사평가원(심사평가원)에 그 비용을 청구하고 심사평가원은 그 의료비용 청구가 적절한지를 심사하여 그 결과를 공단과 의료기관에 통보하게 된다. 통보를 받은 공단은 결정된 보상금액을 요양기관에 지급하게 된다. 정리하면 우리나라 건강보험은 일부 비급여 의료서비스(건강보험에서 보상해 주지 않는 의료서비스 항목)를 제외한 나머지 의료서비스(급여대상 의료서비스)에 대하여 사회보험 방식의 건강보험을 운영하고 있으며 의료기관을 이용한 피보험자는 급여대상 의료서비스 비용의 일부(본인 부담금)와 비급여 비용을 부담하고, 급여대상 의료서비스의 비용 중 환자의 본인일부부담금을 제외한 나머지 진료비는 의료공급자(요양취급기관)가 보험자에게 청구하는 방식을 사용하고 있다.

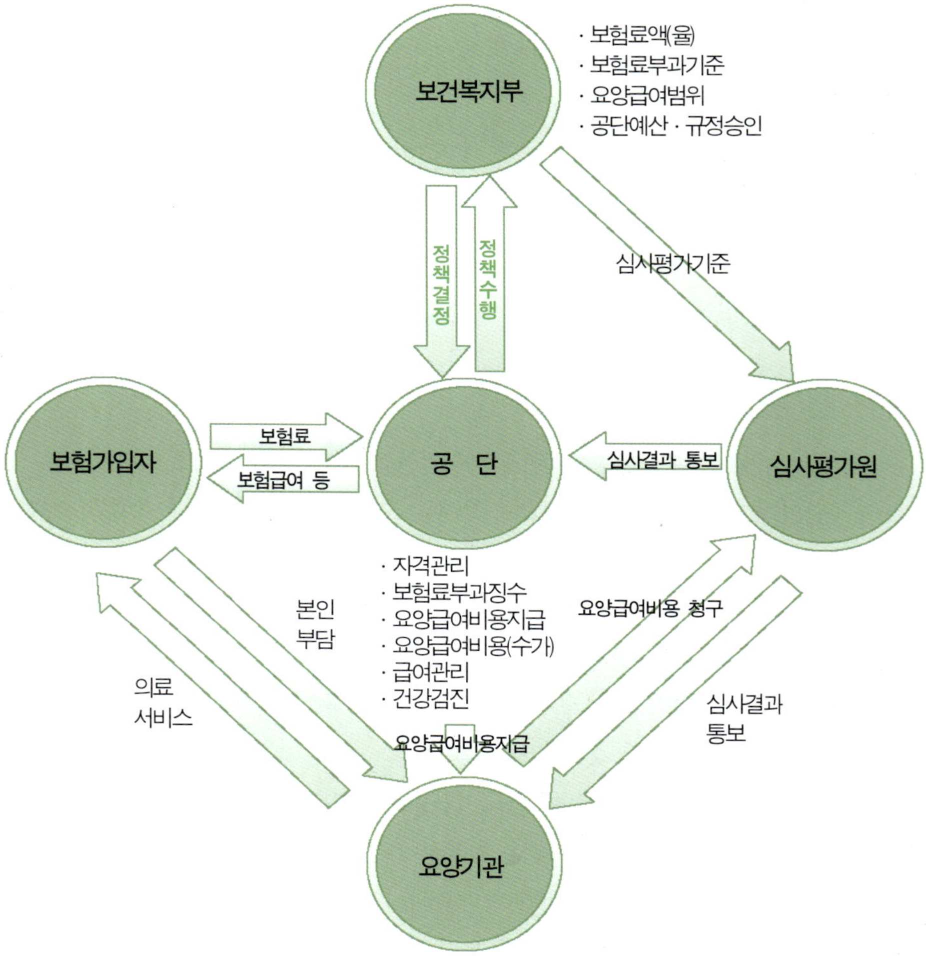

그림 2-15. 국민건강보험의 운영방식

(2) 적용대상자

2009년 현재 건강보험 적용대상자는 4,861만 명이다. 기본적으로 의료급여 수급권자를 제외한 국내에 거주하는 국민은 건강보험 적용대상이 되며 외국인의 경우에도 외국정부가 사용자인 사업장의 근로자는 외국정부와 합의하여, 공무원 또는 교직원으로 임용 또는 채용된 경우는 직장가입자가 될 수 있다. 국내에 3개월 이상 거주하는(또는 유학, 취업 등의 사유로 3개월 이상 거주할 것이 명백한) 재외국민과 체류자격이 있는 외국인의 경우에는 지역가입자가 될 수 있다.

표 2-6. 건강보험 대상자 현황 (단위 : 만 명)

연도	총계(직장+지역)	직장		지역
		근로자	공무원 및 사립학교 교직원	가입자
2002년	4,666	1,912	463	2,291
2005년	4,739	2,256	467	2,016
2008년	4,815	2,577	464	1,774
2009년	4,861	2,676	465	1,720

■ 자료원 : 보건복지부. 2010 보건복지통계연보.

(3) 연간 소요 재정 및 재원 조달방법

건강보험에 사용하는 재정은 보험료와 국고지원금 그리고 기타 수입을 통해 조달하고 있으며 가장 큰 부분을 차지하고 있는 것은 건강보험 보험료 수입이다. 2009년 건강보험 재정수입 구조는 전체 수입규모는 약 31조 5천억 원이었고 이 중 건강보험료는 26조 1,660억 원(83.1%), 국고지원금 4조 6,828억 원(14.9%), 기타 6,515억 원(2.1%)이었다. 같은 해 재정지출 규모는 31조 1,892억 원으로 지출항목별로는 보험급여비 약 30조 409억 원(96.3%), 관리운영비 6,597억 원(2.1%), 기타 약 4,886억 원(1.6%)이었다.

표 2-7. 국민건강보험 재정 (단위 : 천 원)

구 분		2000년	2003년	2006년	2009년
수입	보험료	7,228,816,908	13,740,850,544	18,810,579,3[illegible]4	26,166,081,793
	국고지원금	1,552,746,000	3,423,829,000	3,836,190,000	4,682,831,080
	기 타	1,046,154,518	301,971,787	616,313,455	651,480,508
	계(A)	9,827,717,426	17,466,651,331	23,263,082,769	31,500,393,381
지출	보험급여비	9,285,604,577	14,893,488,951	21,587,979,615	30,040,870,810
	관리운영비	695,620,509	634,116,615	778,517,262	659,722,664
	기 타	762,968,731	444,773,495	451,260,265	488,558,995
	계(B)	10,744,193,817	15,972,379,064	22,817,757,142	31,189,152,469
당기차액(A-B)		△916,476,391	1,494,272,270	445,325,627	311,240,912

■ 출처 : 국민건강보험공단. 2009 건강보험통계연보(2010).

(4) 보험료 부과 방식

건강보험 보험료는 피보험자가 직장가입자인가 지역가입자인가에 따라 산정되는 방식이 다르다. 여기서는 2011년도 국민건강 보험료 산정기준을 가지고 살펴보겠다.

가. 직장가입자

직장가입자의 경우 보수월액(한 달 평균 월급)의 5.64%를 건강보험으로 납부해야 하는데 그 중 50%인 2.82%는 직장가입자가 납부하고 나머지 50%인 2.82%는 직장가입자가 다니는 직장에서 납부하도록 되어 있다. 예를 들어, 한 달 평균 월급이 100만 원이라면 56,400원의 건강보험을 납부한다. 하지만 직장가입자가 다니는 회사가 그 중 2.82%(전체의 50%)인 28,200원을 납부할 것이므로 직장가입자가 실제로 납부해야 하는 금액은 28,200원이 된다. 하지만 건강보험료 납부의 기준이 되는 보수월액은 상한선과 하한선이 있는데 보수월액이 6,579만 원 이상이면 6,579만 원으로 고정이 되고 28만 원 미만 역시 28만 원으로 고정이 된다. 또한, 직장가입자의 전체 보험료 중 근로자가 부담하는 몫은 50%이고 나머지 보험료는 사업주가 부담하는 것이 원칙이지만 직장가입자가 사립학교 교직원인 경우는 사립학교 운영자가 30%, 국가가 20%를 부담하며, 공무원인 경우는 국가가 50%를 부담한다. 마지막으로 고려해야 하는 것은 2008년부터 시작된 노인장기요양보험제도이다. 이 제도에 대해서는 뒤에 다시 설명할 것이다. 앞서 100만 원의 보수월액이 있을 경우 56,400원의 건강보험료가 부과되었다. 하지만 결정된 건강보험료의 6.55%를 노인장기요양보험료로 납부해야 한다. 따라서 실질적으로 부과되는 보험료 총액은 60,094원이 될 것이다(56,400 + 56,400×6.55% = 60,094원).

나. 지역가입자

지역가입자의 보험료는 세대 단위로 부과된다. 지역가입자의 경우 자영업자와 농어민 등이 포함되기 때문에 임금근로자와 같이 일정한 소득이 발생하지 않고, 소득파악이 어렵다. 따라서 경제활동점수, 소득점수, 재산점수로 구분하여 등급을 나눈 후 해당 등급의 점수를 합산하여 총 점수를 산출한 후 165.4원을 곱한 것이 2011년 건강보험료가 된다. 지역가입자의 보험료는 직장가입자와는 달리 가입자가 전액 부담하는 것이 원칙이지만, 정부가 국고지원금을 통해 보험료의 일부를 보조해 주고 있다.

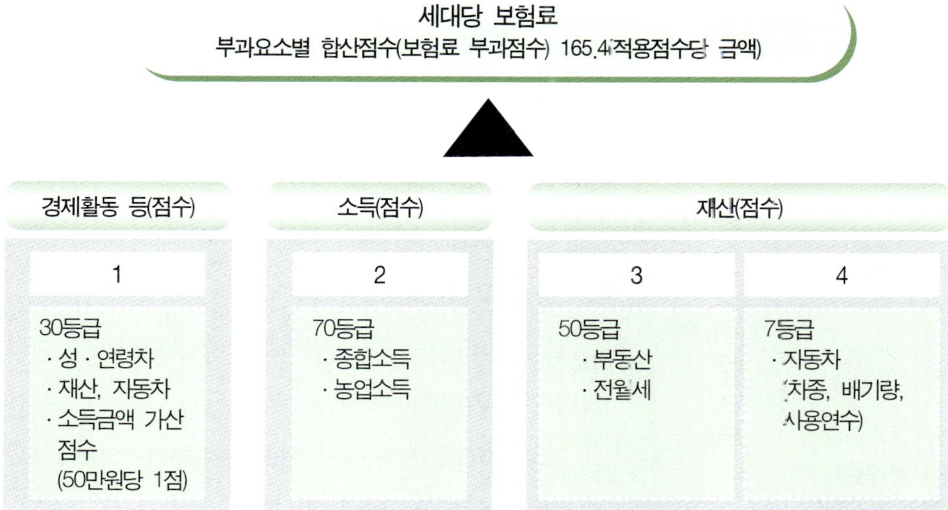

그림 2-16. 건강보험 지역가입자의 보험료 부과체계(2011년)
■ 출처 : 국민건강보험공단 홈페이지

(5) 본인일부부담금

본인일부부담금이란 의료기관 이용 시 발생하는 진료비의 일부를 이용자가 부담하는 것을 말한다. 우리나라의 경우 외래는 요양기관종별에 따라 본인부담률에 차등을 두는 반면, 입원은 요양기관종별에 관계없이 요양급여비용총액의 20%를 부담하도록 하고 있다. 예를 들어 40세 여자 환자가 의원급에서 감기로 외래 진료를 받고 총 진료비가 20,000원이 발생했다고 하면 표에서 알 수 있는 것처럼 30%의 진료비를 본인이 직접 부담해야 한다. 따라서 환자는 의원에 6,000원을 직접 납부하고 나머지 금액은 건강보험공단이 부담한다.

하지만 우리나라에서 본인일부부담금이 너무 크다는 지적이 여전히 제기되는 이유는 건강보험이 급여대상으로 하지 않는 서비스에 대한 비용(비급여 진료비)의 규모가 크기 때문이다. 특히 비급여 진료비는 병원급 이상의 의료기관에서 입원을 했을 경우에 많이 발생한다. 아래 그림을 이용하여 총 진료비가 2,000만 원이 나오는 입원 서비스를 이용했을 경우를 살펴보자. 우리가 앞서 배운 내용과 같다면 환자는 2,000만 원의 20%인 400만 원을 지불하면 된다. 하지만 실제로 이 금액보다 더 많은 진료비를 환자가 부담할 수 있다. 이 총 진료비 2,000만 원 중 1,500만 원은 건강보험이 급여를 해 주는 의료서비스에서 발생했고 나머지 500만 원은 비급여 서비스에서 발생했다고 가정하면 급여 대상 서비스 1,500만 원의 20%인 300만 원과 건강보험에서 급여를 해 주

표 2-8. 요양기관종별 외래 본인부담률 (2011년 현재)

기관종별	소재지	환자 구분	본인부담액
상급종합병원	모든 지역	일반환자	진찰료총액 + (요양급여비용총액 - 진찰료총액)×60 / 100
		의약분업 예외환자	진찰료총액+(요양급여비용총액 - 약가총액 - 진찰료총액)×60 / 100 + 약가총액×30 / 100
종합병원	동 지역	일반환자	요양급여비용총액×50 / 100
		의약분업 예외환자	(요양급여비용총액 - 약가총액)×50 / 100 + 약가총액 30 / 100
	읍 · 면 지역	일반환자	요양급여비용총액×45 / 100
		의약분업 예외환자	(요양급여비용총액 - 약가총액)×45 / 100+약가총액×30 / 100
병원, 치과병원, 한방병원, 요양병원	동지역	일반환자	요양급여비용총액×40 / 100
		의약분업 예외환자	(요양급여비용총액 - 약가총액)×40 / 100+약가총액×30 / 100
	읍 · 면 지역	일반환자	요양급여비용총액×35 / 100
		의약분업 예외환자	(요양급여비용총액 - 약가총액)×35 / 100+약가총액×30 / 100
의원, 치과의원, 한의원, 보건의료원	모든 지역		요양급여비용총액×30 / 100(요양급여를 받는 자가 65세 이상인 경우에는 요양급여비용총액이 보건복지가족부령으로 정하는 금액을 넘지 아니하면 보건복지가족부령으로 정하는 금액)
보건소, 보건지소, 보건진료소	모든 지역		요양급여비용총액×30 / 100(요양급여비용총액이 보건복지가족부령으로 정하는 금액을 넘지 아니하면 보건복지가족부령으로 정하는 금액)

지 않는 비급여 서비스 비용 500만 원을 합친 총 800만 원의 본인 부담금이 발생하게 된다. 총 진료비 기준으로는 40%의 본인 부담금이 발생하는 것이다. 즉, 입원 서비스의 경우 20%의 본인 부담이 원칙이지만 실제로는 40%를 환자가 부담하게 되는 것이다.

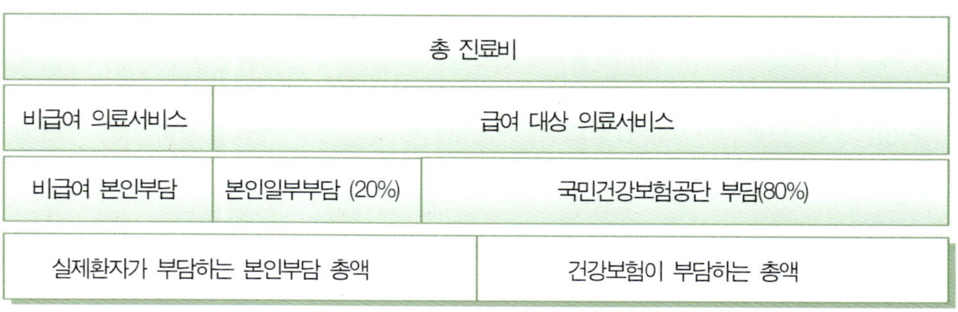

그림 2-17. 총 진료비와 본인일부부담과의 관계

이렇게 총 진료비 중에서 실제 환자가 부담하는 본인부담 총액을 제외한 건강보험이 부담하는 총액을 건강보험 보장률이라고 하는데 우리나라의 경우 2009년 64.0%에 불과했다. 따라서 건강보험 보장률을 높이는 것이 가장 중요한 과제 중에 하나이다. 예를 들어 의원급의 보장률은 70.3%인데 반해 상급종합병원은 56.0%에 불과했다. 즉, 진료비가 적은 경증 질환에 대해서는 높은 보장을 받는 반면 진료비가 많이 발생하는 중증 질환의 경우 보장률이 낮아 가계에 큰 부담이 될 수 있음을 의미한다.

표 2-9. 요양기관종별 건강보험 보장률 추이

구분	2005년	2006년	2007년	2008년	2009년
상급종합	52.9	57.2	57.4	55.5	56.0
종합병원	55.3	59.5	63.8	58.9	60.3
병원	55.4	56.6	58.9	58.1	61.1
의원	64.4	69.1	68.1	66.3	70.3
치과병원	35.7	23.6	23.7	25.5	30.7
치과의원	47.5	45.4	43.1	44.5	37.4
한방병원	28.6	31.9	43.8	41.5	38.2
한의원	63.2	65.4	63.9	67.7	62.6
약국	70.8	71.5	70.8	70.1	70.3
계	61.8	64.3	64.6	62.2	64.0

■ 출처 : 국민건강보험공단 건강보험정책연구원. 2009년도 건강보험환자 진료비 실태조사(2010).

(6) 보험급여

앞서 의료보장의 개념에서 보험급여에는 현물급여와 현금급여가 있다는 것을 배웠다. 그렇다면 우리나라에서는 어떤 보험급여를 받을 수 있는지를 살펴보자. 먼저 법률에 의해 국민건강보험공단이 반드시 피보험자에게 제공해야 하는 법정급여와 강제성이 없는 부가(임의)급여로 구분할 수 있고 급여형태에 따라 현물급여와 현금급여로 구분된다. 현물급여는 크게 요양급여와 건강검진이 있다. 요양급여는 국민건강보험공단이 가입자 및 피부양자의 질병 · 부상 · 출산 등에 대해 ① 진찰 · 검사, ② 약제 · 치료재료의 지급, ③ 처치 · 수술 · 기타의 재료, ④ 예방 · 재활, ⑤ 입원, ⑥ 간호, ⑦ 이송에 대한 요양급여를 실시해야 한다.

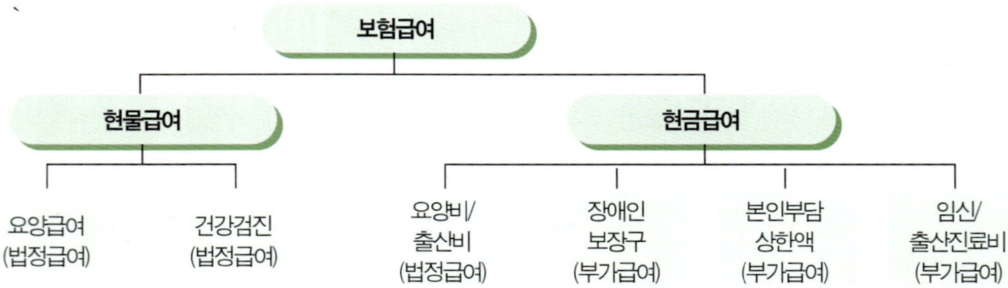

그림 2-18. 우리나라 건강보험의 급여 종류

■ 출처 : 문상식. 국민건강보험론(2011)

건강검진은 크게 네 가지로 구분할 수 있다.

첫째, 일반건강검진이 있다. 이 검진은 직장가입자, 세대주인 지역가입자, 40세 이상인 지역가입자 및 40세 이상인 피부양자를 대상으로 한다.

둘째, 암 검진이 있다. 대상은 일반건강검진 대상자 중 암종별 특성을 고려하여 검진이 필요한 사람으로 보건복지부 장관이 고시하는 사람을 대상으로 한다.

셋째, 영유아건강검진이 있다. 대상자는 6세 미만의 아이를 대상으로 한다. 다만 영유아건강검진은 영유아의 건강을 고려하여 생후 4개월, 9개월, 2세, 3세, 4세, 5세가 되는 시기에 검진을 받도록 하고 있다.

넷째, 생애전환기 건강진단이 있다. 대상자는 건강보험가입자 또는 피부양자 및 의료급여수급자로 만 40세와 만 66세에 해당하는 국민이 된다. 검진주기는 일반건강검진의 경우 2년마다 1회 이상 실시하되 사무직에 종사하지 않는 직장가입자는 1년에 1회 실시하도록 하고 있다.

이제 우리나라 건강보험에서 받을 수 있는 현금급여를 간략히 알아보도록 하자.

요양비/출산비는 가입자 또는 피부양자가 긴급 혹은 부득이한 사유로 질병, 부상, 출산 등에 대하여 요양기관 이외 장소에서 요양을 받거나 출산을 할 경우 그 요양급여에 상당하는 금액을 가입자 또는 피부양자에게 지급하는 급여이다.

장애인 보장구에 대해서는 장애인복지법에 근거하여 별도의 급여를 제공하고 있다. 예를 들어 등록한 장애인이 가입자 또는 피부양자인 경우 보장구 구입시 공단이 정한 보장구 기준액을 초과하는 경우는 기준액의 80%, 기준액 미만인 경우는 구입액의 80%에 해당하는 금액을 공단이 부담한다.

본인부담상한액은 직장 및 지역가입자의 보험료 부담수준에 따라 본인 부담금의 연간 상한선(하위 50% : 200만 원, 소득 50~80% 범위 : 300만 원, 상위 20% : 400만 원 등 세 종류)을 정하고 그 이상의 본인 부담금이 발생하면 그 비용을 국민건강보험공단이 부담하는 제도이다. 하지만 이 본인 부담금에는 비급여 본인부담금이 제외되어 있기 때문에 이 제도가 실질적으로 의료비로 인한 가계 파산을 막기 위한 제도가 되기 위해서는 비급여 의료서비스 항목을 줄여 나가는 것이 필요하다.

마지막으로 임산·출산진료비 지원은 임신이 확인된 모든 산모에게 증표(바우처, 현재 고운맘 카드)를 발행하고 산모는 이 카드를 이용하여 의료기관에서 발생하는 진료비를 지불할 수 있다. 이 진료비에는 현재 건강보험에서 보험급여가 되지 않고 있는 초음파나 양수 검사와 같은 비급여 항목도 포함되며 1일 최대 6만 원, 총 40만 원 한도 내에서 결제할 수 있도록 한 제도이다.

(7) 진료비 지불제도와 수가 결정

우리나라 건강보험이 채택하고 있는 기본 진료비 지불방식은 행위별 수가제이고 일부 입원 진료에 대해서 질병군별 포괄수가제를 시행하고 있다. 그렇다면 행위별 수가제에서 의료기관에 보상하는 수가는 어떻게 결정이 될까? 우선 각 의료서비스 항목 별로 요양급여에 소요되는 시간, 노력 등 업무량과 인력, 시설, 장비 등 자원의 양 및 요양급여의 위험도를 고려하여 상대가치점수를 산정한다. 그리고 환산지수(상대가치점수의 단가)를 곱하여 수가를 결정한다. 이 환산지수는 매년 국민건강보험공단의 이사장과 의약계 대표자간의 1년 단위 계약을 통해 결정되는데 협상이 결렬되는 경우가 많았고 이 경우 보건복지부 장관이 환산지수를 고시해왔다.

예를 들어, 2010년 1월 기준으로 의원 초진료의 상대가치 점수는 188.11점이었고 2010년의 환산지수는 65.3원이었다. 따라서 건강보험가입자가 의원을 처음 방문했을 때 발생하는 초진료는 12,284원이었다(188.11점 × 65.3원). 2007년까지는 요양기관종별에 관계없이 동일한 환산지수를 적용하였지만, 2008년부터는 요양기관종별로 차등적인 환산지수를 적용하고 있다. 현재 우리나라에서는 행위별수가 뿐만 아니라 7개 질병군에 대하여 적용하고 있는 포괄수가 산정에도 상대가치점수를 활용하고 있다.

(8) 진료비 청구와 심사

건강보험 가입자가 의료기관을 이용하고 발생한 총 진료비 중 환자 본인일부부담금을 의료기관에 납부한다. 하지만 의료기관의 입장에서 환자가 납부한 금액은 전체 진료비의 일부에 불과하다. 따라서 나머지 보험급여 대상이 되는 진료비를 건강보험심사평가원에 청구한다. 건강보험심사평가원은 의료기관의 청구를 심사한 후 그 결과를 국민건강보험공단에 통보해 주고 공단은 그 결정 금액을 의료기관에 지급한다.

3) 의료급여

의료급여제도는 공적부조 방식의 의료보장제도로 생활유지의 능력이 없거나 일정수준 이하의 저소득층을 대상으로 국가재정에 의하여 기본적인 의료혜택을 제공하는 것을 말한다. 의료급여에 대한 세부 내용은 매년 그 내용이 조금씩 변경되고 있으므로 여기서는 의료급여 대한 전반적인 이해를 돕기 위해 주요 핵심 내용만을 요약하도록 하겠다.

(1) 기본 운영주체 및 운영방식

의료급여는 중앙정부와 시 · 도 및 시 · 군 · 구 자치단체, 건강보험공단, 건강보험심사평가원이 각각의 역할을 분담하여 운영하고 있다. 먼저 보건복지부는 의료급여사업의 기본방향 및 대책 수립, 의료급여기준 및 수가에 관한 사항 등을 관장하며 시 · 도 및 시 · 군 · 구는 각 자치단체 수준에서의 의료급여사업 조정에 관한 사항을 심의한다. 의료급여 수급권자 선정과 관리는 시 · 군 · 구(보장기관)가 담당하며, 급여비용의 지급은 건강보험공단(지급기관), 급여비 심사업무는 건강보험심사평가원(심사기관)이 담당하고 있다.

(2) 적용대상자

의료급여 수급권자는 1종과 2종으로 분류되는데 이 분류 기준은 국민기초생활보장법에 따른 분류법이다. 2009년 말 현재, 의료급여 수급권자는 약 168만 명으로(전체 인구의 3.3%) 그 중 1종 104만 명(61.9%), 2종 64만 명(38.1%)으로 구성되어 있다.

1종 수급권자는 다음과 같다.

① 국민기초생활보장법에 의한 수급권자

② 재해구호법에 의한 이재민

③ 의사상자예우에관한법률에 의한 의상자 및 의사자 유족

④ 입양촉진및절차에관한특례법에 의하여 국내에 입양된 18세 미만의 아동

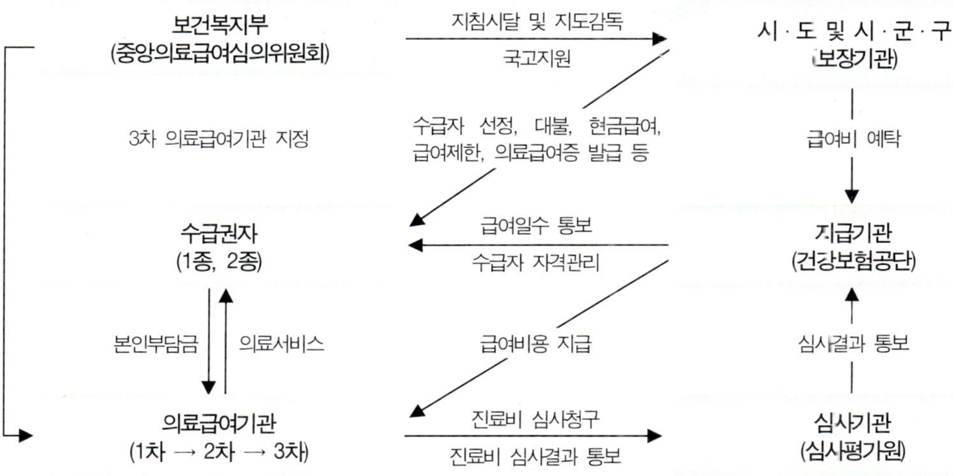

그림 2-19. 의료급여 관리운영체계

■ 출처 : 보건복지부. 의료급여 관리운영주체 형성 방안(2007).

⑤ 독립유공자에 관한 법률 및 국가유공자 등 예우 및 지원에 관한 법률의 적용을 받고 있는 자와 그 가족으로서 국가 보훈처장이 의료급여가 필요하다고 요청한 자 중 보건복지부장관이 인정한자

⑥ 문화재보호법에 의하여 지정된 중요무형문화재의 보유자 및 그 가족으로서 문화재청장이 의료급여가 필요하다고 요청한자 중 보건복지부 장관이 인정한 자

⑦ 북한이탈주민의 보호 및 정착지원에 관한 법률의 적용을 받고 있는 자와 그 가족으로서 보건 복지부장관이 인정한 자

⑧ 광주민주화운동 관련자 보상 등에 관한 법률에 의하여 보상금 등을 받는 자와 그 가족으로서 보건복지부장관이 의료 급여가 필요하다고 인정한 자

⑨ 기타 생활유지의 능력이 없거나 생활이 어려운 자로서 대통령이 정하는 자

그리고 2종 수급권자는 다음과 같다.

① 국민기초생활보장법에 의한 수급권자 중 1종 수급권자에 해당하지 않는 자

② 기타 생활유지의 능력이 없거나 생활이 어려운 자로서 대통령이 정하는 자

표 2-10. 의료급여제도와 건강보험제도 비교(2010년 기준)

	의료급여	건강보험
대상자	1,674명	48,887천 명(2010.11)
재원	4조 6,012억 원	33조 5,605억 원
재원조달	조세(국고+지방비) - 국고 : 34,987억 원 - 지방비 : 11,025억 원	보험료(일부 국고) - 보험료 : 28조 1,864억 원 - 국고지원 : 3조 9,123억 원 - 담배부담금 : 1조 630억 원 - 기타 : 3,988억 원
자격증명	의료급여증 등 - 의료급여증 또는 의료급여증명서와 본인확인을 위한 신분증명서 등 제시	건강보험증 또는 신분증명서
급여수준	건강보험 준용 / 영안실 안치료 별도 급여	진찰, 검사, 약제, 치료, 입원 등
수가기준	행위별 수가 정액수가 : 정신과, 혈액투석	행위별 수가
종별가산율 - 상급종합	22%	30%
종별가산율 - 종합병원	18%	25%
종별가산율 - 병 원	15%	20%
종별가산율 - 의 원	11%	15%
본인부담금	1종 수급권자 - 1차 1,000원, 2차 1,500원, 3차 2,000원, 약국 500원 - CT, MRI 등 : 급여비용의 5% - 입원:본인부담 없음 2종 수급권자 - 1차 1,000원, 약국 500원 - 2차, 3차, CT, MRI 등 입원 : 급여비용의 10% 외래 : 급여비용의 15%	입원 : 20% 외래 - 병원급 이하 : 30% - 병원급 : 30~40% - 종합병원급 : 30~50% - 상급종합병원 : 60% - 약국 : 30%
급여절차	3단계(의원 → 병원 → 3차 기관)	2단계(의원, 병원, 종합 → 상급종합병원)
운영기관	보건복지부 - 시 · 도 - 시 · 군 · 구(보장기관) 업무위탁 지급 : 건강보험공단 심사 : 심사평가원	보건복지부 - 건강보험공단(보험자)
이의신청	보장기관(자격 등 보장기관 처분) 심평원(심사, 적정성평가)	공단(자격 등 공단의 처분) 심평원(심사, 적정성평가)

■ 출처 : 보건복지부. 2011 의료급여 사업안내.

(3) 연간 소요 재정 및 재원 조달방법

2010년 기준으로 연간 4조 6천억 원 정도를 사용했으며 재원은 조세(국비와 지방비)를 통해 조달한다. 의료급여를 위해 국가 및 지방자치단체가 마련하는 재정을 의료급여기금이라고 한다.

(4) 본인일부부담금

본인일부부담금은 의료급여 수급권자가 1종인지 2종인지에 따라 약간 다르다. 1종 수급권자의 경우 입원에 대해서는 본인부담금이 없고 외래의 경우에는 1,000원(1차 의료기관), 1,500원(2차 의료기관), 2,000원(3차 의료기관)을 부담하고 약국을 이용할 경우 500원을 부담한다. 2종 수급권자의 경우 입원할 경우 10%를 본인이 부담해야 하며 외래의 경우 1차 의료기관을 이용했을 경우에는 1,000원이지만 2차 의료기관 이상을 이용할 경우에는 15%를 본인이 부담해야 한다. 약국의 경우에는 500원으로 1종 수급권자와 같다.

(5) 보험급여

의료급여 수급자가 받을 수 있는 보험급여는 건강보험과 동일하고 이외에 영안실 안치료가 별도로 급여가 되고 있다. 하지만 급여기간은 2002년부터 365일로 제한하고 있다. 또한 급여절차가 건강보험과 약간 다르다. 건강보험의 경우 의원, 병원, 종합병원까지는 환자 마음대로 선택해서 진료를 받고 상급종합병원에 대해서만 진료의뢰서를 가지고 진료를 받게 되어있는 반면 의료급여 환자는 1단계로 의원이나 보건소를 이용한 후 병원급 이상의 의료기관 이용이 필요할 경우 의뢰서를 가지고 상위 단계의 의료기관을 이용하도록 하고 있다.

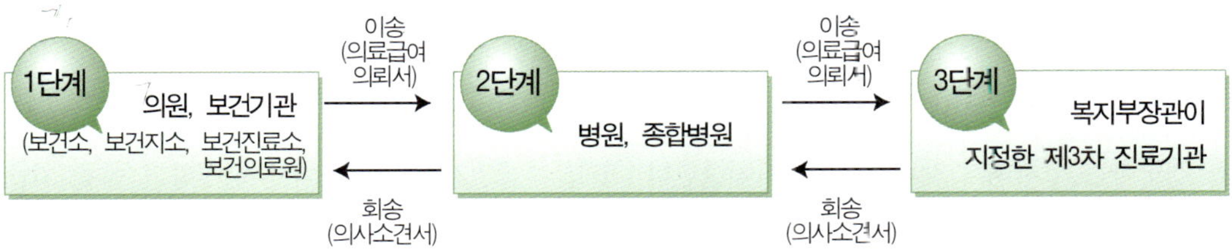
1단계
의원, 보건기관
(보건소, 보건지소, 보건진료소, 보건의료원)
이송
(의료급여 의뢰서)
회송
(의사소견서)
2단계
병원, 종합병원
이송
(의료급여 의뢰서)
회송
(의사소견서)
3단계
복지부장관이
지정한 제3차 진료기관

그림 2-20. 의료급여 절차도

(6) 진료비 지불제도와 수가

건강보험과 동일하게 행위별 수가제를 사용하고 있으나 정신질환, 혈액투석에 대해서는 정액수가를 적용하고 있다. 또한, 의료급여는 의원, 병원, 종합병원, 상급종합병원의 종별 가산율이 건강보험에 비해 낮게 책정되어 있다.

(7) 진료비 청구와 심사

건강보험과 동일하게 건강보험심사평가원이 진료비 심사업무를, 공단이 진료비 지급업무를 담당한다.

4) 노인장기요양보험

노인장기요양보험제도는 고령이나 노인성 질병 등으로 목욕이나 집안일 등 일상생활을 혼자서 수행하기 어려운 65세 이상 노인에게 신체활동·가사지원 등의 서비스를 제공하여 노후생활의 안정과 그 가족의 부담을 덜어주기 위한 사회보험제도를 말한다. 우리나라에서는 2008년부터 시행중이며, 여기서는 이 제도에 대해서 간략히 살펴보도록 한다.

(1) 관리운영체계

아래 그림은 장기노인요양보험의 관리운영체계를 요약한 것이다. 보건복지부, 시도, 시군구 등이 장기요양서비스 사업자를 관리 감독하며 국고와 지방비를 국민건강보험공단에 지원하는 역할을 한다. 가입자의 입장에서는 노인장기요양보험 급여가 필요하다고 생각하면 공단에 등급판정을 신청하고 1~3등급의 판정을 받으면 공단으로부터 받은 표준장기요양 이용계획서를 가지고 장기요양서비스 사업자와 계약을 맺고 해당 서비스를 받을 수 있다. 공단은 이 제도를 실제로 운영하는데 가장 중요한 역할을 한다. 공단의 장기요양등급판정위원회에서 등급판정을 하고 표준장기요양이용계획서를 작성하여 가입자에게 통보하고 가입자가 받는 서비스를 모니터링 하며 장기요양 사업자가 청구하는 심사해서 서비스 비용을 지불한다. 또한 수급권자가 현금급여를 신청하면 이를 지급한다.

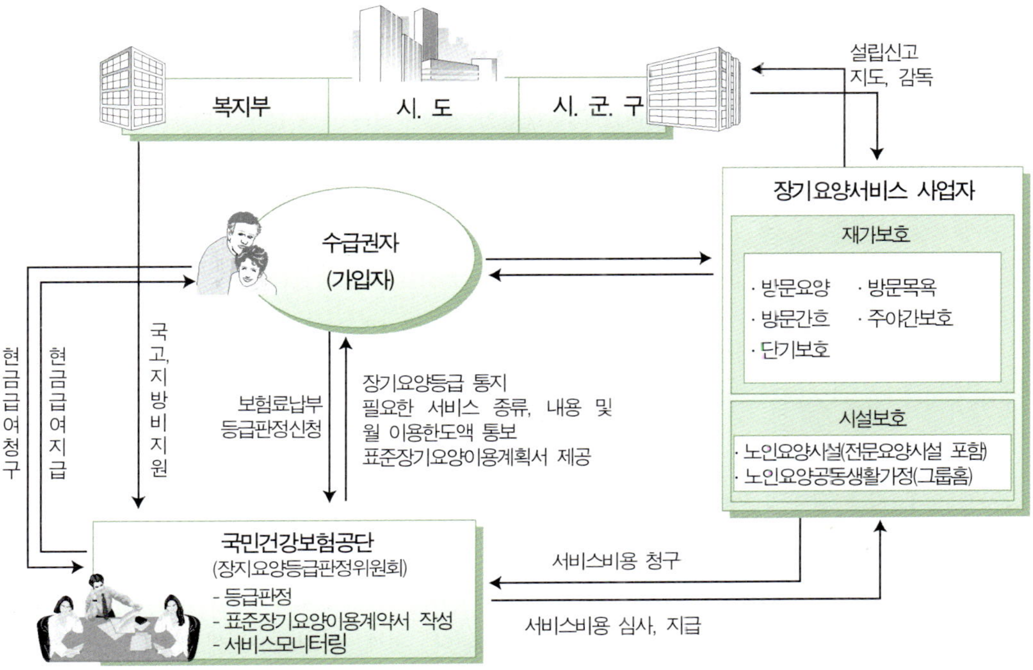

그림 2-21. 노인장기요양보험제도 관리운영체계

(2) 신청대상

소득수준과 상관없이 노인장기요양보험 가입자(국민건강보험 가입자와 동일)와 그 피부양자, 의료급여수급권자로서 65세 이상 노인과 64세 이하 노인성 질병이 있는 사람은 장기노인요양보험의 급여를 신청할 수 있다.

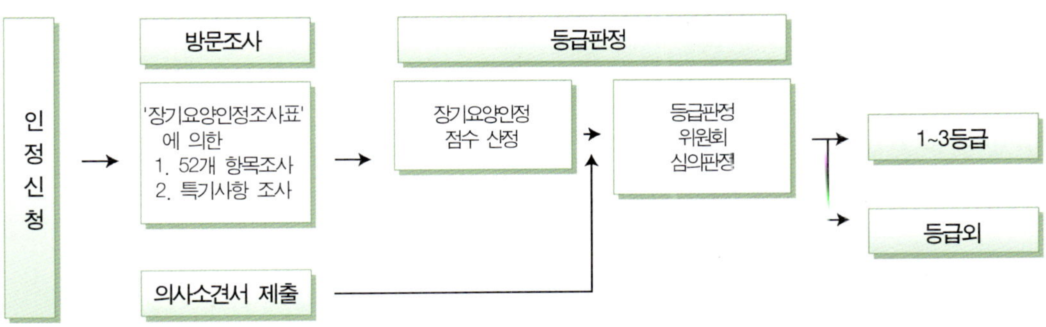

그림 2-22. 노인장기요양보험의 등급판정 절차

(3) 적용대상

노인장기요양보험의 적용대상이 되기 위해서는 65세 이상 노인 또는 치매, 중풍, 파킨슨병과 같은 노인성 질병으로 6개월 이상 기간 동안 혼자서 일상생활을 수행하기 어려워야 하며 그림에서 보는 것처럼 인정신청을 거쳐 장기요양 등급판정을 받아야 한다. 등급판정 결과 1-3등급을 받게 되면 장기노인요양보험의 적용대상이 된다.

(4) 급여 내용

노인장기요양보험에서 제공하는 급여는 크게 세 가지로 나눌 수 있다. 첫째, 시설급여로 요양시설에 장기간 입소하여 신체활동 지원 등의 서비스를 받는 경우, 둘째, 재가급여로 가정을 직접 방문하여 신체활동, 가사활동, 목욕, 간호 등의 서비스를 받는 경우, 셋째, 특별현금급여로 도서벽지 지역의 경우 가정 방문이 어렵기 때문에 가족에게 요양비를 제공하는 서비스이다.

(5) 재원조달

장기노인요양보험의 재원은 크게 세 가지로 구성된다. 첫째, 장기요양보험료이다. 이 보험료는 국민건강보험료와 같이 납부하게 되며 2011년 현재 건강보험료의 6.55%를 부담하도록 되어 있다. 두 번째 재원은 국가의 지원금이다. 그 해 예상되는 노인장기요양보험료의 예상 수입액의 20%를 국가가 부담하며 의료급여 수급권자의 장기요양비용, 의사소견서 발급비용, 방문간호지시서 발급비용 중 공단이 부담해야 할 비용과 관리 운영비의 전액을 국가와 지방자치단체가 분담하여 부담하고 있다. 마지막으로 본인일부부담금이 있다. 시설급여를 받게 될 경우에는 20%의 본인 부담이 있으며 식재료비, 이미용료 등은 전액을 본인이 부담해야 하며, 재가급여의 경우 15%를 부담해야 한다. 하지만 의료급여 수급권자 등 저소득층은 50%를 경감해 주며(시설 : 10%, 재가 : 7.5%), 국민기초생활수급권자는 무료이다.

참고문헌

1. 건강보험심사평가원 홈페이지 http://www.hira.or.kr/intro.jsp
2. 건강보험심사평가원. 2009 건강보험요양급여비용. 2010.
3. 고운맘카드 홈페이지 http://www.gounmom.co.kr
4. 국민건강보험공단 건강보험정책연구원. 2009년도 건강보험환자 진료비 실태조사. 2010.
5. 국민건강보험공단 사이버민원센터 홈페이지 http://minwon.nhic.or.kr/portal/site/minwon
6. 국민건강보험공단 홈페이지. www.nhic.or.kr
7. 국민건강보험공단. 2009 건강보험통계연보. 2010.
8. 김병환, 윤병준, 윤치근. 이준협. 건강보험의 이론과 실제(제3판). 계측문화사. 2006.
9. 김창엽. 건강보장의 이론. 한울. 2009.
10. 나백주 등. 농어촌산부인과 취약지역 도출 및 공급방안 개발 연구. 보건복지부. 2010.
11. 노인장기요양보험 홈페이지 http://www.longtermcare.or.kr
12. 대한예방의학회. 예방의학과 공중보건학(수정증보판). 계축문화사. 2011.
13. 문상식. 국민건강보험론(제2판). 보문각. 2011.
14. 문옥륜. 건강보장론(제6판). 신광출판사. 2009.
15. 문옥륜. 제3장 보건행정 및 관리. [In 이시백 등. 보건학개론. 서울대학교 출판부. 1998.]
16. 박웅섭. 지역사회의학. 보문각. 2010.
17. 박웅섭. 학습목표에 맞춘 보건관리. 보문각. 2009.
18. 보건복지부 기초의료보장과. 2011년도 의료급여사업 추진방향. 2011.
19. 보건복지부. 2011 노인보건복지사업안내. 2011.
20. 보건복지부. 2011 의료급여사업안내. 2011.
21. 보건복지부. 의료급여 관리운영주체 형성 방안. 2007.
22. 서울의대 의료관리학교실. 의료관리학. 2007.
23. 유승흠, 박은철 엮음. 의료보장론. 신광출판사. 2010.
24. 전국대학보건관리학교육협의회. 보건교육사를 위한 보건사업관리. 한미의학. 2010.
25. 지역보건연구회 역. 세계 각국의 보건의료체계 : 도전과 전망. 계축문화사. 2003.
26. 충청남도. 충청남도 제5기 지역보건의료계획. 2011.
27. 한국보건사회연구원. 의료급여 재정모형과 재정지출 전망. 2008.
28. ILO. Introduction to Social Security. pp.24-104, ILO, 1984.
29. Kleczkowski BM et al. Health system support for primary health care. WHO Public Health Paper 1984.
30. Kleczkowski BM, Roemer MI, Van Der Werff A. National health systems and their reorientation towards health for all. Guidance for policy-making. WHO. 1984.
31. White KL, Williams TF, Greenberg BG. The ecology of medical care. NEJM 1961.
32. World Health Organization. The World Health Report 2000. Health Systems; Improving Performance. 2000. http://www.who.int/whr/2000/en/whr00_en.pdf.

PART Ⅲ

조직과 자원관리

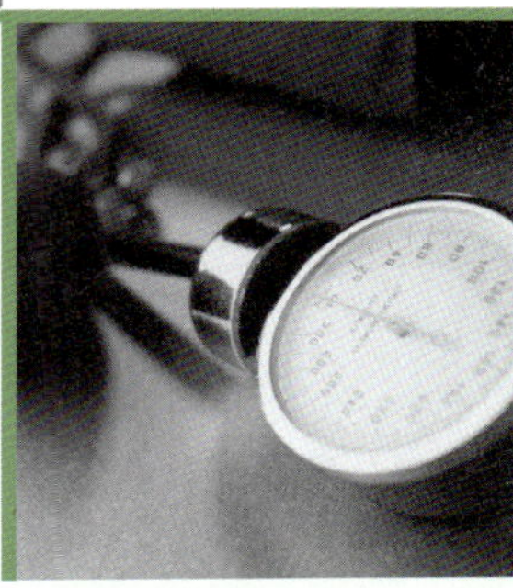

보·건·사·업·관·리

제1장 보건조직관리

• 학습단원 •	
1. 조직의 이해	2. 조직이론
3. 조직구조	4. 조직관리
5. 리더십	

1. 조직의 이해

1) 조직의 개념

조직(organization)은 특정한 목표를 달성하기 위하여 체계화된 구조를 가진 인간집단이다. 조직의 특성은 다음과 같다.

(1) 공동의 목표

조직은 목표를 가지고 있으며 구성원은 그 목표를 달성하기 위하여 노력한다. 조직은 서로 상충될 수도 있는 다양한 목표를 가지고 있는데, 이러한 목표는 구성원 각자의 개인적인 목표와 관련이 없거나 때로는 상충되는 경우도 발생한다. 조직이 목표를 잃어버리면 존속할 수가 없게 된다.

(2) 체계화된 구조

조직은 목표를 달성하기 위하여 조직의 업무를 분류하여 여러 부서에 할당하고, 구성원들의 역할을 명확히 하며, 그 역할 간의 관계를 규정하게 된다. 이렇게 체계화된 구조의 테두리를 바탕으로 구성원들이 상호작용하면서 조직의 목표를 달성하게 된다.

(3) 조직의 경계

조직은 경계를 통하여 조직의 내부와 외부를 구분한다. 즉, 누가 구성원이고 누가 조직 외부인인가를 구별하게 된다. 조직 외부의 사람들은 조직에 대한 의무와 권리가 없다. 조직은 외부환경과 계속적으로 교류 활동을 하지만 조직의 경계를 명확히 함으로써 다른 조직과 구별되게 된다.

(4) 환경변화에 적응

생명체가 살아남기 위해서 환경변화에 적응하는 것처럼 조직도 환경변화에 계속적으로 적응해야 존속할 수 있다. 환경은 조직을 둘러싸고 있는 제반의 여건으로 조직에 필요한 인적·물적 자원과 새로운 정보를 제공한다. 조직은 환경과 지속적인 교류를 통해서 생존하게 된다. 조직은 정부정책이나 사회적 요구를 적절히 수용하고 대처할 수 있어야 존속하고 성장할 수 있다.

(5) 인간집단

조직은 인간으로 구성된다. 건물 또는 시설 등은 조직이 그 목표를 달성하기 위하여 수단으로 사용하는 자원에 불과하기 때문에 조직이 아니다. 그러나 아무런 자산이 없더라도 공동의 목표를 가지고 그것을 달성하기 위하여 상호작용하는 복수의 인간이 모였다면 조직이 된다.

2) 조직원리

조직원리란 조직의 목표를 효율적으로 달성하기 위해서 적용되는 일반적인 원칙을 말한다. 이는 조직을 관리하는데 필요하기 때문에 중요하게 고려된다.

(1) 계층제 원리

계층제(hierarchy)는 권한과 책임의 정도에 따라 조직 구성원들에게 상하의 등급을 부여하고 명령계통과 지시, 감독관계를 확립하는 것이다. 권한(authority)은 자기의 직두를 공적으로 수행함에 있어서 부여되는 권리 또는 힘이며, 책임(responsibility)은 직무상 마땅히 수행해야 할 임무를 의미한다.

계층제는 조직의 전체 활동을 총괄하는 리더십이 존재하고, 조직목표의 효율적 달성을 위하여 권한이 하위계층에 위임되며, 조직의 각 계층에 따라 기능이 배정됨으로써 직무가 결정될 때 형성된다. 계층제는 명령, 의사전달, 업무분담, 권한위임, 내부통제의 통로가 되며 조직내부의 분쟁을 조정하고 해결하는 수단이 되기도 한다.

계층제 원리의 순기능은 명령, 권한위임, 의사소통, 통제의 경로가 되고, 조직의 질서와 통일을 확보할 수 있으며, 업무의 적정배분과 책임의 한계 설정이 쉽다. 그러나 역기능은 계층의 수가 많아질 경우에 의사전달에 왜곡이 발생할 수 있고, 환경변화에 조직이 신축성 있게 대응하는 것을 방해할 수 있다. 또한, 조직의 경직성을 초래하여 인간관계 형성을 저해할 수 있다.

(2) 통솔범위 원리

통솔범위(span of control)는 한 사람의 관리자가 직접 지도·감독할 수 있는 부하 직원의 수 또는 조직 단위의 수를 말한다. 통솔범위 원리는 관리자가 효과적으로 지도·감독할 수 있는 수를 초월해서는 안 된다는 것을 의미한다.

일반적으로 통솔범위는 6명 정도가 적당한 것으로 알려져 있으나 임의로 정할 수는 없으며, 통솔범위를 결정하는 데는 여러 가지 요인이 작용하게 된다. 신설된 조직과 비교하여 기존 조직이나 안정된 조직은 많은 부하 직원을 통솔할 수 있고, 직무의 수행 장소가 한 곳에 모여 있을 때는 여러 장소로 분산되어 있는 경우보다 많은 부하직원을 통솔할 수 있다. 직무의 성질에 따라 전문적, 창의적 직무를 담당하는 부하 직원을 감독하는 경우보다 동일 성질의 단순 직무를 반복적으로 수행하는 부하 직원을 더 많이 감독할 수 있다. 또한, 감독자의 능력이나 부하 직원의 능력이 클수록 통솔범위는 확대되고, 감독자가 부하 직원으로부터 받은 신뢰도나 부하 집단의 사기, 인간관계 등의 영향을 받으며 능률적인 참여제도나 정보관리체제가 이루어졌을 경우에는 통솔범위가 넓어진다.

(3) 명령통일 원리

명령통일(unity of command) 원리는 오직 한 사람의 상관으로부터 명령을 받아야 하며, 두 사람 이상의 상관으로부터 명령을 받아서는 안 된다는 것이다. 어떠한 조직이든 계층의 각 층에서 내리는 결정의 최종 권한은 명백해야 한다는 것을 의미한다.

명령통일 원리가 조직에 적용되면 구성원들은 누구에게 보고하고, 누구로부터 보고를 받아야 하는지를 명백히 알 수 있게 된다. 이렇게 되면 각 지위는 안정감을 갖게 되고, 조직 관리자는 전체적인 조정을 쉽게 할 수 있다. 그러나 명령통일 원리는 의사전달에 과중한 부담을 주고, 기능적 전문가들의 영향력이 감소되고, 관리가 지연되는 단점이 있다. 이런 이유로 직속상관에게만 명령을 받는 원리는 현실적으로 중요성이 감소되고 있다.

(4) 전문화 원리

전문화(specialization) 또는 분업은 업무를 내용별로 나누어 조직구성원에게 가능한 한 가지의 주된 업무를 분담시켜 효율성 및 생산성을 향상시키는 것이다. 일의 전문화란 업무를 세분하여 반복적·기계적 업무로 단순화시키는 것을 말하고, 사람의 전문화란 사람이 교육과 훈련을 통하여 전문가가 되는 것으로 전문화에 의하여 이전에 할 수 없었던 일을 할 수 있는 능력과 타인이 할 수 없는 능력을 얻게 된다.

전문화는 조직의 목표달성을 위한 능률적 수단이 되며, 업무를 세분화할수록 업무를 습득하는 데 걸리는 시간을 단축시킬 수 있는 장점이 있다. 그러나 지나친 전문화는 정형화된 업무를 반복시켜 일에 대한 흥미를 잃게 할 뿐만 아니라, 인간성 상실로 구성원은 소외감을 느끼고 참여의식을 잃게 된다. 특히, 전문화 정도가 높아질수록 조정과 통합이 어렵고, 자기분야는 잘 알지만 다른 분야에는 시야가 좁아져서 전체적인 입장에서 보는 넓은 통찰력을 가지기 어렵다. 따라서 전문화의 문제점을 극복하기 위해서 직무확대의 방법을 도입하거나 직무수행에 관한 의사결정의 자율성을 높이는 것이 필요하다.

(5) 조정 원리

조정(coordination)은 공동 목표를 달성하기 위하여 조직구성원의 행동이 통일되도록 질서 정연하게 배열하는 것이다. 즉, 조정이란 일정한 목표를 향하여 조직구성원의 활동이나 기능이 조화를 이루도록 결합시키는 것이다. 오늘날 조직은 전문화, 대형화되어 있기 때문에 전체적인 조화와 통일을 위하여 조정이 중요하다. 특히, 목표달성 과정에서 야기되는 각종 이해관계의 조정이 필요하다.

아무리 잘 구성된 조직이라 할지라도 각 부서의 업무수행에는 많은 문제가 발생하고 조정은 불가피하다. 문제를 해결하기 위해서는 각 부서간의 협조하는 관계가 이루어져야 하는데, 관리자의 태도가 지배적이거나 형식적이지 않으면 조정은 효율적으로 이루어질 수 있다. 그런데, 조정은 전문화와는 상반되는 관계를 가지고 있다. 전문화가 심화될수록 조정이 어려워지고, 조정을 쉽게 하려면 전문화가 제한되므로 양자의 균형 있는 관계 설정이 필요하다.

3) 조직형태

(1) 공식조직과 비공식조직

가. 개념

공식조직(formal organization)은 법령 또는 규정에 의하여 공식화된 조직구조이다. 공식조직에는 공식적 기능을 수행하는 여러 공식집단(formal group)이 존재하며, 공식집단은 전체적인 조직업무와 명백히 관련된 특정목표를 실현하거나 특정과업을 수행한다.

이와 달리 비공식조직(informal organization)은 구성원 상호간의 접촉이나 친근성을 바탕으로 자연 발생적으로 형성된 자생집단이다. 집단은 조직과 구분된다. 집단은 대면적 관계, 구성원 상호 간에 개인적인 인상이나 인지를 갖는 제한된 수의 사람들과 상호관계에 의해 이루어지는 사람들의 모임을 의미한다. 따라서 집단이란 일정한 사회관계의 복합체가 일정한 범위 내에서 계속되어 구성원이나 외부인에 의하여 하나의 통일체로 인식되는 것을 의미한다.

나. 공식조직과 비공식조직의 특성 비교

일반적으로 조직이란 공식적인 면과 비공식적인 면을 모두 지니고 있어 공식조직과 비공식조직을 각각 별개의 것으로 생각할 수 없다. 그러나 공식조직과 비공식조직의 개념을 명확히 이해하기 위하여 두 조직의 차이점을 살펴보면 다음과 같다.

표 3-1. 공식조직과 비공식조직의 특성 비교

공식조직	비공식조직
① 제도적, 인위적 ② 외면적, 가시적 ③ 대규모 ④ 능률의 논리, 과학적 관리론 ⑤ 전체 질서	① 자연발생적, 비명문화 ② 내면적, 비가시적 ③ 소집단 ④ 감정의 논리, 인간관계론 ⑤ 부분 질서

첫째, 공식조직은 규칙·규정·편람 등에 의하여 명문화된 제도적, 인위적 조직이고, 비공식조직은 자연발생적으로 생성된 명문화되지 않은 조직이다.

둘째, 공식조직은 외면적 또는 가시적 조직이고, 비공식조직은 내면적 또는 비가시적 조직이다.

셋째, 공식조직은 대규모로 확대되는 경향이 있고, 비공식조직은 현실적인 친밀한 인간관계를 필수요건으로 하기 때문에 항상 소집단 상태를 유지한다.

넷째, 공식조직은 능률의 논리(the logic of efficiency) 즉, 과학적 관리론에 따라 구성되고, 비공식조직은 감정의 논리(the logic of sentiments) 즉, 인간관계론에 따라 구성된다.

다섯째, 공식조직은 전체적인 질서와 관련되고, 비공식조직은 그 전체적인 조직 속의 각 계층, 각 단위에서 자연발생적인 소집단으로 성립하는 부분적인 질서이다.

다. 비공식조직의 기능

비공식조직에 대한 관심은 1930년대에 호손(Hawthorn) 연구로부터 나왔다. 권한과 책임 관계의 공식조직 내부에 존재하는 또 다른 중요한 구조가 있는데, 이것이 비공식조직이다. 공식구조에 의해서는 표현되지 않는 조직구성원간의 다양한 상호관계가 있으며 활동하면서 자연스럽게 발생하는 관계와 상호작용이 새로운 조직을 이루게 된다. 이것이 비공식조직이며, 그 순기능과 역기능을 살펴보면 다음과 같다.

① 순기능

첫째, 욕구불만의 배출구가 되어 조직구성원들에게 심리적 안정감을 제공한다.

둘째, 공식조직에 신축성을 부여하여 경직성을 완화시킨다.

셋째, 직무수행에 개인의 창의력을 발휘하고 자기실현과 자기개발을 가능하게 한다.

넷째, 구성원간의 협조와 지식 · 경험의 공유를 통해 업무를 능률적으로 수행할 수 있다.

다섯째, 의사소통 통로를 확장시켜 구성원간 정보를 교환할 수 있도록 도와준다.

② 역기능

첫째, 비공식조직 간에 적대감정이 야기되어 공식조직의 기능을 마비시킬 수 있다.

둘째, 근거 없는 정보를 전파하여 공식적 의사소통을 왜곡시킬 수 있다.

셋째, 비공식적 접촉을 통하여 개인적 이익을 도목하기 쉬우며, 학연, 지연, 혈연 등의 정실개입을 조장할 수 있다.

표 3-2. 비공식조직의 순기능과 역기능

순기능	역기능
① 심리적 안정감 제공	① 적대감정 야기로 공식조직 기능마비
② 공식조직의 경직성 완화	② 공식적 의사소통 왜곡
③ 자기실현과 자기개발 가능	③ 개인적 이익 도모, 정실개입 통로
④ 능률적 업무 수행에 기여	
⑤ 의사소통 통로 제공	

(2) 계선조직과 참모조직

가. 개념

계선조직(line organization)은 명령복종 관계가 수직적 계층구조로 이루어져 있고, 조직의 목적을 직접적으로 운영하고 집행하는 부서이다. 계선조직은 그 기능이 주로 집행적 활동을 하며 조직에 있어서 중추적인 역할을 한다. 한편, 참모조직(staff organization)은 막료조직이라고도 하며, 계선조직이 조직체의 전체적인 존립 목적을 원활히 수행할 수 있도록 지원하고 보조적인 서비스를 제공한다. 참모조직은 조직체의 목적달성에 간접적으로 공헌하는 부수적인 조직으로 기획, 인사, 회계, 법무, 공보, 연구 등을 수행한다.

나. 계선조직과 참모조직의 특성 비교

① 계선조직의 특성

계선조직은 권한과 책임의 한계가 명확하여 업무수행이 능률적이며, 단일기관(unitary organization)으로 구성되어 정책결정이 신속히 이루어진다. 따라서 업무가 단순하고 비용이 적게 드는 조직에 적합하며 강력한 통솔력을 행사할 수 있는 장점이 있다. 단점은 계선조직은 조직의 최고책임자가 독단적 조치를 취할 가능성이 있어 조직이 지나치게 경직되기 쉽고, 특수분야에서 전문가의 지식과 경험을 활용할 수 없다는 것이다.

계선조직의 특성은 다음과 같다.

첫째, 최고책임자를 정점으로 수직적 관계에 있는 집행조직이다.

둘째, 조직의 목표달성을 위하여 실행을 담당하고 직접 책임을 진다.

셋째, 실행부서로 일반인과 접촉이 밀접하고 직접 서비스를 제공한다.

넷째, 조직의 목표달성을 위하여 직접 권한과 명령을 담당한다.

표 3-3. 계선조직의 특성

장 점	단 점
① 능률적 업무수행 ② 정책결정의 신속성 ③ 소규모 조직에 적합 ④ 강력한 통솔력 발휘 ⑤ 안정적 조직운영 ⑥ 권한과 책임의 한계 명확	① 대규모 조직에 부적합 ② 독단적 운영 가능 ③ 전문가 활용의 어려움 ④ 지나친 경직성 ⑤ 부처 간의 조정 어려움 ⑥ 통솔범위의 한정 ⑦ 의사전달의 불충분성과 비융통성

② 참모조직의 특성

참모조직은 조직의 책임과 통솔범위를 확대시키며 전문적인 지식과 경험을 활용하여 보다 합리적인 지시와 명령을 내릴 수 있다. 또한, 수평적인 업무의 조정과 협조를 가능하게 하며 조직이 신축적으로 운영될 수 있는 장점이 있다. 이와 달리 단점으로는 조직의 복잡성으로 조직내의 알력과 불화가 생길 수 있으며, 참모는 책임을 지지 않으므로 양자가 서로 책임을 전가할 수 있다. 또한, 의사전달의 경로를 혼란에 빠뜨릴 수 있다.

참모조직의 특성은 다음과 같다.

첫째, 전문적 지식을 가지고 조직의 목표달성에 간접적으로 참여하고, 계선이 가지고 있지 않은 기획, 인사, 통계 등의 기능을 보완한다.

둘째, 조직내의 활동이기 때문에 일반인에게 직접 서비스를 제공하지 않으나 간접적으로 기여한다.

셋째, 구체적인 결정권 및 집행권이 없기 때문에 명령이나 지휘권을 행사할 수 없다.

표 3-4. 참모조직의 특성

장 점	단 점
① 통솔범위의 확대 ② 합리적인 지시나 명령 가능 ③ 수평적인 업무조정과 협조 가능 ④ 조직의 신축성 ⑤ 집단적 사고의 활용 가능	① 조직내 알력과 불화 ② 경비증대 ③ 책임전가 우려 ④ 의사전달의 경로 혼란야기 가능 ⑤ 소규모 조직에 부적합 ⑥ 중앙집권화 가능성

다. 계선조직과 참모조직의 조화

계선조직과 참모조직은 조직의 목적과 건전성을 위하여 상호보완적인 관계를 유지해야 한다. 그러나 계선조직과 참모조직은 지식과 행태상의 차이, 개혁과 현상유지라는 업무지향성의 차이, 심리적 갈등, 상호업무에 대한 인식부족 등으로 인해 갈등이 존재하게 된다.

그러나, 계선과 참모간의 대립 및 갈등을 해결할 수 있는 완전한 방안은 찾기 어렵다. 따라서 갈등을 완화시키기 위해서는 제도적으로 권한과 책임한계의 명확화, 상호인사교류, 폭넓은 교육과 훈련의 강화 등을 실시해야 하며, 인간관계적 방법으로는 기관장의 올바른 이해와 인식, 상호접촉의 촉진, 상호직무에 대한 존중 등이 필요하다.

2. 조직이론

1) 고전적 조직이론

고전적 조직이론의 흐름은 두 가지로 분류할 수 있다. 테일러(Taylor)를 중심으로 한 과학적 관리론(scientific management school)과 프랑스의 페이욜(Fayol)의 행정관리론과 독일의 베버(Weber)의 관료제론으로 대표되는 고전적 관리론이다. 과학적 관리론은 조직의 가장 아래 단계에서 수행되는 업무를 다루었으나 고전적 관리론은 전체 조직에 초점을 맞추어 부서설정, 통솔의 범위 및 권한의 위임 등 광범위하고 복합적인 문제를 다루었다.

(1) 과학적 관리론

가. 테일러 관리론

과학적 관리론은 철강회사의 엔지니어였던 테일러(Taylor)가 산업현장에서의 자신의 경험을 바탕으로 만들었다. 과학적 관리론이 형성된 1920년대의 미국은 산업이 급속히 발전하여 철도산업을 필두로 한 대규모 조직의 발생 등 전통적인 기업 관리방법으로는 도저히 대처할 수 없는 상황이 벌어지고 있었다. 테일러는 과학적 관리론을 통해 조직관리의 이러한 현실에 도전하였다.

테일러는 과학적 관리의 원칙(The Principles of Scientific Management)에서 시간 및 동작연구(time & motion studies)를 통해서 조직 내 직무를 능률적으로 수행할 수 있는 '단 하나의 최선방법(the one best way)'을 찾을 수 있다고 하였다. 과학적 관리론은 조직에 있어 계획과 실행의 분리를 전제로 한다. 테일러는 일에 관한 계획은 관리자의 역할이고, 실행은 노동자들의 역할로 구분하였다. 또한, 그는 노동을 개인적인 활동으로 간주하였다. 이런 이유로 과학적 관리론은 동기부여 및 유인제도에 있어 개인의 물질적 이익에 호소하는 차별적 성과급 제도를 원칙으로 한다. 테일러는 과학적 분석을 바탕으로 한 능률적 작업방법은 기업의 생산성을 증대시키고, 노동자들에게 적절한 보상을 확보해 줄 수 있기 때문에 과학적 관리론을 중심으로 노사협력이 가능하다는 낙관적 견해를 가지고 있었다.

나. 포드 관리론

테일러 관리론(Taylor system)이 과업관리에 주로 초점을 두고 있다면, 포드 관리론(Ford system)은 생산과정에서의 동시적 관리를 중요하게 고려하였다. 테일러는 시간 및 동작연구와 작업조건의 표준화, 계획 등을 중요시하였는데, 포드는 경영을 이윤추구의 수단이기보다는 사회봉사의 수단이라고 주장하였다. 이런 이유로 포드의 관리철학이 백색사회주의라고 불리기도 한다. 또한, 포드는 합리적인 경영관리를 통하여 고품질, 저가격, 고임금을 실현할 수 있다고 주장하였다.

다. 과학적 관리론의 한계

테일러와 포드의 과학적 관리론은 당시 미국 산업의 절실한 요구를 반영하였기 때문에 급속히 보급되었다. 그러나 과학적 관리론은 경제적 인간관과 기계적, 폐쇄적 조직관을 바탕으로 조직에 기술주의적 사고방식을 지나치게 확대 적용하여 권위주의적 조직관을 발전시켰다는 비판을 받고 있다. 즉, 과학적 관리론의 한계는 조직의 핵심적 요소인 인간의 심리적 측면에 거의 관심을 기울이지 않았다는 것이다.

(2) 고전적 관리론

가. 행정관리론

과학적 관리론이 조직의 가장 아래 단계에서 수행되는 업무를 다루었다면 행정관리론은 상층부에 대한 조직합리화를 강조하였다. 행정관리론은 조직의 관리기능을 중요시하면서 관리층이 맡아야할 조직 및 관리 작용의 원칙들을 제시하였다. 즉, 조직의 상층부를 중심으로 하향적 방식에 의한 조직합리화를 추구하였다.

행정관리론과 관련된 최초의 저서는 1916년 페이욜(Fayol)의 일반 및 산업관리(General and Industrial Management)라고 할 수 있다. 페이욜은 경영자로서의 자신의 경험을 바탕으로 조직관리자들이 준수해야 할 일반원칙 14개(분업, 권한과 책임, 규율, 명령통일, 지휘통일, 전체이익에 대한 개인이익의 종속, 보상, 집권화, 계층제, 질서, 형평성, 신분안정, 솔선력 배양, 단체정신)를 제시하였다. 그는 관리자가 되기 위해서는 전문적 훈련이 필요하며, 노동조직과 마찬가지로 관리조직도 타당한 분석의 대상이 되어야 한다고 하였다. 페이욜의 일반원칙론은 집권화되고 기능적으로 전문화된 조직구조와 감독과 통제를 강조하였다.

페이욜의 생각은 무니(Mooney)와 레일리(Reiley), 귤릭(Gulick), 어윅(Urwick) 등의 연구를 통해 행정관리론으로 발전하였다. 행정관리론은 조직관리와 관련하여 다양한 원칙을 제시하였는데, 가장 핵심이 되는 내용은 전문화 원리와 조정 원리라고 할 수 있다. 행정관리론자들은 기획, 조정, 통제를 관리자의 기본적인 활동으로 중요시하였으며, 조직의 공식목표나 공식조직에 주로 관심을 가졌다.

한편, 행정관리론에 제기된 문제점을 살펴보면 다음과 같다. 첫째, 조직의 실제에 대한 경험적 사고방식이 부족하다. 둘째, 전제하고 있는 경제적 유인이라든지 인간에 대한 부정적인 가정 등은 문제가 있다. 셋째, 상식에 불과한 일반적 가설들을 마치 법칙처럼 제시하고 있다. 넷째, 제시된 관리원칙들 사이에 논리적 모순이 발견된다. 다섯째, 조직의 관리과정을 공식적으로만 다루었을 뿐, 경험적 · 행태적 측면은 충분히 검토하지 않았다.

나. 관료제론

베버(Weber)는 18세기 이후 서구의 근대화 과정에서 생성된 대규모 공공조직들의 공통된 특징을 연구한 후에 합리적이고 작업 능률을 극대화할 수 있는 이상적인 조직형태로서 관료제에 대한 이념형(ideal type)을 설정하였다. 오늘날 관료제론으로 부르는 것은 이 이념형적 특성들을 중심으로 하는 조직을 말한다. 베버의 관료제 개념은 실제 조직에서 관찰된 개념을 그대로 추상화시켰기 때문에 어떠한 조직도 베버의 모형을 그대로 지향하지는 않는다.

베버는 지배 유형을 전통(혈연, 가문, 관습 등)에 근거한 전통적 지배, 개인의 초인적 능력에 근거한 카리스마적 지배, 법에 의한 합리적 지배로 분류하였다. 또한, 베버는 지배 유형에 상응하는 관료제 모형으로 전통적 지배체제에서의 가산적 관료제, 카리스마적 지배체제의 카리스마적 관료제, 합법적 지배체제에서의 근대적, 합리적 관료제를 제시하였다. 베버는 근대 관료제의 발전요인으로 화폐경제의 발달, 행정사무의 양적 확대와 질적 변화, 관료제 조직의 기술적 강점, 행정수단의 집중화, 사회적 차별의 평균화를 지적하였다. 베버는 이상적 관료제의 장점을 최대한으로 살리기 위하여 조직은 다음과 같은 몇 가지 구조적 특징을 갖추어야 한다고 했다.

① 계층제 : 조직내부 또는 조직 간에 명확한 명령복종 관계가 확립되어 있다. 하급기관은 상급기관의 통제와 감독에 따른다.

② 법규에 의한 행정 : 직원들의 직무 및 권한의 배분, 직원들의 자격요건 등이 명백히 법규에 규정되어 있으며, 모든 직무는 명확하고 철저한 법규나 규칙에 따라 수행된다.

③ 공적 및 사적 사무의 구분 : 직무수행은 주관을 배제하고 비인격적으로 이루어지며, 정의적인 가족적 · 사회적 관계는 배제된다. 따라서 공적사무와 사적사무는 분리된다.

④ 전문지식과 기술에 의한 능률 : 모든 직무수행에는 특별한 교육과 훈련을 받은 전문지식과 기술이 요구되며 관료제가 추구하는 기본적인 가치는 능률성이다. 전문화를 실시할 경우에 일을 맡은 사람이 자기가 하는 일에 숙련될 수 있고 직무수행에 책임을 느끼게 된다.

⑤ 문서주의 : 모든 직무수행은 구두가 아니라 공식문서에 의해 처리되고 그 결과는 문서로 기록 · 보존 된다. 문서화는 직무수행의 공식성과 객관성을 확립하고 직무수행 결과를 보존하여 업무의 지속성을 유지시킨다.

2) 신고전적 조직이론

신고전적 조직이론은 조직을 의사결정 장치로 보며, 인간관계론(human relations school)이 대표적이다. 인간관계론은 조직의 구성원을 감정의 논리나 대인관계에 따라 움직이는 인간으로 파악하고 욕구, 동기, 태도를 중심으로 조직 내의 여러 가지 사회심리적 관계를 분석하려는 이론이다.

(1) 인간관계론

과학적 관리론은 사회와 인간을 능률이라는 기계적 작업의 틀로 묶으려 하는 데서 많은 문제점을 노출하게 되어 인간관계론이라는 새로운 흐름이 등장하였다. 과학적 관리론이 경영에 있어 인간문제에 대한 인식을 결여하고 있는 것과 달리 인간관계론은 경영에 있어 인간을 중시하는 이론이다. 이러한 인간관계론 발전의 직접적인 계기를 마련한 것이 호손(Hawthorn)연구이다.

호손연구란 1927년부터 1932년 사이에 미국 서부전기회사의 호손공장에서 실시된 메이요(Mayo)와 그의 동료들의 연구를 가리키는 것이다. 이 연구는 3차에 걸쳐 실시되었는데, 연구방법에서 많은 결점이 있음에도 불구하고 그 결과는 중요한 의미를 갖게 되었다. 호손연구의 의미는 크게 두 가지로 요약할 수 있다.

첫째, 인간은 단순히 돈만을 위해서 일하는 경제인이 아니라 감정을 지니고 있고 남과 어울리고자 하는 사회인이라는 사실을 알게 되었다. 즉, 인간은 사회심리적 욕구가 중요하며 이를 충족할 때 동기부여가 되고 성과가 높아진다는 것을 발견하였다. 따라서 노동자의 작업량은 그의 육체적 능력이 아니라 사회적 능력에 의하여 결정된다는 것이다.

둘째, 작업장이 하나의 사회적 공간이라는 사실을 알게 되었다. 작업장은 경영자가 정해준 일만을 하는 기계적 인간의 집합체가 아니라 생각하고 어울리고자 하는 사람들의 집합장소이기 때문에 인간사회에서 중요한 의리나 정 또는 결합의 양상이 경영자의 의도와는 다르게 작용할 수 있다는 것을 알게 되었다. 비공식집단의 중요성과 집단역학에 대해 이해하게 된 것이다.

인간관계론은 시간의 흐름에 따라 발전해 갔으며 현대적 조직이론이 성립하는데 크게 기여하였다 영국에서는 일찍부터 인간관계론적 안목과 기계적 또는 기술적 조직관을 결합시키려는 소위 사회-기술학파가 구성되었는데, 이 학파는 인간과 기술의 균형화를 촉진하는데 자극을 주었다. 오늘날 조직연구가들의 중요 관심이 되고 있는 조직개발은 근본적으로 조직을 인간화시켜야 한다는 조직 인도주의(organizational humanism)에 바탕을 둔 것이며, 조직 인도주의는 인간관계론에 기원을 둔 것이라 할 수 있다.

(2) 인간관계론의 한계

첫째, 조직구성원의 직무만족도와 생산성은 높은 순상관관계를 보일 수는 없다. 왜냐 하면, 조직구성원의 생산성에 영향을 주는 요인에는 작업만족도와 인과관계가 있다고 하는 조직구성원의 동기수준 이외에도 능력수준, 기술수준, 직무숙지도, 조직구성원의 통제 밖에 있으면서 생산성을 제고하거나 저해하는 각종 작업환경 등 여러 가지가 있기 때문이다.

둘째, 조직을 폐쇄체제로 이해하여 경제적 환경, 노동시장의 조건 등 외부 조직 환경의 영향을 적절히 고려하지 못했다. 예를 들어, 호손연구가 실시된 시기는 미국경제가 심한 불경기에 빠져 있던 때로서 근로자들이 서로 생산성을 조절했던 것은 비공식조직의 압력에 의해서가 아니라 근로자 스스로 실직을 두려워한 이유로 보는 학자들도 있다. 만일 그것이 사실이라면 그들은 매우 합리적으로 환경변화에 적응한 것으로 볼 수 있다.

셋째, 조직에 대한 시각이 극히 제한적이다. 인간관계론은 인간의 사회심리적 측면을 밝혀 인간에 대한 이해의 폭을 넓혔으나 조직의 전체적인 모습을 설명하지는 못 하였다.

넷째, 근로자들의 만족을 중시하면서도 관리층만이 합리적이고 근로자들은 비합리적인 인간이라는 시각을 갖고 있었다.

3) 현대적 조직이론

고전적 조직이론에 대한 비판은 대부분 행동 지향적인 조직이론가들로부터 시작되었다. 그들은 고전적 접근방법이 너무 단순하고 기계적이어서 복합적인 조직의 인적구성을 적합하게 다루지 못한다고 비판하였다. 이것은 고전 이론가들이 틀렸다는 것이 아니라 그들의 이론이 불완전함을 의미한다. 행동주의자들은 조직문제를 해결하지는 못하였지만, 고전적 이론가들의 결점을 보완하는 새로운 구조적 모형으로 프로젝트 조직(project organization)과 매트릭스 조직(matrix organization)을 제시하였다.

(1) 프로젝트 조직

프로젝트 조직(project organization)은 주어진 일정 기간에 어떤 특정과제에 많은 기술과 자원을 집중시키기 위한 구조적 수단으로 사용된다. 여러 분야 전문가로 구성된 프로젝트 팀은 프로젝트 책임자의 지시 하에 구성되며, 전문가 사이에 직접적인 수평관계가 강조되고 상하 의사소통은 드물다.

프로젝트 조직은 전통적인 기능조직 구조와는 반대로 많은 융통성과 혁신적인 사고에 반응한다. 그러나 프로젝트 조직은 팀 구성원간의 역할구분이 어렵고, 프로젝트 책임자가 새로운 접근법을 선택해야 하는 문제점이 있다.

(2) 매트릭스 조직

매트릭스 조직(matrix organization)은 기능적 조직과 프로젝트 조직의 가장 좋은 측면들을 합한 것으로 각 기능별 프로젝트별로 관리자들이 있다. 매트릭스 조직구조에서의 기능적 관리자는 각 프로젝트에 전문인력을 배치하고, 그들의 전문성에 맞추어 일을 할 수 있도록 관리한다.

프로젝트 관리자는 프로젝트가 예산이나 시간 또한 특정의 프로젝트 수요에 부합되게 수행되도록 관리한다. 따라서 매트릭스 조직구조에서의 구성원은 동시에 둘 이상의 조직단위에 소속된다.

즉, 그들의 전문적 기능영역과 관련하여 특정 기능분야에 소속되는 동시에 프로젝트팀에도 소속된다. 따라서 구성원들은 기능적 관리자와 프로젝트 관리자 모두에게 보고해야 한다. 여기에서 야기되는 가장 큰 문제는 구성원이 이중의 권위라인에 속하면서 기능적 요건과 프로젝트 요건을 동시적으로 충족시켜야 하는 데 따르는 갈등이다. 하나의 프로젝트가 아니라 둘 이상의 프로젝트에 동시에 속하게 되면 이러한 갈등은 더욱 커지게 된다. 그러나 매트릭스 조직은 인력 활용에 융통성이 있어 전문적 지식이 모든 프로젝트에 똑같이 작용 가능하고, 프로젝트 간의 관리 일관성이 유지될 수 있다.

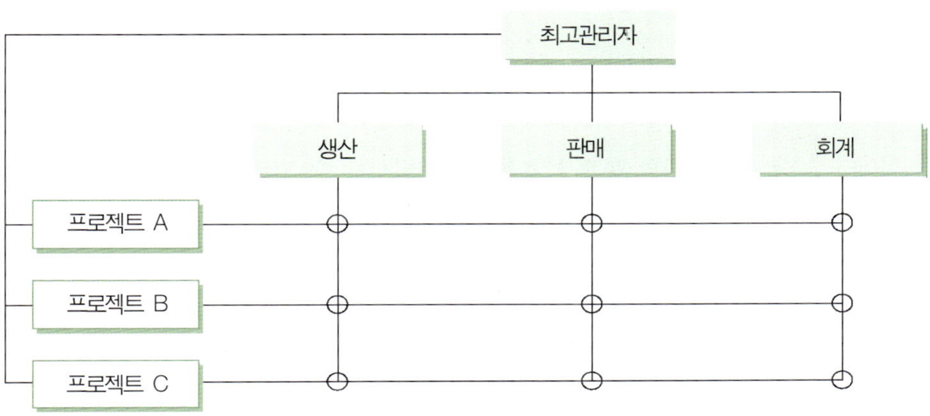

그림 3-1. 매트릭스 조직

(3) 체계이론

체계이론(system theory)은 조직구성의 모든 요소들 간의 관련성과 의존성을 강조한다. 체계(system)란 복잡한 전체를 구성하는 부분들의 합인데, 이 부분들 각각은 상호의존적이고 상호관련적인 하위체계(subsystem)로 볼 수 있다. 즉, 체계는 그 자체가 체계인 또 다른 부분들로 구성되어 있다. 예를 들면, 인체는 하위체계인 신경계나 순환계 등으로 구성된 체계이다. 이들 하위체계는 여러 개의 세포들로 구성되어 있는데, 이것 역시 하나의 체계이다. 따라서 체계는 보통 전반적인 체계 안에 하위체계가 있는 구조를 보인다.

조직을 체계로 보면 준거의 틀 및 관점을 알 수 있고, 관리자가 조직을 상호의존적인 부분으로 구성된 전체로 볼 수 있게 된다. 조직을 하나의 체계로 보는 것은 두 가지 점에서 의미를 갖는다.

첫째, 관리자가 더 큰 체계를 파악해서 이해하고 자기 조직과 더 큰 체계와의 관계를 규명해야 한다는 것을 의미한다. 각 조직은 많은 하위체계로 구성되고 각 하위체계는 그 자체의 목적과 목표를 갖는다.

둘째, 체계 개념은 조직의 동적인 성격을 강조하기 때문에 관리자에게 조직과 격리된 요소를 관리하는 것이 아니라는 것을 일깨워 준다. 관리자가 어떤 단계의 업무를 담당하든지 자신의 책임 목표를 달성하는 것은 조직 전체의 목표달성에 기여한다는 것이다.

3. 조직구조

1) 조직화

(1) 개념

조직화(organizing)는 기관의 목표를 효율적으로 달성할 수 있도록 기관의 구성형태를 결정하고, 각종 자원을 배분하여 조정하는 활동이다. 즉, 기관의 목표를 달성하기 위해 모든 자원을 단위별로 나누어 배분하고 조정하는 활동이다. 따라서 어떤 업무가 이루어져야 하며, 누가 그것을 수행할 것인지, 업무분류는 어떤 식으로 이루어지며, 업무보고는 누가 하고, 의사결정이 어디에서 이루어지는가에 관한 문제를 다루는 활동이라고 할 수 있다.

한편, 조직화는 하나의 완성된 조직과는 차이가 있다. 조직은 조직화 과정을 거쳐 조직구조가 형성되어 체계를 갖춘 완성된 결과물을 의미한다. 조직화는 조직을 형성시켜 나가는 과정으로 조직은 조직화 과정을 통해서 만들어진 형태로 이해할 수 있다.

(2) 조직화 단계

일반적인 조직화 과정은 네 단계로 구성된다. 첫째, 기관의 목표를 달성하기 위해 조직이 해야 할 일을 확정하고, 둘째, 확정된 일을 수행하기 위해 일정한 기준에 따라서 부서나 부문으로 일을 나누고, 셋째, 나누어진 부서나 부문별로 책임이나 권한을 배분하고, 넷째, 이들이 상호 연결될 수 있도록 전체적으로 조정한다.

가. 업무를 구분하여 확정

조직화에서 가장 먼저 할 일은 기관이 설정한 목표를 달성하기 위해서 업무를 구체적으로 확정하는 활동이다. 이 때 업무를 어떻게 구분하느냐가 관건이다. 이 단계에서는 세부적으로 분업이 이루어질 수 있도록 해야 하며, 아울러 전문화 원리가 적용될 수 있어야 한다.

나. 업무 수행 부서 결정

업무를 세부적으로 나누어 확정한 후에는 확정된 업무를 수행할 부서를 정해야 한다. 일반적으로 기관의 규모가 커져 많은 일들을 여러 직원들이 나누어서 처리하게 되면 이를 효과적으로 관리할 필요가 생긴다. 이를 위해서 서로 유사하거나 관련이 있는 업무나 작업 활동이 함께 이루어질 수 있도록 그 담당자들을 부서별로 묶게 된다. 이러한 부서화는 기능별 부서화(functional departmentation), 사업별 부서화(divisional departmentation), 매트릭스형 부서화(matrix departmentation) 등의 방식으로 나눌 수 있다.

① 기능별 부서화

기능적으로 서로 관련이 있거나 동일한 작업 혹은 업무를 담당하는 사람들을 한 부서에서 일하게 하는 것이다. 예를 들어, 보건소의 조직을 보건위생과, 보건사업과, 보건행정과 등으로 나누는 방식이다.

② 사업별 부서화

동일하거나 유사한 성격의 활동을 하는 직원, 동일한 지역내에서 활동하거나 동일한 고객을 상대로 하는 직원들을 한곳으로 모아서 집단화시키는 방법이다. 예를 들어 전자회사의 경우에 세탁기 사업부, 냉장고 사업부 등으로 나누거나, 서울 사업부, 경기 사업부 등으로 나누는 방식이다.

③ 매트릭스형 부서화

사업부에 따라 직원들을 집단화시킨 다음에 특정사업이나 프로젝트별로 기능에 따라 다시 집단화시키게 된다. 예를 들어, 보험회사의 경우 서울지사, 충남지사, 전북지사 등으로 나누고, 각 지사별로 건강상담부, 고객관리부 등으로 나누는 방식이다. 따라서 직원들은 자신이 소속된 지사장과 기능별 부서장 양쪽으로부터 지휘를 받게 된다.

다. 부서에 책임과 권한 부여

업무를 담당할 부서를 결정한 후에는 부서 또는 부서의 구성원들에게 업무수행과 관련된 책임(responsibility)을 부여하게 된다. 책임을 부여하게 되면 자연히 그에 따른 권한(authority)도 부여하게 된다. 이때 권한을 부서 내에서 어떻게 배분할 것인가에 관한 문제가 발생하게 된다. 권한은 기관이 개인에게 합법적으로 부여한 의사결정권을 의미한다. 기관의 규모가 작을 때에는 최고관리자에게 대부분의 권한이 집중되겠지만 기관의 규모가 커지게 되면 최고관리자가 갖는 권한은 줄어들 수밖에 없다. 그 이유는 최고관리자 혼자서 모든 중요한 의사결정을 하는 것이 불가능하기 때문이다. 그러므로 각 계층별 구성원들이 자신들의 업무를 효율적으로 수행하는 데 필요한 의사결정을 내릴 수 있도록 권한을 적절히 나누어야 한다.

라. 통합을 위한 조정활동

일단 업무가 확정되고 나면 기관의 목표를 달성하기 위해서 분업이나 전문화에 의해 세분화된 여러 직무활동을 전체적인 입장에서 통합할 필요가 있다. 이와 같은 통합을 이루기 위해서 조정활동이 요구된다. 조정(coordination)은 전문화되어 분업화된 개인이나 집단의 작업활동을 상호연결시키는 활동이다. 조정활동을 위해서는 적절한 의사소통이 이루어져야 하고, 서로간의 활동을 이해해야 하며 작업의 흐름 속에서 협동이 이루어지도록 해야 한다.

2) 조직설계

(1) 개념

조직화는 관리자가 조직을 어떻게 구성할 것인가를 설계하여 만들어 가는 과정으로 조직화를 통해서 형성된 것이 조직이다. 이러한 조직화 활동에서 첫번째로 진행되는 것이 조직설계이다. 조직설계(organization design)는 조직화 과정에서 조직의 틀을 어떻게 구성할 것인가를 결정하는 것이다. 관리자는 새로운 조직을 만들거나 환경이 변화하여 조직을 변경할 필요가 있을 때 조직설계를 하게 된다. 이러한 조직설계의 결과로서 나름대로의 모양과 특색을 갖춘 짜임새 있는 조직으로 나타나게 된다. 이때에 조직의 기본적인 짜임새를 나타내는 것을 조직구조(organization structure)라고 한다. 조직설계는 조직을 구성해 가는 과정(process)이라는 동태적인 특성을 갖고, 조직구조는 설계에 의해 완성된 구조(structure)라는 정태적인 특성을 갖는다.

(2) 기본 관점

조직설계의 기본관점은 세 단계의 변화과정을 거쳤다. 먼저 효율성 중심의 뷰로크라시(bureaucracy) 관점이 등장하고, 이에 대한 대응으로 유연성을 강조하는 애드호크라시(adhocracy) 관점이 등장하였으며, 이 두 관점의 대립과 발전을 통해 컨티전시(contingency) 이론이 대두되었다.

가. 뷰로크라시

베버(Weber)는 지배유형을 전통적 지배, 카리스마적 지배, 합법적 지배로 나누었는데, 합법적 지배가 근대적인 뷰로크라시적 지배방식이다. 뷰로크라시의 순기능과 역기능은 다음과 같다.

① 순기능

- 정실주의를 배제할 수 있다.
- 종신고용의 보장으로 조직구성원들에게 안정감을 준다.
- 규칙과 규정들은 행동의 모호성을 감소시키고 행동의 통일성을 높인다.
- 권한의 한계를 명확히 하고 의사결정 후 결정에 대한 책임을 명확히 한다.

② 역기능

- 변화나 변동에 대하여 근본적으로 저항을 나타낸다.
- 소속된 조직에만 관심을 가질 뿐 다른 부서에 대한 배려가 미흡하다.
- 목표보다는 수단인 규칙이나 절차에 지나치게 집착하는 경향이 있다.
- 불필요한 서류 작성, 복잡한 결재과정 등의 형식주의 현상이 나타난다.
- 구성원은 조직 내에서 기계의 부속품처럼 기능화되어 인격적 관계가 상실된다.
- 의사결정시 선례를 따르려고만 하고 상관의 지시나 명령에 맹목적으로 복종한다.

나. 애드호크라시

애드호크라시(adhocracy)는 관료제의 반대 개념으로 베니스(Bennis)에 의해 주장된 것으로 기계적, 정태적, 일상적인 관료제와 달리 유기적, 동태적, 비일상적 조직구조 개념이다. 즉, 애드호크라시는 특정 사건을 해결하기 위한 방향으로 움직이기 위한 조직구조를 의미한다. 매트릭스조직, 태스크포스조직, 위원회조직 등이 여기에 속하는 조직구조이다.

① 조직특성

a. 낮은 수준의 복잡성

높은 전문성을 가진 전문가들로 구성되어 있어 전문성에 따른 수평적 분화 정도가 매우 높지만 관료제와 같은 위계가 많은 조직구조를 갖지 않아 복잡성 정도가 낮다.

b. 낮은 수준의 공식화

기본적으로 전문가들로 구성되어 규칙과 규정이 거의 없으며, 규칙이나 규정이 존재한다 해도 엄격하지 않고 명문화되어 있지 않아 공식성 정도가 낮다.

c. 낮은 수준의 집권화

애드호크라시는 신속한 결정과 유연성을 필요로 하기 때문에 집권화는 낮고 분권화는 높다. 의사결정은 관료제의 지위에 따른 계층적 의사결정과는 대조적으로 전문성에 근거한 영향력을 가지고 민주적 의사결정을 한다.

② 장단점

애드호크라시는 유기적, 동태적, 비일상적 조직구조이기 때문에 변화에 신속히 대응할 수 있고, 창의적인 작업에 적합한 장점이 있다. 그러나 특정 문제해결 중심으로 운영되기 때문에 구성원들이 많은 스트레스를 받게 되고 구성원 간에 갈등이 존재할 수 있다. 애드호크라시의 장단점을 구체적으로 정리하면 다음과 같다.

표 3-5. 애드호크라시의 장단점

장 점	단 점
① 변화에 신속한 대응 ② 기술혁신 촉진 ③ 전문가들의 조정 촉진 ④ 창의적 작업에 적합 ⑤ 민주적인 조직 운영	① 책임의식 결여 ② 역할의 모호성 ③ 혁신비용 증가 ④ 구성원 간 갈등 존재 ⑤ 스트레스와 심리적 긴장 초래 ⑥ 작업의 표준화, 정확성, 편리성 결여

다. 컨티전시

컨티전시(contingency)는 조직이 처해 있는 내·외부적 상황에 따라 기계적 모형 또는 유기적

모형 등을 취하도록 하는 이론이다. 컨티전시는 조직의 상황 적합적 설계가 가능하도록 뒷받침해 주는 이론으로 뷰로크라시와 애드호크라시를 통합시킨 이론이라 할 수 있다. 컨티전시 이론의 특징은 조직의 상황적응과 객관적인 결과를 중요시 한다.

(3) 조직설계의 기본변수

조직설계의 기본변수에는 복잡성, 공식화, 집권화 등 세 가지가 고려된다. 조직을 설계할 때에 상황변수에 따라 이 변수들의 수준을 조절하여 조직구조를 결정하게 된다.

가. 복잡성

복잡성은 조직의 분화정도(degree of differentiation)를 나타낸다. 분화에는 조직이 특정 목표를 효과적으로 달성하기 위해 필요한 업무를 파악하여 할당해 주는 수평적 분화(horizontal differentiation)와 업무의 분화가 상하 관계를 가지고 이루어지는 수직적 분화(vertical differentiation), 조직의 시설 및 구성원의 지역적 분산정도를 의미하는 공간적 분산(spatial dispersion)이 있다.

나. 공식화

공식화(formalization)는 조직 내의 업무가 표준화되어 있는 정도 또는 업무의 목적과 이러한 업무를 구성원들이 수행하는데 취할 수 있는 수단 및 행동과 관련된 사항들이 구체적으로 제시되어 있는 정도이다. 공식화는 문자로 가시화되는 것뿐만 아니라 암묵적으로 구성원들에게 인식되어 있는 규정 및 절차도 포함한다.

다. 집권화

집권화(centralization)는 조직의 의사결정과 통제권한이 조직의 상층부에 집중되어 있는 상태이다. 권한의 배분은 의사결정권과 명령지시권이 상층부에 얼마나 집중되어 있는가에 따라 집권화와 분권화로 구분된다. 집권적 조직은 권한이 상층부에 집중되어 있는 조직이고, 분권적 조직은 의사결정권과 명령지시권이 조직의 여러 계층에 위임되어 있는 조직이다.

3) 조직구조의 유형

조직구조(organizational structure)는 조직의 성공적인 활동을 위해서 필요한 일과 팀, 직위

등을 배열해 놓은 틀 또는 뼈대이다. 조직의 틀을 나타내는 조직구조의 유형으로는 라인조직, 라인-스탭 조직, 기능별 조직이 있다. 그런데 최근에는 환경변화에 적응하기 위한 탄력적인 조직구조를 띤 변형된 조직구조가 여러 형태로 개발되고 있다.

(1) 라인 조직

라인조직(line organization)은 최고관리자에서부터 하위계층에 이르기까지 명령권한이 직선적으로 연결되는 조직구조이다. 이는 업무의 부서화가 이루어지지 않은 매우 단순하고 초보적인 조직형태로 직계조직 또는 군대식 조직이라고도 한다. 기본적으로 모든 조직의 형태는 최고관리자로부터 각 계층에 걸쳐 직접적인 명령체계를 가지는 라인조직에서 출발한다. 라인조직은 산업화의 초기단계에 많이 볼 수 있었던 조직형태로 오늘날에도 작은 규모의 조직에서 많이 볼 수 있다.

(2) 라인-스탭 조직

기관의 규모가 커지게 되면 생산이나 판매와 같이 기관목표 달성에 직접적인 영향을 미치는 일 이외에 그런 일들을 옆에서 도와주고 지원해 주는 일들이 생겨나게 된다. 여기서 생산이나 판매와 같이 기관목표 달성에 필요한 핵심적인 활동을 책임지고 수행하는 구성원들을 라인(line)이라고 한다. 이와 달리 기획, 회계, 재무, 인사와 같이 전문적인 지식이나 기술을 사용하여 라인의 활동이 원활히 이루어질 수 있도록 도와주는 역할을 담당하는 구성원들을 스탭(staff)이라고 한다.

기관의 규모와 복잡성이 증대되면 될수록 관리자는 특정 분야에서 전문가로부터 도움을 받을 일이 생긴다. 이에 따라 생산이나 판매와 같이 기관목표를 달성하는 데 필요한 핵심적인 활동을 수행하는 단순한 라인 조직에 전문적인 지식이나 기술을 가지고 라인의 활동을 도와주는 조직이 필요하게 된다. 이렇게 탄생한 조직이 라인-스탭 조직(line and staff organization)이다.

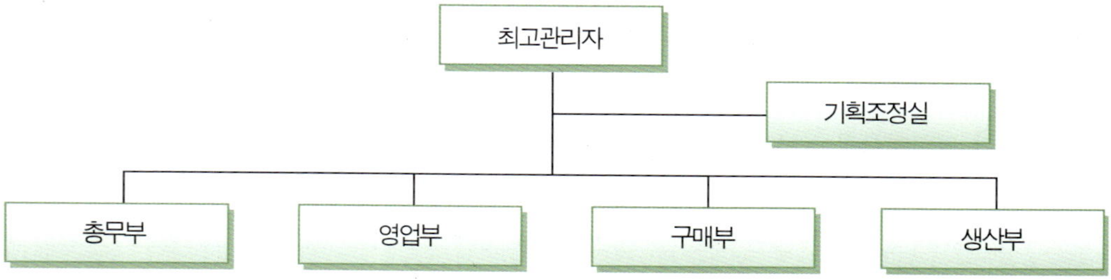

그림 3-2. 라인-스탭 조직

(3) 사업부제 조직

사업부제 구조(multi-divisional structure)는 기본적으로 사업이나 제품라인에 따라 조직이 수평적 분화를 진행시키면서 나타나는 구조로 각 제품사업별로 독립적인 기능적 구조를 갖는다. 각 사업단위별로 기능적 부서들간의 조정이 원활하도록 독립된 기능적 구조를 두면서 사업부제 구조가 출현하게 된다. 한 곳에 집중되었던 기능별 단위들을 각 사업부별로 분산시킴에 따라 각 사업부의 유연성과 변화하는 환경에의 적응성을 높일 수 있게 되는 것이다. 기능적 구조가 기능을 중심으로 분화가 이루어진 것과 달리 사업부제 구조는 각 사업별로 일차분화가 이루어진 구조이다. 사업부제 구조에서는 각 사업부별로 분권화가 됨으로써 최고관리자의 의사결정 부담이 크게 완화된다. 각 사업부 단위내의 기능적 구조는 매일 매일의 일상적이고 반복적인 과제를 수행하고, 사업부를 총괄하는 본부는 조직과 환경간의 관계를 모니터하고 장기적인 조직전략에 전념할 수 있게 된다.

사업부제의 장점은 각 사업부내의 기능 간에 조정이 잘 이루어져 불안정한 환경에 비교적 신속하고 유연하게 대처할 수 있다. 또한, 각 사업부별로 책임과 관리소재를 명확히 할 수 있다. 그러나 각 사업부내의 조정은 원활하지만 사업부들간의 수평적 조정은 잘 되지 않는 단점이 있다. 따라서 각 사업부들이 전체 조직목표나 다른 사업부와는 무관하게 개별적으로 운영될 수가 있다.

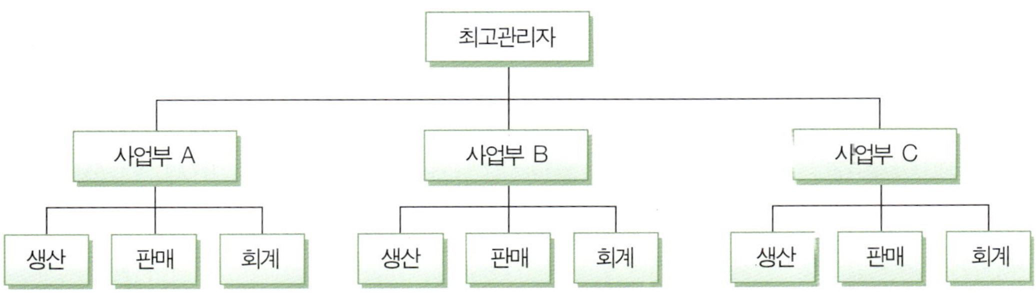

그림 3-3. 사업부제 조직

(4) 팀 조직

팀 조직(team organization)은 상호보완적인 기술이나 지식을 가진 소수의 구성원들이 자율권을 갖고 기관목표를 달성하기 위해 구성한 조직이다. 급격하게 변화하는 환경에 대응하기가 위하여 의사결정구조를 보다 단순화시키고, 기술혁신을 빨리 수용할 수 있는 조직체계를 갖출 필요가 있게 되었다. 이러한 필요에 부응하는 보편적인 조직구조가 팀 조직이다. 팀 조직은 업무추진에 있어서 불필요한 부서간의 장벽을 없앨 수 있으며, 신속한 의사결정 체계를 갖출 수 있을 뿐만 아니라 매트릭스 조직의 이중적인 명령 및 보고체계를 벗어날 수 있다. 또한, 구성원들의 의사가 최고관리자에게 그대로 전달될 수 있고 성과에 대한 평가가 쉽기 때문에 동기부여가 잘된다.

그러나 팀 조직은 각 구성원들의 능력에 크게 의존할 수밖에 없으므로 유능한 구성원으로 팀을 구성하면 효과적일 수 있지만, 그렇지 못하면 오히려 다른 형태의 조직보다 성과가 못할 수 있다. 그러므로 구성원들의 능력을 일정수준으로 유지하기 위해서는 이들에 대한 교육훈련에 많은 비용과 시간을 들여야 한다.

팀 조직은 세부적으로는 업무단위형 팀 조직과 프로젝트형 팀 조직으로 구분된다. 프로젝트형 팀 조직은 태스크포스(task force)조직이라고도 불리는데, 어떤 구체적인 문제를 다루기 위해 만들어지고 일단 문제가 해결되거나 임무가 완성되면 해체되는 조직을 말한다. 태스크포스 조직은 어떤 특수한 업무를 단기간 내에 수행해야 하는 경우에 기능별 조직에서 구성원을 파견받아 구성되기 때문에 조직 전체를 대대적으로 재개편하지 않아도 된다.

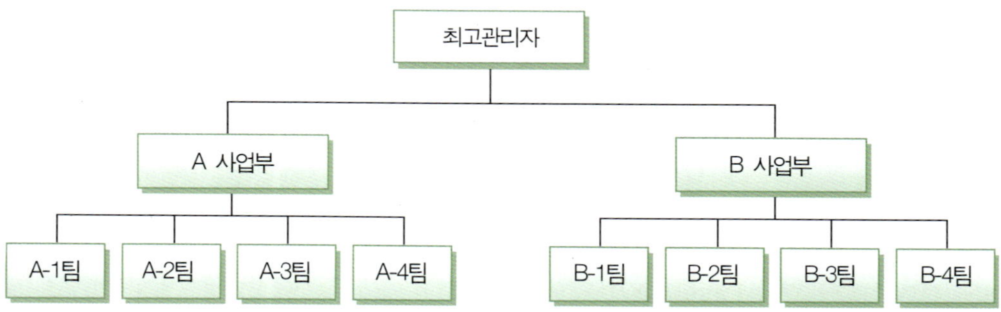

그림 3-4. 업무단위형 팀조직

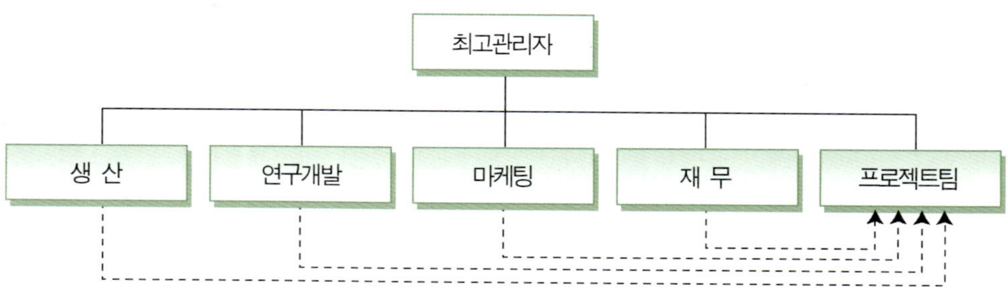

그림 3-5. 프로젝트형 팀조직

4. 조직관리

1) 동기부여

(1) 개념

조직생활에서 어떤 사람은 열심히 일하는데, 어떤 사람은 다지못해 일하는 경우를 보게 된다. 똑같은 일을 하는데 차이가 발생하는 이유가 무엇일까? 이와 관련된 것이 동기부여이다. 개인의 입장에서 보면 동기부여는 개인이 어떤 목표달성 또는 욕구충족을 위해 자발적이고 목표지향적인 행위를 시작하여 유지하는 과정을 말한다. 조직의 입장에서 보면 동기부여는 조직구성원이 직무수행 과정에서 업무목표 달성을 위하여 자발적이고 지속적인 노력을 효과적으로 일으키는 과정이다.

동기부여에는 내재적 동기부여와 외부적 동기부여가 있다. 내재적 동기부여는 업무담당자와 일 그 자체와의 직접적 관계에서 발생하는 것으로 성취감, 도전감, 확신감 등과 같은 내재적 보상에 의해 동기가 부여되는 것이다. 한편, 외부적 동기부여는 일 그자체가 아닌 일의 외부요인인 직무환경으로부터 발생하는 것으로 급여, 승진 등과 같은 외재적 보상들에 의해 동기가 부여되는 것이다.

2) 동기부여 이론

(1) 마슬로우의 욕구단계 이론

가. 개념

마슬로우(Maslow)는 인간의 욕구는 강도에 따라 제1단계-생리적 욕구, 2단계-안전욕구, 3단계-소속욕구, 4단계-존경욕구, 5단계-자아실현욕구로 형성되어 있다고 보았다. 인간의 욕구는 하위욕구에서 상위욕구로 발전되는데 어떤 욕구가 일단 충족하게 되면 그 충족된 욕구는 더 이상 동기부여가 되지 못하고 다음 단계의 욕구가 행위를 동기부여 할 수 있는 요인이 된다고 하였다.

① 생리욕구

생리욕구(physiological needs)는 인간의 가장 기본적인 것으로 학습되지 않은 것이다. 목마름, 배고픔, 수면, 성욕, 음식, 의복, 거처에 대한 욕구 등이다. 이러한 기초적인 욕구들이 신체적 활동을 위해서 충분히 충족될 때까지는 사람들 행위의 대부분은 생리적 욕구수준에 머물러 있고, 다른 수준의 욕구들은 거의 자극을 주지 못한다고 생각했다.

② 안전욕구

안전욕구(safety needs)는 생리적 욕구가 어느 정도 충족된 후에 나타난다. 인간은 현재에 대한 관심보다는 미래에 대한 관심이 더 크다. 따라서 사고, 전쟁, 질병, 경제불안 등과 같은 신체적인 위험으로부터 자유로워지려는 욕구를 가지게 된다.

③ 소속감과 애정욕구

소속감과 애정욕구(belongingness and love needs)는 사회적 존재로서 인간이 갖는 욕구이다. 여러 사회집단이나 동료들과 함께 어울려 우의를 나누고 싶어 하고 이성간 교제나 결혼을 갈구하게 된다.

④ 존경욕구

어디에 속하려는 욕구가 어느 정도 만족되기 시작하면 어느 집단의 단순한 구성원 이상의 것이 되기를 원한다. 존경을 받고자 하는 욕구(esteem needs)를 느끼게 된다. 여기에는 자존심과 아울러 다른 사람으로부터 인정받는 것이 포함된다. 존경욕구가 만족되면 자신감, 명예감, 힘, 성취욕, 지위욕 등이 생긴다.

⑤ 자아실현욕구

자아실현욕구(self-actualization needs)는 계속적인 자기발전을 위해 잠재력을 극대화하려는 것이다. 자기가 속한 해당 분야 또는 조직에서 자신의 잠재능력을 극대화하려고 한다.

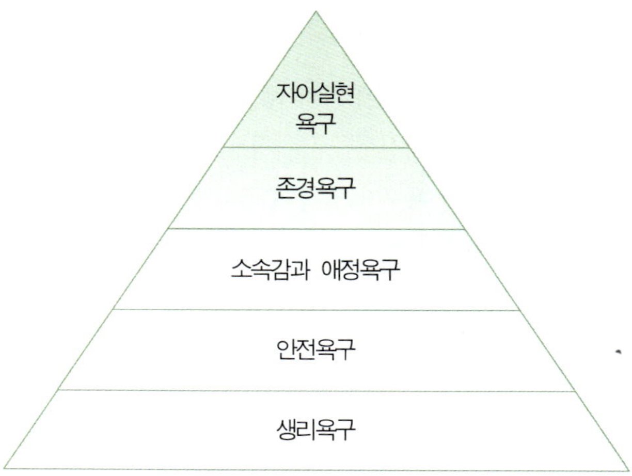

그림 3-6. 마슬로우의 욕구단계 이론

나. 이론의 한계

욕구단계이론을 고려하면 조직관리에서는 개개인의 현재 욕구수준을 고려하여 유인을 주는 것이 바람직하다. 마슬로우의 욕구단계이론에 제기되는 문제점은 다음과 같다. 첫째, 5대 욕구단계 중 순차적으로 하나가 100% 충족된 후 다음 단계의 욕구로 이동하지 않는다. 둘째, 5단계의 욕구를 명확히 구분할 수 없다. 셋째, 모든 사람이 동일하지 않을 뿐 아니라 상황에 따라서도 차이가 있다. 넷째, 하나의 단일 욕구보다는 복합적 욕구에 의해 동기가 부여 된다. 다섯째, 생리적 욕구는 완전히 충족되지 못하고 반복된다.

(2) 맥그리그의 XY이론

가. 개념

맥그리그(McGregor)는 마슬로우(Maslow)의 욕구단계이론을 바탕으로 조직내에서 개인과 집단이 직무를 보는 태도성향과 직무수행 자세에 따라 인간을 X인간과 Y인간으로 구분하고, 이에 대한 동기부여 방안을 제시하였다.

그는 인간관을 두 가지 범주로 구분하였다. 전통적 관리 체제를 정당화시켜 주는 인간관을 X이론이라 부르고, 인간의 성장적 측면에 착안한 새로운 관리체제를 뒷받침해 주는 인간관을 Y이론이라 불렀다. X이론은 마슬로우가 말한 욕구계층 가운데서 주로 하위욕구에 초점을 둔 반면, Y이론은 비교적 상위욕구에 비중을 두었다. X이론은 인간은 선천적으로 일을 싫어하며 소극적, 수동적, 종속적, 책임회피 등의 성향을 가지는 성악설에 가깝고, Y이론은 인간은 본래 일을 싫어하지 않으며 적극적, 능동적, 자율적, 독립적인 성향을 가지는 성선설에 가깝다.

① X이론

- 보통의 인간은 본래 일하기를 싫어하며 가급적이면 일을 회피한다.
- 대다수 사람들은 야심이 없고 책임회피를 좋아하며 명령 받기를 좋아한다.
- 대다수 사람들은 조직문제를 해결할 만한 창의력이 없다.
- 동기부여는 생리적 · 안전적 수준에서만 나타난다.
- 대다수의 사람들은 엄격히 통제되어야 하고, 조직목표를 달성하도록 강제되어야 한다.
- 동기부여 방법으로 금전적 유인이나 강제적 수단(명령, 처벌 등)이 최선책이다.

② Y이론

- 일이란 조건이 허락하면 놀이나 휴식처럼 자연스러운 것이다.
- 조직목표를 달성하려는 자기통제가 가능하다.

· 대체적으로 인간은 조직문제 해결을 위한 창조력을 갖고 있다.
· 동기부여는 생리적, 안전적 수준뿐만 아니라 친화, 자존, 자기실현의 수준에서도 찾아볼 수 있다.
· 인간은 적절히 동기가 부여되면 일에 대하여 자율적이며 창조적이고 자기 통제적이다.
· 동기부여 방법으로 자율적인 업무분위기를 조성하고, 특히 인간의 성취욕구와 자기실현욕구를 충족시켜 주어야 한다.

나. 이론의 한계

맥그리그의 XY이론에 제기되는 문제점은 다음과 같다. 첫째, X이론은 인간의 성장 및 발전가능성을 과소평가하고 있다. 둘째, X이론은 인간의 하위욕구의 충족에만 관심을 갖고 상위욕구에 대한 관리전략은 경시하고 있다. 셋째, Y이론은 인간을 너무 단순화 시키고 있다. 넷째, Y이론에 대한 관리전략이 비현실적이며, 때로는 관리자의 명령이나 지시가 더 효과적일 수 있다.

(3) 허즈보그의 2요인 이론

가. 개념

허즈보그(Hezberg)는 조직구성원에게 만족을 주는 요인과 불만족을 주는 요인은 서로 독립되어 있다고 보았다. 그는 사람들의 욕구가 단계적으로 이루어지지 않으며, 불만족과 만족은 서로 별개의 차원으로 이루어져 있다는 것이다. 즉, 2요인 이론은 만족과 불만족 요인을 동일선상의 양 극점으로 파악하여 불만족이 해소되면, 만족하게 된다는 종래의 입장과 달리 불만족의 해소 문제와 만족의 향상 문제는 전혀 별개의 영역이고 각 영역에 작용하는 요인도 다르다는 것이다.

2요인 이론에서는 불만족요인은 직무만족이나 생산성에 직접 관련이 없고, 만족요인은 직무만족이나 생산성에 직접 관련이 있다고 본다. 이 이론은 사람들이 열심히 일을 하지 못하는 원인을 사람이 게으르다든가, 다른 생각을 하고 있다든가 하는 식으로 사람 그 자체에서 문제점을 찾는 것보다 오히려 그 사람이 하고 있는 일 그 자체에서 문제점을 발견할 수도 있다는 것을 시사한다.

① 불만족요인

불만족요인은 이들 요인의 충족이 단지 불만족의 감소만 가져올 뿐 만족에는 작용하지 못한다. 예를 들어, 생계비에도 미달하는 낮은 수준의 임금을 받게 되면 불만족을 느끼다가 임금수준이 점점 높아지면 불만족은 제거된다. 그러나 일정한 수준을 넘어서면 계속해서 임금수준이 높아지더라도 자동적으로 직무에 대한 만족이 증대되어 일에 대한 적극적인 태도가 생기는 것이 아니라는 것이다. 불만족요인에는 조직의 정책, 관리 및 감독, 작업조건, 임금, 보수, 지위 등이 있다.

② 만족요인

만족요인은 조직구성원들이 보다 나은 만족과 성과를 가져오게끔 동기를 부여하는데 효과적인 것이다. 이러한 요인이 충족되지 않아도 불만은 없지만, 일단 충족되면 만족에 적극적인 영향을 줄 수 있고 일에 대한 적극적인 태도를 유도할 수 있다. 만족요인에는 성취감, 인정감, 도전감, 책임감, 성장과 발전, 일 그 자체 등이 포함된다.

나. 이론의 한계

허즈버그의 2요인론에 제기되는 문제점은 다음과 같다. 첫째, 어떤 요인을 전적으로 불만족 또는 만족에만 작용하는 것으로 구분하기는 어렵다. 둘째, 작업환경에 대한 개별 종업원의 반응이 유사할 것이라는 가정에서 이론이 전개되었는데, 이것은 개인적 차이를 무시한 것이다. 셋째, 만족한 근로자가 반드시 성과를 올린다고 보장할 수 없기 때문에 만족이 반드시 동기부여를 유도하지는 않는다.

(4) 아지리스의 성숙-미성숙 이론

가. 개념

아지리스(Argyris)는 조직구성원에 대한 관리는 개별적 성격의 성숙정도를 고려하여 전략을 수립해야 한다는 성숙-미성숙 이론(maturity-immaturity theory)을 제시하였다. 그는 인간을 성숙한 인간과 미성숙한 인간으로 구분하고, 미성숙 상태에서 성숙상태로 진행되는 과정이 조직관리의 효율적 전략이라고 설명하였다.

미성숙한 사람은 대개 수동적, 의존적, 단일적, 일반적, 단기적, 종속적, 자아의식 결여 등의 특성을 지니고 있고, 성숙한 사람은 이에 상반되는 능동적, 독립적, 다양적, 구체적, 장기적, 독자적, 자아의식을 갖추고 있다. 아지리스는 이와 같은 7가지 특성의 변화를 제시하면서 하나의 인간이 미성숙한 상태에서 성숙한 상태로 변화를 가져오는 것이 발전이라고 보았다. 따라서 관리자는 조직구성원들이 조직의 목표달성을 위해 노력함과 동시에 개인적인 욕구를 충족시키면서 성장할 기회를 가질 수 있도록 관리해야 한다고 하였다. 그는 관료제 조직과 같은 고전적인 조직설계가 인간의 성숙한 상태를 저해한다고 보았으며, 직무확대 및 부하중심적 리더십을 통해 조직이 인간의 성숙한 상태를 조성해 주어야 한다고 했다.

나. 이론의 적용

공식조직의 지배원리인 전통적인 조직원리는 조직의 합리성을 과도하게 추구한 나머지 인간의 성숙한 성격의 제반 욕구와 본질적인 괴리현상을 일으키고 있다. 이와 같이 인간으로서 성숙하고자 하는 이상과 그것을 제약하는 조직의 현실은 조직구성원에게 좌절감과 갈등을 심화시키는 결과를 가져온다.

따라서 효율적인 관리전략은 모든 조직구성원을 성숙한 인간으로 관리해야 할뿐만 아니라 조직구성원 한 사람 한 사람이 모두 하나의 인격체로서 그리고 집단구성원으로서 최대의 성숙상태를 실현할 수 있는 기회 또는 분위기를 적극적으로 조성해 주어야 한다. 이러한 관리를 위해 직무를 확대하고 참여적, 직원중심적 리더십을 통해 인간의 자기실현을 가능하게 해야 한다.

5. 리더십

1) 개념

리더십(leadership)은 통솔력 또는 지도력으로 표현되는데, 리더(leader)가 구성원으로 하여금 조직목표 달성에 자발적으로 협조하도록 하는 일종의 기술 및 영향력이다. 베니스(Bennis)는 리더십이란 조직 구성원에게 비전을 제시하고 구성원의 능력을 발휘하게 하여 그 비전을 실현하도록 리더가 갖는 기술이라고 하였다. 리더십은 구성원들의 행동을 미래의 목표로 지향시킨다는 점에서 기본적으로 미래지향적이다. 리더(leader)는 관리자보다 더 앞서가야 하기 때문에 리더의 행동특성은 관리자의 행동특성과는 다르다.

표 3-6. 리더와 관리자의 특성 비교

리더		관리자	
· 무엇, 왜하느냐 · 혁신, 창조, 개발 · 옳은 일을 함 · 생각의 유연성	· 인간에 초점 · 수평적 의사소통 중시 · 미래 지향적 사고	· 언제, 어떻게, 누가하느냐 · 단기적 사고, 과거지향 · 일이 옳게 되도록 함 · 생각의 경직성	· 제도 및 규칙에 초점 · 수직적 의사소통 중시 · 현실 중심의 사고

2) 리더십의 유형

리더십의 유형은 참여와 결정권을 기준으로 권위형, 민주형, 자유방임형으로 구분할 수 있다.

(1) 권위형

지도자가 중요한 결정을 혼자서 내리고 부하가 따르도록 하는 계층제적인 행정기관에서 많이 볼 수 있는 유형으로 명령과 복종을 강조한다. 지도자는 독선적이며 조직구성원들을 보상과 처벌로 통제하고 관리한다. 권위형은 시간적인 여유가 없을 경우, 부하들의 능력이 매우 부족한 경우, 참여에 대한 기대가 적은 경우에는 불가피하게 필요할 수 있다. 그러나 사람들이 통제받기를 싫어하기 때문에 권위형 리더십은 조직구성원들의 사기를 저하시키고 적대감과 소외감, 경직성을 초래할 수 있어 조직의 성과를 저하시킨다.

(2) 민주형

민주형은 권위형과 자유방임형의 중간형태로 의사결정을 할 때에 부하직원들에게 의견을 묻고 이들을 결정과정에 참여시킨다. 따라서 부하직원들의 일에 대한 동기와 사명감이 증진되고, 의사소통의 경로가 개방되어 새로운 정보교환이 활발하게 이루어 질 수 있다. 즉, 민주형의 장점은 동기유발적이며 개인의 지식과 기술을 잘 활용한다는 것이다. 개인의 중요성을 강조하여 인간의 가치관과 신뢰 및 개방성을 형성하고, 개방적 의사소통으로 보다 많은 정보를 얻고 참여를 통해 개인의 기술을 발전시킬 수 있다. 그러나 참여에 시간이 많이 걸리기 때문에 긴급한 의사결정에는 적합하지 않고, 모든 구성원의 지적 수준이나 지위가 비슷할 경우에만 적용가능하다는 단점이 있다.

(3) 자유방임형

의사결정권이 부하직원들에게 위임되어 있는 형태로 위임적 리더십이라고 한다. 부하 스스로 프로그램의 목표를 세우고 그에 따르는 계획을 수립하게 된다. 따라서 특정과업을 해결하기 위한 전문가 중심의 조직에 적합할 수 있다. 즉, 자유방임형은 구성원의 능력이 고르게 우수하고 업무내용이 매우 전문적인 성격을 가져 자율성이 있는 경우에는 적합하다. 그러나 그렇지 못할 경우에는 조직의 규율이 무너지고 일의 진행이 늦어져 성과가 저하될 수 있다.

3) 리더십의 근원

리더십의 근원에 대한 이론은 특성이론, 행태이론, 상황이론 등으로 구분된다. 특성이론은 기본적으로 리더는 타고난 특성에 의해 결정된다고 보고, 행태이론은 리더의 독특한 행동스타일은 선천적인 것이 아니라 학습의 결과라고 본다. 그러나 특성이론과 행태이론은 어떤 행동유형이 가장 성과가 높은지에 대해서는 명쾌하게 설명하지 못하는 한계를 가지고 있다. 각 리더십 유형의 효과성은 조직의 과제나 특성 등 당면한 특정 상황에 따라 달라지는데, 리더십을 상황과 연계시켜 설명하는 상황이론이 등장하게 되었다.

(1) 특성이론

특성이론(trait theory)은 리더의 개인적 자질과 특성이 리더십의 유형에 영향을 준다고 본다. 즉, 성공적인 리더에게는 남과 다른 개인적인 특성이 있다는 것이다. 특성이론이 관심 갖는 부분은 리더가 지닌 지적, 인성적, 물리적 특성이다. 특성이론은 1950년대까지의 리더십 연구를 주도하였다. 여러 연구를 통하여 인성, 정신력, 상상력, 판단력 등이 리더의 특성으로 제시되었다. 그러나 리더의 특성이라고 밝혀진 요소들 간에 상호배타성이 나타나기도 하고, 리더의 특성과 리더십 간의 인과관계에도 의문이 제기되었다. 특성이론은 리더십이 발휘되는 특정의 조직상황이나 환경은 간과하고, 지나치게 개인적 자질이나 특성에만 집착하였다.

(2) 행태이론

특성이론의 여러 문제점들이 나타나면서 리더의 보편적인 행동스타일에 관심을 두는 행태이론(behavioral theory)이 출현하였다. 행태이론은 리더십의 가장 중요한 측면은 리더가 여러 상황에서 실제 행동하는 스타일이라는 점을 강조한다. 즉, 성공적인 리더와 그렇지 못한 리더는 행동스타일에 따라 구별된다는 것이다. 행태이론은 효과적인 리더의 행동유형을 규명해 내는 데 이론적 관심을 집중하였다. 행태이론은 1950-60년대의 리더십 연구를 주도하였다. 행태이론은 리더의 행동유형이 업무성과와 구성원의 만족도에 영향을 미친다고 생각한다.

(3) 상황이론

상황이론(contingency theory)은 행태이론의 문제점을 극복하기 위해서 1960년대 이후 시작되었다. 이론의 핵심은 상황에 따라 리더십 유형의 효과성이 달라진다는 것이다. 즉, 상황에 따라 리더십의 효과가 달라지기 때문에 가장 효과적인 리더의 보편적인 유형은 없으며 상황적 요건에 가장 적합한 리더가 가장 효과적인 리더이다. 동일한 리더라드 리더십은 상황에 따라 다를 수 있으므로, 환경이 리더십을 만든다고 본다.

상황이론은 유효성이 리더십 유형뿐 아니라 리더십이 행사되는 상황에 의해 결정된다고 본다. 효과적인 리더십에 영향을 주는 상황요소로 리더와 구성원의 특성, 과업의 성격, 집단의 구조 및 특성 등을 고려한다.

4) 현대의 리더십 유형

(1) 혁신 주도형 리더십

전통적 리더는 주어진 목표를 위해 부하들에게 업무를 할당하고 역할을 주면서 지도하고 동기를 부여하는 사람이었다. 80년대에 들어 새로운 유형의 리더십이 등장하여 영웅적 리더, 비전적 리더 등으로 불리어졌는데, 이를 총칭하여 혁신 주도형 리더라고 한다. 혁신 주도형 리더는 부하들 스스로 자신의 관심사를 조직의 발전에서 찾을 수 있도록 영감을 불러 일으켜주고 항상 새로운 창조와 혁신을 할 수 있도록 비전을 제시해 준다.

(2) 거래적 리더십

거래적 리더십(transactional leadership)은 1978년 번즈(Burns)에 의해 처음 제시되었고, 1985년 배스(Bass)에 의해 구체화 되었다. 거래적 리더십은 리더가 부하의 노력에 대해 특별한 보상을 함으로써 동기부여가 되는 상호교환 과정에 근거를 두고 있다. 즉, 부하는 리더로부터 보상을 받음으로서 목표를 달성하는 노력을 하게 되어 리더십이 생긴다. 거래적 리더십은 일반적으로 반복적이고 거래되는 성과의 수준이 측정될 수 있는 상황에서 효과적인 방법이다. 그러나 배스(Bass)는 거래적 리더십은 순응형 하급자를 양산하기 쉽고, 양적 목표달성에 집착하여 질적인 면이 희생될 수 있다고 걱정하였다.

(3) 변혁적 리더십

번즈(Burns)는 변혁적 리더십(transformational leadership)은 티더와 부하가 함께 더 높은 차원의 도덕성과 동기부여를 일으키는 과정으로 보았다. 즉, 변혁적 티더십은 전체나 구성원에게 변화를 불러 일으켜 부하들을 비범한 수준으로 끌어올려 그들에게 기대되는 행동수준 이상으로 성과를 달성 할 수 있도록 이끌어 간다. 그러므로 변혁적 리더는 자신의 부하들로부터 믿음, 신뢰, 칭찬, 충성을 이끌어내기 때문에 전통적 리더십에 비해 부하들의 성과와 만족, 집단 효과성, 리더의 유효성에 큰 영향을 미친다.

변혁적 리더는 높은 자신감을 가지고 비전을 추구하며 기존 방식을 반복하지 않는다. 또한, 새로운 방법을 도입함으로써 변화 담당자로서 역할을 수행하여 높은 성과를 낸다. 배스(Bass)는 변혁적 리더십의 구성요인으로 다음의 3가지 요소를 제시하였다.

가. 카리스마적 리더

부하와 상호 윈-윈(win-win) 관계를 형성하여 부하의 업무에 권한이양을 증가시켜 준다. 높은 자신감을 가지고 부하들로부터 신뢰감을 이끌어 낸다.

나. 개별적 관심

구성원 개개인의 감정, 관심, 욕구 등을 존중하고 지원, 격려, 지도함으로써 동기를 유발시킨다.

다. 지적 자극

과거의 구태의연한 사고방식과 업무 관습에서 벗어나 새로운 업무방식으로 부하들의 동기를 유발시킨다.

(4) 카리스마적 리더십

카리스마적 리더십은 특별한 보상이나 리더의 구체적 간섭 없이 부하들이 자발적으로 조직에 헌신토록 하는 것이다. 전통적인 거래적 리더십은 두 가지 기본 전제를 가지고 있다. 첫째는 리더가 부하에게 동기를 부여시키기 위해서는 응분의 보상수단을 사용해야 한다는 것이고, 둘째는 부하가 목표달성에 실패할 경우에는 리더가 고쳐주어야 한다. 이런 관점에서 보면 카리스마적 리더십은 거래적 리더십과는 명확히 차별화 된다.카리스마적 리더십에서 강조하는 리더의 행동특성은 다음과 같다.

가. 비전

비전(vision)은 미래에 대한 통찰력을 의미한다. 카리스마적 리더는 부하들에게 비전을 제시할 수 있어야 하고, 이러한 비전은 반드시 말로 표현되어야 한다.

나. 언어능력

리더는 비전을 전달할 수 있는 언어적 능력을 가져야한다. 즉, 말을 할 때는 은유법, 대화법, 사례를 많이 사용하는 것이 효과적이다.

다. 이미지 및 신뢰 형성

리더는 자신감을 표현하고, 강한 도덕적 믿음을 가지고 있어야 한다. 개인적 희생을 감수해야 하고 행동을 통해서 부하들로부터 신뢰를 얻어야 한다.

라. 개인적 매력

리더는 눈 마주보기, 자세, 억양, 표정 등의 비언어적 표현을 통하여 부하들에게 다양한 정서표현을 할 필요가 있다.

마. 솔선수범

리더는 부하들에게 자신이 스스로 행동의 모범을 보여주어야 한다. 이를 통하여 부하들의 행동 뿐 만 아니라 가치관, 태도, 감정 등 모든 것을 리더가 원하는 방향으로 변화시켜야 한다.

(6) 팀 리더십

오늘날 조직에서 대부분의 업무는 팀(team)으로 이루어지고 있어 팀장의 리더십은 매우 중요하다. 종래 일선관리를 맡은 과장이나 부장은 자기 부서의 책임업무를 수행하기 위해 구성원들에게 업무를 할당하고 규정에 따라 관리, 감독, 평가를 담당하였다. 그러나 팀장은 관리, 통제보다는 팀 내외의 정보흐름과 소통을 촉진하고, 구성원들의 자율성을 최대한 보장하면서 구성원 각자의 강점 및 약점을 적절하게 지적하면서 조직을 이끌어 간다. 이상적인 팀 리더십은 부하들에게 어떻게 생산적이고 효율적인 행동을 할 수 있는지를 일깨우고 용기를 주어 내적 동기부여 수준을 높이는 것이다.

보·건·사·업·관·리

제 2 장 인적자원관리

• 학 습 단 원 •

1. 인적자원관리의 이해
2. 인적자원관리의 주요 내용

1. 인적자원관리의 이해

1) 기본 개념

인사관리(personnel management : PM)는 조직구성원을 소중한 자원으로 인식하여 그들의 잠재능력을 최대로 발휘할 수 있도록 분위기를 최적으로 조성하고, 이를 효율적으로 활용하여 개인목표뿐만 아니라 조직목표도 달성하는 일련의 활동이다. 인사관리는 미국의 경영관리학적 풍토에서 현장 중심의 인사관리라는 용어로 사용되다가 최근에는 인적자원관리(human resource management : HRM)라는 용어로 대체되고 있다. 인적자원관리와 관련된 용어의 변천과정은 다음과 같다.

(1) 인사관리와 노무관리

그 동안 인적자원을 관리하는 모든 기능과 과정을 의미하는 용어로 인사관리가 사용되었다. 인사관리 학문의 발전 초기에는 인적자원관리를 노동력의 효율적 관리라는 관점에서 노무관리(labor management)라고 부른 적도 있었다. 인사관리라는 용어는 1920년 미국의 테드와 메트카프(Tead & Metcalf)가 처음 사용하였고, 노무관리는 1930년대 후반부터 일본의 산업계에서 사용하기 시작하였다. 미국이나 영국의 경우는 인사관리와 노무관리를 대체로 동일한 개념으로 사용하였으나 일본은 양자를 구분하여 사용하였다. 우리나라는 일본의 영향으로 양자의 개념을 구분하는 경우가 많았다. 즉, 생산직 근로자를 관리의 대상으로 하는 경우는 노무관리, 사무직 근로자를 관리대상으로 하는 경우는 인사관리로 구분하였다. 전자는 노무과에서 후자는 인사과에서 업무를 담당하기도 하였다.

또한, 인사관리는 주로 종업원의 채용, 교육훈련, 배치, 이동, 승진, 이직 및 퇴직 등의 인력관리 분야의 내용을 관리대상으로 하는 경우에 사용되었고, 노무관리는 임금 및 근로시간, 복지후생 등의 근로조건개선 및 노동조합관계를 중심으로 하는 노사관계 관리를 대상으로 하는 경우에 사용되었다.

(2) 인적자원관리

최근에는 생산직과 사무직의 엄격한 직종 구분이 어렵게 되어 인사관리와 노무관리의 용어 구분은 점차로 사라지고 있다. 이에 따라 종합적 개념으로 인사노무관리 또는 인적자원관리라는 용어가 사용되고 있다. 인적자원관리는 전통적 용어인 인사관리와 큰 차이점은 없다. 다만, 인적자원관리는 인적자원의 활용 측면보다는 인적자원의 교육훈련과 개발의 측면을 강조한다. 즉, 인적자원관리는 직원을 선발, 채용, 배치하고 임금을 지급하는 것과 같은 단순기능에 국한된 것이 아니다. 인적자원관리는 조직의 지속적인 경쟁력을 높일 수 있도록 유능한 인적자원을 개발 및 육성할 수 있는 효과적이고 효율적인 제도를 만들어 운영하는 활동이다. 즉, 조직에서 필요로 하는 인력을 확보, 유지, 보상, 개발하는 것이다.

〈인적자원관리 관련 기본 개념〉

- 노무관리 = 생산직 근로자 관리 · 노무관리 = 생산관리 + 사무관리
- 인사관리 = 사무 근로자 관리 · 인사관리 = 노무관리 + 노사관계관리
- 인적자원관리 = 인사관리 + 노무관리 + 전략

2) 인적자원관리의 내용

인적자원관리의 내용은 광의적 영역과 협의적 영역으로 구분할 수 있다. 광의적 영역은 인적자원의 확보관리(직무분석, 인력계획, 채용관리 등), 인적자원의 평가관리(인사고과, 직무평가 등), 인적자원의 개발관리(교육훈련, 승진, 직무순환 등), 인적자원의 보상관리(임금관리, 복리후생관리 등), 인적자원 유지관리(인간관계, 퇴직, 이직, 재훈련, 노사관계 등) 등으로 구분할 수 있다. 한

편, 협의적 영역은 채용, 평가, 보상, 교육훈련, 이직 등으로 구분한다.

다른 측면에서 보면 인적자원관리는 구조적 분야와 기능적 분야가 있다. 구조적 분야는 인간관리를 위해 제도를 어떻게 만들 것인지에 초점을 두고, 기능적 분야는 관리대상인 인간자체를 관리하는 데에 초점을 둔다. 인적자원을 효율적으로 관리하기 위해서도 채용, 평가, 보상, 노사관계 등과 관련된 제도를 잘 만들어 놓으면 제대로 된 인적자원관리가 될 수 있다. 그러나 이것만으로는 부족하고 조직구성원들이 역량을 갖추어야하고 자부심을 가지고 일할 수 있는 분위기를 만들어 상호협조 하도록 유도하며, 자기개발을 열심히 하도록 동기를 부여하는 인간관리가 필요하다. 인력을 노동력으로만 활용한다면 규정과 제도를 만들고 이를 잘 지키도록 감독만 하면 된다. 그러나 인간의 지식과 아이디어를 중요하게 생각하는 오늘날의 조직에서는 그들이 창출해 내는 지식이 중요하기 때문에 인력에 대한 체계적 관리가 중요하다. 구조적 분야가 잘 되어 있어야 인적자원의 역량과 기능이 충분히 발휘될 수 있지만 인사제도 관리보다는 인간 자체에 대한 관리 측면이 더 중요해지고 있다.

3) 인적자원의 특성

인적자원관리가 다른 자원에 대한 관리보다 특별히 주목을 받고 중요시되는 근본적인 이유는 그 관리의 대상이 인간이기 때문이다. 인적자원은 자금이나 물질적 자원에 비하여 그 성격이 본질적으로 다르다. 인적자원의 특성은 다음과 같다.

(1) 존엄성

사람은 하나의 인격체이기 때문에 조직의 생산성 향상만 고려해 혹사시켜서는 안 된다. 또한, 기계는 남아돌면 내다 팔면 되지만, 인간은 그렇게 취급할 수 없다. 그리고 다른 자원은 공급이 많을수록 저렴한 비용으로 구입할 수 있지만, 노동시장에서는 최저임금제라는 것이 있다. 따라서 구성원 간의 인간관계도 보살피고 경제적 보상 이외에 심리적 만족감도 주어야 한다.

(2) 능동성

물적자원은 수동적이지만 인적자원은 능동적이고 자율적 성격을 갖는다. 따라서 인적자원의 성과는 구성원의 동기, 태도, 행동 등에 따라 달라진다. 인간은 기계와는 달리 자극을 어떻게 하는지에 따라 능동적으로 반응한다. 즉, 기계 및 설비의 생산성은 그 양과 질에 달렸지만, 인적자원의 생산성은 양과 질이 아무리 좋아도 관리하는 자극양상에 따라 반응이 다르게 나타날 수 있다.

(3) 개발성

기계 및 설비는 사용하는 대로 닳아 없어지고 소비된다. 백만 원짜리 기계는 세월이 감에 따라 감가상각 된다. 그러나 인적자원은 연봉 2천만 원에 채용했지만 계속 교육하고 훈련시키면 그 가치가 무한히 증대되어 조직의 중요성을 높일 수 있다. 인적자원은 자연적 성장과 성숙은 물론 장기간에 걸쳐 개발할 수 있는 잠재능력과 자질을 보유하고 있어서 개발성이 매우 크다. 교육투자를 강조하는 것은 인적자원의 개발성에 그 근거를 두고 있다.

(4) 전략성

조직의 성과는 자금, 물적자원, 인적자원 등의 관리에 따라서 결정된다. 이들 자원 중에서도 조직의 성과에 가장 밀접한 관계가 있는 것이 인적자원이다. 그래서 인적자원은 다른 어느 자원보다도 조직의 성과에 전략성이 강한 자원으로 평가된다.

(5) 소진성

인간은 제한된 수명이 있으며, 조직에서 노동을 제공할 수 있는 기간은 약 20~30년이기 때문에 제공할 수 있는 노동력은 사용하든지 안하든지 계속 소진되기 마련이다. 즉, 자본과 원료는 이번 달에 필요가 없으면 비축해 두었다가 다음 달에 사용해도 그 가치가 보존되지만 노동력은 일단 채용하면 그 날부터 소비되는 것이다. 연봉 2천만 원에 계약한 노동자를 한 달 동안 사용 안 하고 그냥 두더라도 한 달 후에는 그 노동력을 한 달만큼 소비한 것과 마찬가지이기 때문에 더욱 신중하게 관리할 필요가 있다. 인적자원은 불필요한 소진을 막기 위하여 계획적인 관리가 필요하다.

4) 인적자원관리의 원칙

(1) 인간중심 원칙

인간중심 원칙은 근로자의 인간적 측면을 중시하고 인간성 실현에 중점을 둔다. 근로생활의 질 향상 및 노동의 인간화를 실현하기 위해서 필요한 원칙이다. 인력관리가 인간중심의 원칙에 따라 수행되려면 조직에 참여하는 개인의 욕구를 이해하고 대인관계를 적절히 유지하도록 지원하여야 한다. 직원의 제안을 존중하는 업무개선제도, 직무수행, 성과의 자기평가제와 고충처리제도 등 다양한 조직관리 기능이 필요하다.

(2) 공정성 원칙

공정성 원칙은 개개인의 구성원이 조직에 기여한 정도를 정확히 판단하고 평가하여 대우하는 것이다. 부지런한 사람과 게으른 사람, 능력자와 무능력자를 똑같이 대우한다면 불공정한 것이다. 인력관리가 공정성 원칙에 따라 수행되려면 과학적 평가에 근거한 직무관리, 능력주의에 따른 승진관리, 직무성과를 반영한 보수관리가 이루어져야 하며 정실인사를 최대한 배재해야 한다.

(3) 직무중심 원칙

직무중심 원칙은 직무의 성격 및 내용에 적합한 인재를 확보하여 교육훈련, 배치, 이동, 승진 등을 실시하는 것이다. 직무기술서 및 직무명세서 등을 자료로 참고한다. 직무중심의 원칙은 연고관계를 중시하는 정실주의 인적자원관리에 대응하는 것으로 인력관리의 합리성을 추구한다.

(4) 능력주의 원칙

능력주의 원칙은 근로자의 실력과 업적에 근거하여 공정한 처우를 실천해 가는 것이다. 연공서열주의 인적자원관리와 대응하는 것으로 실적 중심의 인력관리라 할 수 있다. 근로자의 학력, 연령, 근속년수, 성별 등의 특성보다는 직무수행능력 및 실력수준에 따라 배치, 이동, 승진 등을 실시한다.

(5) 적재적소 원칙

적재적소의 원칙은 직무요건을 갖춘 인력을 필요한 곳에 배치하는 것이다. 인력관리가 적재적소 원칙에 따라 수행되려면 과학적인 직무관리가 선행되어야 한다. 그런데 직무가 기술의 발전에 따라 변하고 근로자의 능력과 자질도 노력정도에 따라 변하기 때문에 적재적소 원칙을 지키기가 쉽지 않다. 인력관리가 적재적소 원칙에 따라 수행되려면 직무요소의 변화를 수용하는 직무개발, 직원의 능력과 자질을 키우는 경력개발이 이루어져야 한다. 특히, 직종별, 직군별 인력의 규모와 구성 상태를 적정하게 유지해야 한다.

(6) 정보공개 원칙

정보공개 원칙은 인사관리와 관련된 모든 자료를 공개하는 것이다. 공정한 인력관리를 실천하는 합리적 운영방법이라 할 수 있다. 직무분석 및 평가결과에 대한 직무자료와 인사고과 등의 자료를 공개하여 근로자의 배치, 이동, 승진 등의 인사처우를 공정하게 실현해 가는 것이다. 인적자원관리의 합리화와 근로자의 불만해소에 기여할 수 있다.

2. 인적자원관리의 주요 내용

1) 직무분석

(1) 개념

직무는 근로자에게 부여된 일이다. 직무분석(job analysis)은 근로자들이 수행하는 직무에 대한 정보를 모으고 분석하는 절차로 직무내용을 파악한 후에 직무수행에 필요한 지식, 능력, 숙련, 책임 등의 모든 요건을 명확히 하는 과정이다. 직무분석은 직무에 바탕을 둔 과학적 인적자원관리를 가능하게 하는 기초가 된다. 직무분석은 정원관리, 선발과 배치의 기준, 직무의 이동경로, 인사고과의 항목선정, 교육훈련의 필요성 발견, 직무평가, 보상 및 유지관리 등과 밀접하게 연결된다.

직무분석의 대표적인 방법으로 직무기술서(job descriptions)와 직무명세서(job specification)가 있다. 직무기술서는 직무목적, 임무와 책임을 요약 기술한 것으로 기대되는 결과와 직무수행 방법을 기록한 것이고, 직무명세서는 직무를 수행하는데 필요한 지식, 기술, 능력 등 최소한의 인적요건을 자세히 기록한 것이다. 따라서 직무분석은 직무기술서와 직무명세서를 작성하는 작업이라고 할 수 있다.

직무설계와 분석의 목표는 업무, 근로자, 상황이 잘 결합하여 근로자의 만족과 조직의 생산성을 동시에 높이는데 있다. 만일 직무를 너무 쉽게 설계한다면 근로자가 지루해져 결국에는 일을 그만두게 된다. 이런 현상을 예방하기 위해서는 직무설계가 중요하다. 직무설계 방법에는 직무의 다기능화, 전문화, 순환보직 등이 있다. 직무의 다기능화는 부서내의 다양한 업무를 경험하게 하는 것이고, 전문화는 업무를 보다 깊이 있게 접근하게 하는 것이며, 순환보직은 타 부서로 이동하여 다른 업무를 경험하게 하는 것이다.

(2) 직무분석의 내용

각 직무단위의 분석은 전체 조직개념 속에서 직무를 파악하는 것이다. 즉, 전체와의 기능적인 관계 속에서 각 직무를 파악하는 통합적인 분석입장을 갖는다. 직무분석 내용은 다음과 같다.

가. 직무의 기본 특성

① 개요
② 목표
③ 중요성
④ 담당자 수
⑤ 범위와 책임
⑥ 권한의 범위
⑦ 작업순서와 난이도
⑧ 요구되는 훈련 및 훈련방법
⑨ 직무에 대한 보상 및 형태
⑩ 직무를 담당하기 전에 경험해야 할 직무명
⑪ 다른 직무와의 관련성
⑫ 직무에 사용되는 기계, 도구, 재료 등

나. 직무의 신체적 요건

성별, 연령, 체력, 인내력, 지구력, 청각력, 지각력, 촉각력, 시각력, 기타 직무 수행을 위한 신체적 특징

다. 직무의 정신적 요건

감각능력, 지적능력, 심리적 적성과 인격적 요인 등

라. 기타 직무 요건

경험과 숙련요건, 지식과 특기 요건 등

마. 작업환경 요건

온도, 습도, 기압, 조명, 색상 등의 물리적요인, 분진, 소음, 방사능, 가스 등의 공해적 요인, 산업재해의 위험도 등

(3) 직무분석 절차

정해진 직무분석 절차가 있는 것은 아니지만 일반적인 직무분석 과정은 다음과 같다.

가. 직무분석 목적의 결정

직무분석에서 얻은 정보를 어디에 활용할 것인가를 결정한다.

나. 배경정보의 수집

직무의 대략적인 윤곽을 확인할 수 있는 조직도, 흐름도 등의 기초자료를 수집한다.

다. 직무정보의 수집

다양한 방법으로 직무에 관한 정보를 수집한다.

라. 직무정보의 검토

수집된 정보를 직무담당자 또는 관리 책임자가 검토한다.

마. 직무기술서 및 직무명세서의 작성

검토가 끝난 직무정보를 활용하여 직무기술서와 직무명세서를 작성한다.

(4) 직무분석 방법

가. 질문지법

질문지법(questionnaire method)은 근로자와 관리자 모두에게 구조화된 질문지를 배부하고 이들이 직무에 관한 내용을 기술하게 하는 방법이다. 다른 방법보다 신속하게 자료를 수집할 수 있고 면접보다 다수의 근로자를 참석시킬 수 있기 때문에 직무분석에 적극적인 협조를 얻을 수 있다. 그러나 질문지 작성이 어렵고, 질문지를 일관성이 있고 통일되게 해석하기 어려운 단점이 있다. 또한, 직무분석 과정에서 근로자와 접촉할 기회가 많지 않기 대문에 정보의 정확성과 융통성이 결여될 수 있다.

나. 관찰법

관찰법(observation method)은 근로자가 직무를 수행하는 과정을 관찰하여 필요한 지식, 기술, 능력 등을 기록하는 방법으로 실제적인 과업이나 업무를 파악하는데 가장 보편적인 방법이다. 매일 수행하는 직무에 관하여 좋은 내용을 제공하는 방법이고, 단기간에 이루어지는 생산직무 또는 요건이 단순한 하급사무직, 단순기술자와 같은 기능직에 적합한 방법이다. 그러나 정신적인 기술이 많이 필요한 직무에는 적합한 방법이 아니다.

다. 면접법

면접법(interview method)은 직무수행에 필요한 지식, 기술, 능력 등을 직무를 수행하는 근로자에게 직접 인터뷰하여 기록하는 방법이다. 인터뷰를 담당하는 사람은 미리 준비한 질문을 하고 필요한 경우에는 근로자의 반응에 적합하게 질문을 추가하기도 한다. 이 방법은 완전하고 정확한 직무자료를 얻을 수 있으며 분석가가 직무자료의 중요성을 평가하여 업무의 중요도를 평가할 수 있다. 또한, 관찰자가 알 수 없는 정신적인 작업과정을 설명할 수 있기 때문에 정신적, 육체적 행위가 모두 기술될 수 있다는 장점이 있다. 따라서 전문적인 직무에 적합한 방법이다. 그러나 시간이 많이 걸리고 직무분석 대상자의 갈등, 오해, 불만 등이 발생할 수 있으며 비용이 많이 든다.

라. 고용자 기록법

고용자 기록법(employment recording method)은 직무분석의 정보를 근로자들의 작업일지 및 활동내용을 통하여 얻는 방법이다. 직무 수행자가 기록한 직무수행 기록을 바탕으로 직무를 분석하는 방법이기 때문에 이 기록을 바탕으로 직무수행에 필요한 의무와 책임을 분석할 수 있다. 고용자 기록법은 제공하는 자료의 양이 너무 많아서 분석하기 어려운 단점이 있다. 그러나 대부분의 직무에 적용이 가능하다.

마. 조합법

조합법(combination method)은 직무분석에 여러 가지 방법을 조합하여 분석을 하는 방법이다. 어떠한 직무분석방법도 배타적으로 이용하지 않고 각 방법을 적절하게 조합한다. 보건행정 직무를 분석하는 경우에 질문지법으로 기본 내용을 파악한 후에 면접법으로 질적인 내용을 보완하고 다시 관찰법을 사용하는 경우가 여기에 해당된다.

(5) 직무기술서

직무기술서(job descriptions)는 직무분석의 결과로 작성된 문서로 직무수행과 관련된 과업 및 직무행동을 포함한다.

가. 직무기술서에 포함되는 내용

· 직무명칭

· 직무활동과 절차, 수행되는 과업, 사용되는 원재료 및 기계, 다른 직원과 공식적 상호작

용, 감독의 성격과 범위 등

· 작업조건, 작업장소, 물리적 위치, 위험한 조건 등

· 작업집단의 인원수와 작업수행에 필요한 대인간 상호작용의 양에 관한 정보 등

· 고용조건, 작업시간, 임금구조, 임금형태, 부가급부, 공식조직에서 직무의 위치, 승진 및 이동의 기회 등

나. 직무기술서를 작성할 때 유의할 점

첫째, 표현이 단순 명료해야 한다. 다른 자료를 참고하지 않고 직무기술서만으로 직무와 관련된 내용을 이해할 수 있도록 단순하고 정확하게 표현해야 한다.

둘째, 범위를 명시해야 한다. 신규 직원이 해당 직무를 이해할 수 있도록 범위와 성격을 확실하게 제시해야 한다.

셋째, 구체적이어야 한다. 일반적으로 낮은 직위에 대해서는 보다 세세하게 과업을 설명하고 상위직에 대해서는 보다 넓은 측면에서 설명하는 경향이 있다.

넷째, 감독책임을 나타내야 한다. 직위담당자에 의해 감독책임이 어떻게 수행되는가를 명확히 표시해야 한다.

다섯째, 재검토를 해야 한다. 직무기술이 기본요건을 모두 충족하고 있는지 다시 검토하여야 한다.

(6) 직무명세서

직무명세서(job specification)는 직무분석의 결과로 작성된 문서로 직무수행에 필요한 근로자의 직무능력과 관련된 내용이 포함된다. 직무명세서는 직무의 인적요건에 초점을 둔 것이므로 직무기술서에 나타난 과업으로부터 인적요건을 이끌어내는 것이 중요하다.

가. 직무명세서에 포함되는 내용

· 직무명칭

· 교육 : 최소 교육 년수, 교육의 형태, 직무와 관련된 특정분야의 교육내용

· 지적능력 : 지수화

· 특수한 능력 : 타인과의 협동작업 능력, 손을 사용한 기능 등

· 과거 직업경험 : 다른 분야에 종사한 최소 1년 이상의 경험

· 특수한 지식 혹은 기능 : 통계능력, 보고서 작성 등에 관한 지식 및 기능

` · 성숙가능성 : 2년 이내 증가되는 책임을 담당할 수 있는 가능성

나. 직무명세서를 작성할 때 유의할 점

직무명세서는 직무분석의 결과를 근거로 직무담당자, 직무분석자, 감독자 등의 개인적 판단에 의해 작성되기도 하고, 통계적 분석에 의해 작성되기도 한다. 통계적 분석은 개인적 특성과 직무성과와의 관계를 체계적으로 분석을 하는 것으로 인사고과, 객관적 작업성과, 근속, 승진 등을 자료로 사용한다. 이 방법에 의한 직무명세서는 공정하고 명확한 내용이 될 수 있다. 한편, 개인적 판단에 기초하여 직무명세서를 작성할 경우에는 직무활동을 분석하고 충분히 이해하지 않으면 직무명세서의 신뢰도와 타당도가 낮아질 수 있다.

2) 채용관리

채용관리는 인적자원 확보계획에 따라 적합한 인력을 산정하고 필요한 시기에 모집, 선발, 배치 등과 관련된 일련의 의사결정 과정이다. 채용(recruitment)을 위해서는 현재 또는 미래의 필요인력에 대한 분석이 선행되어야 한다. 이직률 및 정년퇴직, 관리자의 수요 등을 고려하여 인력수요를 예측하고 내부에서 충원할 수 있는 인력과 외부에서 채용할 수 있는 인력을 분석한다. 이를 위해서 앞에서 설명한 직무분석을 통하여 해당직무나 작업의 내용을 분석하고 그에 필요한 기술과 지식이 무엇인지를 밝혀야 한다.

(1) 모집

모집은 조직이 필요로 하는 외부 또는 내부인력을 조직으로 유인하는 과정이다. 모집은 조직의 목표달성에 필요한 인력의 원천을 개발하고 이들 인력이 조직에 관심을 갖고 채용에 응모하도록 만드는 과정이다. 인력공급은 조직내부의 충원과 조직외부의 충원이 있다. 조직내부의 충원은 승진이나 전보와 같이 조직 안에 있는 인력을 활용하는 것이다. 일반적으로 조직은 외부의 인력을 활용하기 전에 내부의 인력을 활용하려고 한다. 비용을 절감할 수 있고 적임자를 찾기가 쉬우며, 조직의 사기를 높일 수 있기 때문이다. 그러나 조직내부의 인력만으로 충분치 못할 경우에는 조직외부의 충원을 활용하게 된다. 조직외부의 인력시장을 모집대상으로 할 경우에는 공개모집, 추천 등의 방법을 사용할 수 있다.

(2) 선발

모집을 통해 지원서가 접수되면 선발과정이 시작된다. 선발은 지원자 중에서 가장 적합한 자격을 갖추었다고 생각되는 사람을 선택하는 과정이다. 선발은 조직의 새로운 인적자원을 선택하는 과정이므로 인적자원관리에서 가장 중요한 기능중의 하나이다. 일반적인 선발절차는 지원서 평가 → 선발시험 → 면접 → 신원 및 배경조회 → 신체검사 → 선발결정 등의 순서로 진행된다.

표 3-7. 내부충원과 외부충원의 장단점

장단점	내부 충원	외부 충원
장점	· 조직 사기진작 · 동기유발 · 능력개발 강화 · 정확한 능력평가 · 비용절약	· 새로운 관점 · 인력개발 비용 절약 · 새로운 정보, 지식 제공
단점	· 모집범위 제한 · 인력개발 비용 · 승진 과다경쟁 · 승진탈락 구성원의 실망	· 적응기간 소요 · 내부인력의 사기저하 · 검증되지 않은 인력 채용

(3) 배치

일련의 채용과정을 거쳐 선발된 신입직원은 일정기간 오리엔테이션을 거쳐 직무배치를 받게 된다. 배치는 조직이 필요로 하는 자리에 가장 적합한 인력을 위치시키는 과정이다. 선발된 인력을 기술, 지능, 경험, 연령, 직무의 임금, 조건, 권한, 책임 등을 고려하여 가장 적합한 직무에 배치하는 것이다. 다시 말하면 적재적소에 사람을 골라서 쓰는 과정이 배치이다. 배치는 조직의 목표달성 뿐만 아니라 인력의 자기개발을 위해서도 중요하다. 단순히 비어있는 자리를 채운다는 생각보다는 해당 업무에 가장 적합한 인력을 배치하는 것은 그 무엇보다도 중요하다. 직무기술서와 직무명세서에 따라 직무에 맞는 배치가 이루어지는 것이 바람직하나 필요한 경우에는 사전 면담제도를 활용할 수 있다.

3) 평가관리

평가관리에는 확보한 인적자원의 자질, 능력, 업적 등을 평가하는 인사고과와 직무의 중요도, 난이도, 위험도 등 여러 평가요소에 의해 직무의 상대적 가치를 평가하는 직무평가가 포함된다.

(1) 인사고과

가. 개념

인사고과(performance appraisal)는 조직에서 사람을 평가하는 방법으로 근무성적 평정이라고도 한다. 효율적인 관리를 위하여 조직구성원 개개인의 자질, 능력, 업적 등에 대한 평가제도이다. 인사고과는 인력배치, 인력개발, 공정한 보상, 인력계획 등의 중요한 기초자료가 되기 때문에 객관적인 직무능력이나 사실들에 기초로 하여 공정하게 진행되어야 한다.

나. 인사고과 방법

① 서열법

서열법(ranking method)은 피고과자의 근무태도나 능력에 대하여 서열을 정하는 방법이다. 서열법에는 서열을 정하는데 있어서 평가요소별로 서열을 정하고 이를 종합하여 판단하는 단순서열법(straight ranking method), 가장 우수한 사람과 가장 못한 사람을 뽑고 남은 사람 중에 다시 가장 우수한 사람과 가장 못한 사람을 차례로 서열을 부여하는 교대방법(alteration method), 그리고 두 사람씩 쌍을 지어 비교하면서 서열을 정하는 일조비교법(paired comparixon method) 등 세 가지 방법이 있다.

서열법은 차별적으로 보상을 지급할 때에 유용하다. 서열법의 장점은 관대화경향이나 중심화경향 등의 오류를 예방할 수 있고, 간단하고 실시가 쉬우며 비용이 저렴하다는 것이다. 단점은 동일한 직무에 대해서만 적용가능하며 부서간의 상호비교는 불가능하다는 점, 피고과자의 수가 너무 많으면 서열결정이 어렵고 너무 적으면 고과의 의미가 없다는 점, 구체적인 고과기준이 없으므로 불평과 저항의 소지가 있으며, 절대적인 성과차이를 구별할 수 없다는 점, 구체적인 성과차원이 아닌 전반적인 평가이기 때문에 피드백을 통한 능력개발에는 한계가 있다는 점 등이다.

② 평정척도법

평정척도법(graphic rating scale method)은 업무실적, 직무수행능력, 직무수행태도 등과 같은 몇 개의 평정요소를 정해 놓고 그 요소에 대하여 숫자화 또는 문자화시키는 방법이다. 비교적 간단하여 오늘날 가장 많이 활용되고 있다.

평정척도법에는 단계식평정척도법(multiple-step rating scale method)과 도식평정척도법(graphic rating scale method)이 있다. 단계식평정척도법은 평정요소의 척도를 몇 가지로 구분하여 각 등급에 A, B, C, D 또는 수, 우, 미, 양, 가 등의 고과기준을 부여하는 것이다. 이것을 일명 비연속적 척도법이라고도 한다. 한편, 도식평정척도법은 조직의 각 구성원이 가지고 있는 특성과 직무수행에서 나타난 실적정도에 따라 각 고과요소마다 체크할 수 있는 연속적인 척도를 마련해서 고과자가 그 척도상의 임의의 장소에 체크할 수 있도록 하는 방법이다.

평정척도법의 장점은 한 번에 많은 대상자를 상대로 할 수 있으며, 분석적 평가방법이기 때문에 객관성을 확보할 수 있다. 또한 평정양식의 작성이 쉬워 비용이 절약되고, 평정결과가 숫자화 되기 때문에 조정이 쉽다. 단점은 각 평가요소에 인위적으로 점수를 부여하므로 관대화경향이나 중심화경향 등의 오류가 나타나고, 후광효과 같은 심리적 오류가 발생한다. 또한, 평정자의 주관성이나 편견이 개입될 수 있다.

③ 체크리스트법

체크리스트법(checklist method)은 근로자의 업적 또는 특성을 특징지울 수 있는 표준행동을 배열하고 해당 항목을 체크(check)하여 평가하는 방법이다. 일반적으로 이용되는 방법으로는 체크만 하는 프로브스트(probst)방법과 체크 후 이를 더욱 객관화하기 위해 체크한 이유를 기재하는 오드웨이(ordway) 방법이 있다. 프로브스트 방법은 강제할당법과 유사한 평정방식이다.

체크리스트법의 장점은 평정결과가 신뢰성과 타당성을 가지고 있으며, 평정이 쉽고 부서간의 상호비교가 가능하다는 것이다. 단점은 각 개인의 직무에 적합한 행동표준을 선정하기가 힘들고, 점수화 절차가 다소 복잡하다는 것이다.

④ 강제할당법

강제할당법(forced distribution method)은 평정상의 착오로 나타나는 집중화경향, 관대화경향의 폐해를 방지하기 위하여 근무성적을 강제로 배분하는 방법으로 제한분포법이라고도 한다. 예를 들어, 최우수(20%), 우수(40%), 보통(30%), 미흡(10%) 등으로 강제 배분하도록 하는 것이다.

강제할당법의 장점은 성적의 집중화, 관대화 경향을 방지할 수 있다. 단점은 피평정자의 수가 적고 평정자중에 탁월한 인물이 없을 경우에도 강제배분 때문에 최상의 등급으로 평정될 수 있는 모순이 있다.

⑤ 강제선택법

강제선택법(forced choice method)은 복수의 항목으로 구성된 각 기술항목 중에서 피평정자의 특성에 가까운 것을 강제적으로 표시하도록 하는 방법으로 강제선택식 체크리스트법이라고도 한다. 일반적으로 한조를 이루는 항목의 수가 네 개인 경우 두 개의 항목은 피평정자에게 유리한 것으로 생각되는 것이고, 두 개는 불리한 것으로 생각되는 것이다. 강제선택법의 장점은 평정자가 어떤 항목이 피평정자에게 유리한지를 모르기 때문에 평정자의 정실을 막을 수 있고 신뢰성과 타당성이 높다. 단점은 평정요소의 작성에 비용이 많이 들고 평정자 자신도 각 항목이 어떻게 계산되는지 모르기 때문에 나중에 피평정자에게 설명할 수가 없다.

⑥ 중요사건 서술법

중요사건 서술법(critical incident appraisal method)은 피평정자의 효과적이고 성공적인 업적뿐만 아니라 비효과적이고 실패한 업적에 이르기까지 모든 행위를 기록하여 이 기록을 근거로 평가하는 방법으로 자유서술법의 변형이다. 중요사건 서술법의 장점은 근로자에게 피드백 할 수 있으므로 개발목적에 유용하며, 객관적인 증거에 기초를 두고 평가하므로 타당성이 증대된다는 것이다. 단점은 평정자의 지나친 간섭이나 관찰이 행해지면 업무수행에 지장을 초래할 수 있고, 많은 시간이 요구되며 어떤 사건을 기록해야 하느냐의 판단에 문제점이 있다는 것이다.

⑦ 평가센터법

평가센터법(assessment center method)은 피평정자들을 10~15명의 소집단 단위로 구성하여 2~3일간에 걸쳐 평가센터에서 집중평가하여 그 잠재능력을 평정한다. 평가기간 중에는 복수의 평가전문가들이 여러 가지 평가법을 사용하여 피평정자들을 여러 측면에서 측정하게 된다. 평가방법으로는 문제해결 시뮬레이션, 사례분석, 역할연기, 의사결정실습, 심층면접, 적성검사 등이 있다. 피평정자의 현재 업적이 아니라 잠재능력과 적성에 초점을 맞추게 된다. 평가센터법의 장점은 피평정자의 재능을 나타내는데 동등한 기회를 가질 수 있고 여러 평가기법과 다수의 평가자가 동원되기 때문에 신뢰도가 높다. 단점은 비용-효과의 측면에서 경제성에 의문이 제기된다는 것이다.

⑧ 행위기준 평가법

행동기준 평가법(behavioral anchored rating scale)은 중요사건 서술법과 도표식평정법을 결합한 방법이다. 평가자는 수량적 척도에 따라서 근로자를 평가하지만 그 항목은 일반적인 서술이나 특성보다는 해당직무에 대한 실제적인 행위의 예로 구성되어 있다.

행동기준 평가법의 운영절차는 첫째, 우선 직무기술서를 바탕으로 직무를 구성하는 핵심과업들을 설정하고, 둘째, 선정된 핵심과업별로 과업수행수준을 5~10개의 척도로 구분하여 각각의 척도에 해당되는 과업수행상의 기준행동을 구체적으로 기술하며, 셋째, 평정자가 피평정자의 과업행동을 이런 과정을 통해 미리 설계된 기준행동 중에서 가장 가까운 행동을 선택함으로써 평정이 이루어진다. 이와 같은 평정절차는 과업별로 반복되어 실시되며 선택된 기준행동에 해당되는 척도점수를 합산하여 종합적인 평정점수가 산출된다. 이 평정방법의 시행에 있어서 중요한 요건은 직무수행자와 평정자, 그리고 인사전문가가 기준행동을 중심으로 한 인사고과표를 공동으로 설계한다는 점이다.

행동기준 평가법의 장점은 행위, 성과 유효성간에 명확한 구분을 가능하게 해주고, 평정자 및 피평정자에게 성공적인 행위에 대한 지침을 마련해 즈므로 성과향상을 위한 교육효과가 있고, 수용성이 매우 높다는 것이다. 또한, 구체적인 행동유형을 평가척도로 제시하기 때문에 신뢰도가 높다. 단점은 많은 시간과 비용이 소요되고, 복잡하고 정교하여 소규모 조직에는 적용하기 어렵고, 평가척도를 개발하고 업무를 담당하기 위해서는 많은 인원이 필요하다는 것이다.

⑨ 자기평가법

자기평가법(self-rating method)은 피평정자가 자신의 능력과 직무, 환경, 훈련 등에 대한 자신의 희망을 서술하여 보고하도록 한다. 이 결과를 근거로 평정하며, 주로 관리층의 고과에 보충적인 방법으로 사용된다.

⑩ 목표관리법

목표관리법(management by objectives)은 평정자와 피평정자가 함께 목표를 설정하고 사업종료 후에 업무수행과정과 결과를 목표와 비교하여 문제점과 개선방안을 공동으로 검토한다. 목표관리법(MBO)은 최종목표의 달성에 초점을 둔 평가방법이다. 즉, 미리 설정된 구체적인 목표를 달성 또는 초과 달성한 피평정자는 높은 점수를 받고 목표에 미달한 피평정자는 낮은 점수를 받는다. 그러나 목표관리법에서 가장 중요한 것은 목표달성 정도에 대한 자세한 피드백이다. 피드백을 통하여 피평정자는 평정결과의 수용도를 높일 수 있을 뿐만 아니라 앞으로 성과향상을 위한 구체적인 자료를 얻게 되는 것이다.

목표관리법의 장점은 객관성이 높고, 피고과자가 고과기준의 설정에 직접 참여하기 때문에 그 목표달성에 대한 동기부여와 그 평정결과에 대한 수용도가 높고, 피드백을 통하여 능력개발에 대한 구체적인 방향과 방법을 제시할 수 있다는 것이다. 단점은 효과적인 시행에는 시간과 비용이 많이 소요되고, 자신의 성과목표와 자기개발 목표를 직무수행자가 직접 설계해야 하기 때문에 조직구성원의 성숙도가 필요하다는 것이다.

(2) 직무평가

가. 개념

직무평가(job evaluation)는 조직에서 직무의 상대적 가치를 평가하는 공식적이고 체계적인 방법이다. 직무평가의 주요 목적은 직무의 난이성, 책임성, 중요성 등을 객관적으로 평가하여 그것이 갖는 조직 내에서의 상대적 가치를 결정하고 이에 의한 임금 격차를 합리적으로 책정하는데 있다. 이에 따라 공정 타당한 임금격차에 의하여 직원의 근로의욕을 높이고 나아가서 노사관계를 원활히 하기도 한다. 직무평가는 조직의 직무급제도 확립과 직무급제도 확립을 위한 기초자료를 얻기 위한 것이다.

직무를 평가하는 과정에서 특히 주의해야 할 것은 직무평가는 직무 그 자체의 상대적인 가치를 판단하기 위한 것이지 결코 직무를 수행하는 사람을 평가하기 위한 것이 아니라는 점이다. 직무평가는 인력의 배치, 교육훈련, 승진 등의 인적자원관리 영역과 관련되기 때문에 평가요소의 비중이나 평가방법 등의 선택을 둘러싸고 노사 간의 갈등을 야기시킬 소지가 있다.

나. 직무평가방법

① 서열법

서열법(ranking method)은 가장 간단한 방법으로 직위명을 기록한 카드를 하나하나 보면서 그 직위가 지니고 있는 전체적 가치를 종합적으로 평가하여 서열을 결정한다. 이런 과정으로 진행된 각 평가위원의 결과를 평균한다. 서열법은 직무간의 차이가 명확한 경우나 평가자가 모든 직무를 잘 알고 있는 경우에만 적용이 가능하다.

서열법의 장점은 평가방법이 극히 간단하여 직무등급을 신속하게 매길 수는 있다는 것이다. 이런 이유로 소규모 조직체에서 주로 사용한다. 단점은 직무의 수가 많고 복잡한 경우에는 그 실효성이 없고, 직책의 평가가 아니라 그 직위에 있는 사람에 대한 평가가 되기 쉽다는 것이다.

② 직무분류법

직무분류법(job classification method)은 어떠한 기준에 따라 사전에 만들어 놓은 여러 등급에 각 직무를 적절히 판정하여 맞추어 넣는 평가방법이다. 서열법이 개개 직무 하나하나를 전부 평가하는 것과 달리 직무분류법은 많은 직무 중 직군(job family)을 등급으로 매겨져 비교적 유사 혹은 동질적인 직무를 한 등급으로 평가한다. 직무분류법은 간편하여 많이 이용하는데, 분류자체에 객관성이 없는 경우에는 직무배정을 합리적으로 할 수 없다는 단점이 있다.

③ 점수법

점수법(point rating method)은 직무를 숙련, 책임, 노력, 작업환경 등과 같은 여러 평가요소로 구분하고, 각 요소별로 그 중요도에 따라 점수를 준 후 이 점수를 합산하여 각 직무의 가치를 평가하는 방법이다. 점수법의 장점은 수량적, 분석적으로 직무의 가치를 표현하기 때문에 직무의 상대적 차이 등을 명확하게 정할 수 있고, 근로자들로부터 평가결과에 대하여 이해 및 신뢰를 얻을 수 있다는 것이다. 단점은 각 직무에 공통되는 적합한 평가요소의 선정이 어렵고, 평가요소에 대하여 등급을 정하고 그 등급에 따라 점수를 배정하는 과정이 매우 어렵다는 것이다.

④ 요소비교법

요소비교법(factor comparisons method)은 조직 내에서 핵심이 되는 몇 개의 기준직무(key jobs)를 선정하고, 각 직무의 평가요소를 기준직무의 평가요소와 결부시켜 비교함으로써 모든 직무의 상대적 가치를 결정하는 방법이다. 요소비교법은 직무의 상대적 가치를 임금액으로 평가하는 것이 특징이며, 기능직은 물론이고 사무직, 기술직, 감독직 등 상이한 직무에도 이용될 수 있다. 요소비교법은 현행 임금액이나 그 결정방법의 적합성을 검토하는 데 활용될 수 있어 직무급 정착에 기여할 수 있다.

4) 인적자원개발

(1) 개념

인적자원개발(human resource development)이란 용어는 1970년 나들(Nadler)이 처음 사용하였다. 처음에는 개인차원의 교육훈련을 지칭하였으나 점차 인적자원을 양성, 배분 및 활용하여 인적자원의 가치와 효용을 증대시키기 위한 제반 활동을 의미하는 것으로 확대되었다.

한편, 개발(development)은 훈련과 달리 보다 장기적인 관점에서 담당자 혹은 관리자의 역량을 증진시키는 노력이다. 즉, 개발은 담당자 혹은 관리자의 현재 직무 수행 현장에서 당장 사용되는 것은 아니지만 미래에 필요하게 될 능력을 배양시키는데 관심을 갖는다. 따라서 개발관리란 인적자원의 능력을 최대한 발휘할 수 있도록 일의 기회와 교육훈련의 기회를 부여하는 과정이다. 개발관리는 세부적으로 근로자에 대한 교육훈련의 필요성 분석, 교육프로그램의 내용, 대상 및 방법의 선정, 교육훈련의 실시, 평가와 피드백, 승진기준과 승진유형의 결정, 직무순환의 방침 등과 관련된다. 즉, 개발관리에는 교육훈련, 승진, 직무순환 등의 활동이 포함된다.

(2) 교육훈련

가. 개념

훈련(training)은 직무와 관련된 지식, 숙련, 능력을 증진시키기 위해 조직이 구성원들에게 제공하는 일련의 계획된 노력이다. 훈련을 교육과 훈련으로 구분하기도 한다. 교육은 인간의 지적 활동을 활성화시켜서 직무와 관련된 일반적이고 개념적인 지식을 습득하게 하는 과정이고, 훈련은 주로 반복적인 연습(practice)을 통해서 직무와 관련된 특정한 숙련(skill)을 습득하게 하는 과정이다.

나. 교육훈련의 종류

① 기초 훈련

기초 훈련은 신규 채용된 직원이 어떠한 직위의 직책을 담당하기 전에 받는 훈련이다. 일반적으로 강의에 의한 훈련방식을 많이 사용하며 공무원의 경우 시보임용이 이에 속한다.

② 재직자 훈련

재직자 훈련은 재직하고 있는 근로자에게 새로운 지식, 규칙, 법령 등의 내용을 습득시키기 위해서 정기적 또는 수시로 실시되는 훈련이다. 일반적으로 실습방식을 많이 사용한다.

③ 감독자 훈련

감독자 훈련은 부하의 직무수행을 지휘하고 이에 대한 책임을 지는 감독자 또는 앞으로 감독자가 될 잠재력을 가진 사람에게 인간관계의 개선에 중점을 두고 실시하는 훈련이다. 일반적으로 강의, 세미나, 토론, 사례연구, 시청각방법, 역할연기법 등이 사용되고 있는데, 강의식보다는 집단토론 방식이 많이 사용된다.

④ 관리자 훈련

관리자 훈련은 최고 관리층이나 중간 관리층에 속하는 간부급을 대상으로 실시하는 훈련이다. 관리자 훈련은 조직의 관리자들에게 사회변화에 대한 인식, 고도의 관리능력, 문제해결 능력 내지 종합적인 판단능력을 갖추도록 지원한다. 일반적으로 분임연구, 사례연구, 토론, 회의 등의 방식을 많이 사용한다.

다. 교육훈련 방법

교육훈련 방법은 직장내 교육훈련(on the job training : OJT), 직장외 교육훈련(off the job training : Off-JT), 자기개발(self development : SD) 등으로 크게 나누어진다.

① 직장내 교육훈련

직장내 교육훈련(OJT)은 직장내의 일상적인 직무수행 과정을 통하여 상사가 부하에게 직무수행에 필요한 실천적 지식 및 기능을 직접 지도하며 습득시키는 라인중심의 개별적 교육훈련방식이다. 현장훈련 또는 견습이라고 불리어진다. 지도(coaching)가 훈련의 핵심이며, 훈련의 성과는 감독자의 지도와 기술여하에 많이 의존하게 된다. 직장내 교육훈련은 직책의 성격이 고도의 전문성과 정밀성을 요구하는 경우에 적합하고 특히, 별드의 교육훈련 시설이나 비용의 부담없이 작업현장에서 간편하게 할 수 있다.

직장내 교육훈련의 장점은 부하의 담당직무에 대한 필요능력과 부하의 실제능력을 정확히 파악하여 부하의 직무수행능력을 효율적으로 향상시킬 수 있으며, 상사와 부하간의 일상적인 인간관계의 개선 및 부하의 근로의욕을 증대시킬 수 있다는 것이다. 단점은 상사의 학습능력 및 학습내용과 기법에 지나치게 의존하여 교육훈련의 성과가 좌우된다는 것이다.

표 3-8. 직장내 교육훈련의 장단점

장 점	단 점
① 실천적 교육훈련이 가능하다.	① 상사의 개인적 능력에 지나치게 의존한다.
② 별도의 시설 없이 적은 비용으로 가능하다.	② 교육훈련이 직무수행에 장애가 될 수 있다.
③ 교육훈련을 실시하기 쉽다.	③ 많은 직원을 대상으로 실시할 수 있다.
④ 상사와 부하간의 이해와 협동심을 촉진시킨다.	④ 고도의 기능교육 훈련은 어렵다.
⑤ 부하의 수준에 적합한 교육훈련이 가능하다	⑤ 통일된 수준의 교육훈련이 어렵다.
⑥ 동기부여에 기여할 수 있다.	

② 직장외 교육훈련

직장외 교육훈련(Off-JT)은 직장을 떠나서 별도의 교육장소에서 집합적으로 실시하는 방법이다. 직장외 교육훈련은 인사부서가 중심이 되어 직장의 교육훈련시설을 이용하여 실시되기도 하지만 경우에 따라서는 외부의 전문적인 교육기관에 위탁하기도 한다. 또한, 직장의 정기적 또는 부정기적 강연회를 통하여 직장외 교육훈련을 실시하는 경우도 있다.

직장외 교육훈련의 장정은 많은 종업을 대상으로 체계적인 교육훈련을 실시할 수 있다는 것이다. 단점은 실제 운영과정에서 교육내용의 형식화를 가져올 수 있고, 우수한 강사초빙과 교육장소 확보 등으로 비용이 많이 소요된다는 것이다.

③ 자기개발 교육훈련

자기개발(SD) 교육훈련은 근로자가 스스로 노력하여 직무수행능력을 개발하고, 실천적 문제해결능력의 향상을 통하여 자기성장을 이룩해가는 것이다. 평생교육의 중요성이 증대하고 있어 최근 직원의 자기개발의 필요성이 강조되고 있는 추세이다. 직장은 직원의 자기개발 노력을 지원하기 위한 여러 제도가 필요하게 되었다. 자기개발을 촉진하기 위한 지원방법 및 지원시책은 직원의 직무수행과 관련된 자격 취득지원, 통신교육강좌의 지원, 직장 발표회 개최, 사외세미나 및 강연회 참석 지원, 자발적 공부모임 지원, 각종 연수 지원, 업무 관련 도서 비치, 시청각자료 제공 등이 있다.

(3) 승진

가. 개념

승진관리는 조직에서 구성원을 더 상위의 직무로 이동시켜 조직의 효과성을 높이는 활동이다. 조직구성원들은 과업을 수행하면서 승진(promotion)에 의해 보수와 지위가 상향되고 그에 수반되는 책임감과 만족감을 갖게 된다. 조직에서는 구성원의 승진을 합리적으로 관리하기 위해서 승진기준을 만들고, 이 기준에 근거하여 적합한 승진제도를 설계하게 된다.

나. 승진방침

① 연공서열주의

연공서열(seniority)주의는 조직구성원의 승진을 결정할 때에 근무경력을 가장 중요한 기준으로 생각한다. 즉, 조직에 근무한 시간에 따라 승진의 우선권을 준다. 근무연수에 비례하여 개개인의 업무능력과 숙련도가 신장된다는 사고에 근거하고 있다. 승진기준으로 객관성이 가장 높은 근무연수를 사용하므로 주관적인 견해의 차이가 있을 수 없다.

② 능력주의

능력(competence)주의는 조직구성원이 목표달성에 기여하는 업무수행 능력에 따라 승진의 우선권을 준다. 연공서열주의가 근무연수와 경험을 중요시하는 것과 달리 능력주의는 직무성과와 이에 관련된 능력 및 특성을 중요시 한다. 조직의 효율성이나 공정성의 관점에서 보면 능력주의는 가장 합당한 방법라고 할 수 있다. 뿐만 아니라 적재적소 원칙에서도 가장 이론적인 승진기준이다.

③ 연공서열주의와 능력주의의 조화

연공서열주의는 조직 환경에 변화가 많지 않고 직원의 퇴화(obsolescence)가 없을 때에 적합한 승진기준이다. 그러나 외부 환경이 급격히 변하고 내부에드 여러 가지 복잡한 변화가 많은 조직에서 연공서열주의는 조직의 침체와 유능인력의 이직, 무사안일주의적 조직분위기를 조성하는 요인으로 작용할 수 있다. 연공서열주의는 변화에 대한 적응력이나 창의력보다는 안정과 현상유지, 충성심, 인간적 결속을 강조하는 정체된 조직체적 가치를 조장하는 요인으로 인식되고 있다.

그러나 연공서열주의가 반드시 역기능적 결과를 가져오는 것은 아니며, 연공서열에 의하여 승진과 보상을 결정하는 일부 조직에서는 성과급이나 직무급과 같은 능력주의적인 제도를 부분적으로 도입하여 온정적인 분위기 속에 집단성과와 효율성을 높이고 있다. 연공서열주의와 능력주의의 적용은 주어진 사회문화와 조직 환경 및 여건에 따라 결정하여야 한다. 가장 바람직한 방법은 연공서열주의와 능력주의를 적절하게 조화시켜 승진제도를 운영하는 것이다.

(4) 직무순환

가. 개념

직무순환(job rotation)은 해당부서에 근무하던 근로자가 일정 기한이 차게 되면 다른 부서로 근무처를 옮기는 것이다. 직무순환은 수평적 인사이동이며, 배치전환이라고도 한다. 근로자의 능력을 개발하기 위하여 다양한 직무를 경험하게 한다. 직무순환은 기능이나 작업조건, 책임 및 권한 등이 현재까지 담당했던 직무와는 다른 직무로 이동하는 것이다.

나. 직무순환의 의미

첫째, 직무에 대한 불만을 방지할 수 있다. 직무에서 느끼는 단조로움과 권태, 비적성 등을 사전에 예방할 수 있다.

둘째, 조직의 효율을 증대시킬 수 있다. 근로자가 각 직무 상호간의 유기적 관계를 이해할 수 있어 부문 간의 협력이 촉진될 수 있다.

셋째, 생산성을 향상시킬 수 있다. 인력의 효율적인 배치 및 활용을 통하여 조직의 효율성을 향상시킨다.

넷째, 부정을 예방할 수 있다. 장기적으로 직무를 담당할 경우에 불필요한 유대가 조성되고 부정이 발생할 수 있는데, 이를 사전에 예방할 수 있다.

다섯째, 관리능력이나 전문능력을 향상시킬 수 있다. 직무순환을 장기교육훈련 방법의 하나로 본다면, 근로자의 직무능력 향상에 기여한다.

5) 이직관리

(1) 개념

이직(separation)은 고용관계의 영구적인 단절이며 사직, 퇴직, 해고 등을 포함한다. 사직(resignation)은 직원 자신이 자발적인 의사에 의하여 고용관계를 단절하는 것이고, 퇴직(retirement)은 정년에 의하여 직장을 떠나는 것이며, 해고(discharge)는 징계조치로서 조직이 직원과의 고용관계를 단절하는 것이다.

이직관리는 이직을 조직 입장에서 긍정적인 방향으로 다루려는 활동이다. 조직에서 중요한 인적자원이 이직하면 이에 따른 선발비용과 선발한 신입사원에 대한 훈련비용 등의 낭비를 초래한다. 또한, 이직자와 잔류 근로자들 간의 인간관계가 파괴되어 조직의 성과에도 부정적인 영향을 미친다.

(2) 이직의 분류

가. 자발적 이직

① 사직

사직(resignation)은 개인의 의사결정에 따른 이직이다. 사직의 원인은 조직에 불만이 있거나 보다 나은 기회를 찾기 위해 다른 조직으로 옮기는 경우, 개인적인 이유로 조직을 떠나는 경우가 있다.

② 정년퇴직

정년퇴직(retirement)은 본인의 의사나 노동능력의 유무와 상관없이 일정한 연령에 도달하여 고용계약이 자동적으로 소멸되는 것을 말한다. 일반적으로 정년퇴직의 연령은 조직의 규칙이나 단체협약의 규정에 따라 결정된다.

나. 비자발적 이직

비자발적 이직은 근로자의 의사와는 관계없이 사용자나 조직의 입장에서 강제적으로 실시되는 것이다.

① 정리해고

정리해고(lay-off)는 경영이 악화된 조직이 경쟁력 강화와 생존을 위하여 근로자를 해고하는 것이다.

② 징계해고

징계해고(discharge)는 근로자가 직장의 질서 및 계약의무를 중대하거 위반한 경우에 그에 상응하는 제재로 실시하는 해고이다.

(3) 이직의 기능

조직에서 이직 현상은 불가피한 현상이다. 그럼에도 불구하고 이직이 발상하면 조직의 안정성에 부정적인 영향을 미치게 되고, 새로운 인력을 찾기 위한 모집, 선발, 훈련 등에 비용이 발생한다. 그러나 이직은 역기능만 있는 것은 아니고 순기능도 함께 있다. 이직이 조직에 미치는 영향은 다음과 같다.

표 3-9. 이직의 기능

순기능	역기능
① 조직에 변화를 가져올 수 있다.	① 대체인력 확보에 비용이 발생한다.
② 잔류직원에게 이동과 승진의 기회를 제공한다.	② 경력자 손실로 조직생산성이 저하된다.
③ 과잉인력의 자연감소를 가져올 수 있다.	③ 조직에 불안감을 조성할 수 있다.
④ 인력 수급의 유연성을 제공한다.	④ 잔류직원의 업무량이 증가한다.
⑤ 노동비용의 감소를 가져온다.	⑤ 조직의 이미지를 악화시킬 수 있다.
⑥ 무능직원과 불만직원을 감소시킬 수 있다.	⑥ 새로운 직원모집에 어려움을 겪을 수 있다.

6) 갈등관리

(1) 개념

갈등(conflict)은 주체간의 대립적 또는 적대적 상호작용으로 충돌, 대립, 질시, 미움, 적개심의 관계이다. 갈등은 인간이 모여 있는 사회에서는 보편적인 현상으로 개인 대 개인, 개인 대 집단, 개인 대 조직, 집단 대 집단, 집단 대 조직 간에 일어날 수 있다. 조직 내에서의 갈등은 희소자원이나 업무의 불균형 배분 또는 목표, 가치 등의 차이로 일어나는 대립적 상호작용이다. 갈등이 계속 유지되면 조직에 부정적인 영향을 미칠 수 있기 때문에 갈등의 원인을 파악하여 해결하는 것이 조직의 생산성 향상이나 발전에 도움이 된다.

(2) 갈등의 기능

갈등은 역기능만 있는 것은 아니고 순기능도 함께 있다. 갈등을 잘 관리할 경우 발전의 기회가 될 수도 있다. 조직내부의 갈등이 있은 후에는 조직의 내적응집성과 조직구성원들의 충성심의 향상되기도 한다. 갈등이 조직에 미치는 영향은 다음과 같다.

표 3-10. 갈등의 기능

순기능	역기능
① 건설적 갈등은 조직의 발전과 쇄신을 유도한다. ② 새로운 조화와 통합력의 향상을 볼 수 있다. ③ 조직변동이 가능하여 생동력 있는 조직이 된다. ④ 조직의 안정성을 공고히 한다. ⑤ 갈등이 잘 관리되면 조직의 생산성을 향상시킨다.	① 구성원의 사기를 저하시킨다. ② 질서를 문란시켜 조직의 안정성을 파괴한다. ③ 직원의 편협성을 조장한다. ④ 변화와 쇄신에 저항하기도 한다. ⑤ 조직의 관리통제를 어렵게 한다.

(3) 갈등의 원인

가. 개인적 요인

개인적 요인에는 욕구의 충돌과 인식의 차이가 있다. 지나친 욕심은 갈등의 근본원인이다. 욕구가 채워지지 않을 때 다른 사람의 욕구충족을 저해하거나 좌절시키면 갈등이 일어난다. 또한, 구성원들은 동일한 현상이나 사실에 대해서 서로 다른 인식을 가지는 데 이것이 갈등을 일으키게 한다. 인식의 차이를 일으키는 원인은 성격차이, 사회적 배경의 차이, 직종의 차이, 직무의 차이, 지위의 차이, 계급의 차이, 신분의 차이 등이 있다.

나. 집단적 요인

집단적 요인에는 집단이익의 대립과 집단목표의 차이가 있다. 특정집단에 소속되었다는 이유로 승진순위, 직무배치 등에서 특별한 혜택을 받거나 혹은 불이익을 받게 되면 집단의식은 강해지고 집단 간에 갈등이 발생한다. 또한, 집단목표를 달성하는 과정에서 집단들은 상호작용을 하는데 조직의 목표나 기능에는 차이가 있기 때문에 갈등이 발생한다.

다. 조직관리적 요인

인간의 욕구는 무한하고 조직에서 제공할 수 있는 자원과 기회는 한정되어 있기 때문에 배분과정에서 이들 사이에 괴리현상이 일어나고 결국 갈등이 발생하게 된다. 조직내의 자금, 인력, 시설, 정보, 기회 등이 유한하기 때문에 갈등은 불가피한 현상이다.

(4) 갈등해소 방법

가. 공동해결

갈등을 일으키는 당사자들이 직접 접촉하여 갈등의 원인을 함께 해결하는 방법이다. 의사소통을 통해 문제점을 공동으로 확인하고 효과적인 대안을 모색하는 것이다. 공동의 노력으로 갈등상황을 해결하는 것이며 당사자들이 협동적인 문제해결능력을 가지고 있을 때 효율적이다.

나. 상위목표 제시

갈등을 일으키는 당사자들이 공동으로 추구해야 할 상위목표(superordinate goal)를 제시하여 갈등을 완화시킨다. 상위목표는 갈등관계에 있는 당사자들이 모두 추구하는 것이지만 단독으로 성취시킬 수 없고 공동으로 노력해야 한다.

다. 자원확대

자원확대(expansion of resources)는 희소자원의 획득으로 초래되는 갈등을 해소하는 가장 효과적인 방법이다. 갈등 당사자 모두를 만족시켜 줄 수 있기 때문에 매우 효과적이다. 그런데, 조직내의 자원이라는 것이 필연적으로 제한적일 수밖에 없기 때문에 이 방법을 사용할 수 있는 경우는 극히 제한적이다.

라. 회피

회피(avoidance)는 단기적으로 갈등을 완화할 수 있는 방법이다. 갈등을 일으킬 수 있는 의사결정을 보류하거나 회피하여 갈등을 일으키는 당사자들이 접촉을 피하는 것이다. 회피는 갈등원인이나 갈등상황을 해결하는 것이 아니기 때문에 근본적인 해결방법은 될 수 없다.

마. 상사 명령

집단 간에 갈등이 발생하여 당사자들이 해결할 수 없게 되면 그들의 직속상사가 명령하여 갈등을 해소시킨다. 상사는 자신에게 부여된 공식적인 권한에 근거해서 갈등을 해소 할 스 있다. 이 방법은 근본적인 갈등원인을 제거하지는 못하고 갈등행동만 해소시킨다.

바. 완화

완화(smoothing)는 갈등 당사자들의 이견이나 상충되는 이익은 얼버무려버리고 공동이익을 강조하여 갈등을 해소시키는 방법이다. 완화는 근본적인 갈등원인을 제거하지 못하기 때문에 잠정적인 해소방법이다.

사. 강압

강압(forcing)은 강력한 압력을 행사하여 갈등을 해소하는 방법이다. 강력한 힘을 가진 중재인이나 권위를 가진 최고관리자를 이용하게 된다.

아. 구조적 요인 개편

구조적 요인에 변화를 유도하여 갈등을 보다 근본적으로 해소시킨다. 구조적 요인을 개편하는 방법으로 인사교류, 업무배분의 변경, 조정담당 기구의 신설, 이의제기 제도 실시, 갈등을 일으키는 조직의 합병, 보상체계 마련 등이 있다.

자. 대결

대결(confrontation)은 가장 안전한 해결방법이다. 갈등당사자가 상호 대면하여 그들이 해결 가능한 수단을 이용하여 문제를 풀어가는 방법이다. 이 방법은 개인 간의 오해가 있을 때에 가장 효과적이다.

차. 태도 개선

갈등상황에 대한 당사자나 앞으로 갈등을 일으킬 가능성을 가진 사람의 태도를 변화시켜 갈등을 해소하거나 사전에 예방한다. 갈등당사자의 태도를 변화시키는 데는 많은 시간과 노력이 필요하기 때문에 시행이 쉽지 않다. 그러나 갈등의 해소나 방지에 가장 효과적이고 확실한 방법이다.

제 3 장 예산 및 구매관리

• 학 습 단 원 •

1. 예산관리의 이해
2. 구매관리의 이해

1. 예산관리의 이해

1) 개념

예산(budget)은 조직이 수립한 목표를 달성하기 위해서 여러 사업과 관리 활동에 소요되는 자금을 화폐단위로 계수화하여 구체적으로 나타낸 계획이다. 예산은 한정된 자원을 배분하고자 하는 정책의사결정 과정이며, 조직의 목표를 달성하기 위하여 화폐단위로 표시한 계획이다. 따라서 예산은 회계의 한 형태이며 조직의 책임자가 회계연도 동안 수행하고자 하는 내용을 자금이라는 숫자로 표현한 업무계획서라고 할 수 있다.

예산회계(budget accounting)는 예산편성, 예산집행, 예산결산과 관련한 장부작성 등 모든 회계행위를 말한다. 예산은 미래에 대한 추정이며 계획이다. 이와 달리 회계는 실제로 발생한 내용의 기록으로 과거에 대한 사실의 기록이다. 회계연도 초에 미래의 재무계획은 예산으로 관리되지만 회계연도가 종료되면 예산을 집행한 회계정보로 남게 된다.

예산관리(budgetary planning and control)는 조직 전체의 효율성을 높이기 위해서 예산을 편성하고, 그것을 근거로 하여 한 해 동안 조직 각 분야의 모든 활동을 종합적으로 계획, 조정, 통제하며, 예산과 실적의 차이를 분석하여 조직의 성과를 객관적으로 평가하는 과정이다.

2) 예산수립의 목적

예산은 조직의 모든 활동과 관련되기 때문에 예산수립은 중요하다. 예산수립의 목적은 다음과 같다.

첫째, 조직의 사명과 비전을 완수하기 위한 단기적 목표 및 사업계획을 구체화하고 명확하게 수립하기 위한 것이다.

둘째, 관리자의 의도와 사업계획이 제반의 법규와 규정을 준수하고 있는지를 검증하기 위한 것이다.

셋째, 조직이 보유한 한정된 자산을 종합적, 전반적으로 검토하여 현안 문제를 해결할 수 있도록 우선순위를 결정하기 위한 것이다.

넷째, 적시에 정확한 재무정보를 제공하여 투자 및 회수시기 결정, 운영자금 확보 등에 관한 합리적 조정 기능을 확보하기 위한 것이다.

다섯째, 예산의 편성과 집행 및 결과 분석 등의 전반적 업무를 수행하는 과정에 있어 투자의 효율성을 극대화하기 위한 것이다.

여섯째, 외부 환경변화에 탄력적으로 대응할 수 있는 의사결정 능력을 확보하고 지원하기 위한 것이다.

일곱째, 예산의 전체 과정을 통하여 조직 내 부서간 의사소통 기능을 활성화하기 위한 것이다.

3) 예산관리의 기능

예산관리는 절차에 의해 수행되는 기획업무라고 할 수 있다. 예산관리의 기능은 조직의 규모와 특성에 따라 다르지만 일반적으로 기획기능, 조정기능, 관리기능이 있다. 구체적인 내용은 다음과 같다.

(1) 기획기능

예산관리가 단순한 비용관리나 계수정리 정도로 사용되고 있는 것은 예산관리의 가치와 기능을 충분히 인식하지 못하거나 기획기능이 결여되어 있기 때문이다. 예산편성이 여러 부서에서 제출한 사업계획에 소요되는 자금의 계수산정 작업에 머물지 않고 조직의 단기목표에 부적합한 예산항목을 배제하는 과정을 거쳐 합리적으로 예산을 수립하는 것은 중요한 기획과정이라고 할 수 있다. 예산관리는 목표를 가장 효과적이고 효율적으로 달성하려는 체계적이고 합리적 노력이며 기획과 통제가 중요한 기능이다. 기획과 통제기능을 가지기 때문에 조정기능을 할 수 있다.

예산은 일관성을 유지하면서 전략기획과 논리적 연관성을 갖는 것이 중요하기 때문에 각 부서에서 제출한 요구사항을 단순하게 계수화하여 편집해서는 안되고, 기관의 목표와 관련성을 규명하는 과정을 거쳐야 한다. 이런 과정을 통하여 예산은 조직의 전반적인 재무상태와 계획을 연계할 수 있는 실제적인 방안을 강구할 수 있게 된다.

(2) 조정기능

예산관리에서 조정은 기관 전체의 목표와 부문별 목표가 일치되도록 자원을 배분하고 조절하는 것이다. 예산이 조직의 각 부서와 타 기능간의 상호 연관성을 반영하여 편성되기 때문에 관리자는 예산 집행을 통제하는 과정을 통하여 조직 전체를 조망할 수 있는 안목과 시야를 확보하고, 각 부문의 활동을 적절히 조정할 수 있는 수단을 보유하게 되는 것이다. 조직 내 모든 계층의 계획과 활동, 여러 부서의 참여가 요구되는 계획과 활동, 변화된 환경에 적합한 새로운 대안 등의 업무가 예산집행과 관련하여 조정기능이 발휘되어야 하는 구체적 대상이라고 하겠다.

(3) 관리기능

관리기능은 관련 예산을 종합적으로 파악하고 이것을 실시하는 과정에서 본래의 목적을 달성할 수 있도록 모든 활동을 감독 및 지도하는 것이다. 결정된 예산을 예산대로 수행하려면 종합적, 체계적으로 관리하여야 한다. 예산집행의 통제기능은 적정한 수준에서 예산을 집행하고자 하는 업무 담당자의 자세가 무엇보다 중요하며, 예산담당자의 실무 차원의 검토와 감사활동이 합리적으로 병행될 때에 확보될 수 있다. 관리기능은 업무의 감독과 함께 사후의 실적 측정, 실적 차이의 원인 검토가 반드시 필요하다. 이는 관리기능이 얼마나 충실히 수행되고 있는가를 판단하는 척도이며 비판 및 반성의 근거가 된다.

4) 예산관리의 원칙

첫째, 관리자들이 이해할 수 있는 수준으로 쉽게 예산을 작성하고 매년 수준을 조금씩 높여가는 것이 필요하다.

둘째, 협의과정을 통하여 예산의 방향을 설정하고 예산편성의 진전 상태를 일정표로 확인한다.

셋째, 기관의 이익과 부문 예산책임자들의 이익이 상반될 경우에는 이들을 설득하거나 부분적인 양보를 통하여 협조를 유도한다.

넷째, 예산수립 초기에 관리자는 기본 예산편성지침을 제시하여 조직의 목표를 명확히 알려준다.

다섯째, 예산이 절대적인 기준은 아니므로 상황변화에 따른 예산조정이 필요한 경우에는 관련 부서와 노력한다.

5) 예산의 분류

(1) 기간에 따른 구분

기간의 장단에 따라 단기예산(년차예산)과 장기예산으로 구분한다. 이 외에도 특수한 예산으로 계속예산이 있다. 계속예산(continuous budget)은 년차예산으로 1년에 대해 편성된 것이지만 기간이 지남에 따라 예산이 추가되어 항상 12개월의 예산이 유지되는 예산이다.

(2) 예산 규모에 따른 구분

규모에 따라 전체를 다루는 종합예산과 한 부문만을 다루는 부문예산(개별예산)으로 구분한다.

(3) 손익계산에 따른 구분

손익계산에 따라 수익예산과 비용예산으로 구분한다. 수익예산과 비용예산을 합하면 손익예산이 된다.

(4) 여건의 변동 고려에 따른 구분

비용에는 여건이 변화하여 이용률에 변화가 생기면 직접적으로 영향을 받는 항목이 있다. 이들 항목의 여건 변동을 감안하는가에 따라 정태예산과 동태예산(변동예산)으로 구분한다. 변동예산(variable budget)은 일정한 이용률 하에서의 비용 허용액을 산출할 수 있는 일종의 동태적인 예산으로 변동예산, 탄력예산이라고도 한다.

(5) 성격에 따른 구분

성격에 따라 정규예산과 특별예산으로 구분한다.

6) 예산편성 과정

(1) 예산편성지침 수립

예산편성지침은 업무 분야별 예산 및 종합예산을 편성하는 기준으로 회계연도 중에 최고관리자가 지향하는 운영방침을 포함하고 있다. 예산편성을 위한 조직 전체차원의 기준이 없다면 부서별 입장만을 강조하는 편협된 예산요청안이 작성되거나 부문별로 추진하는 사업목표가 서로 다른 방향으로 나타나 행정의 효율성을 저하시킬 수 있다. 그러므로 합리적이고 효율적으로 예산을 편성하기 위해서는 구체적인 편성지침을 마련하는 것이 매우 중요하다.

예산편성지침은 전체 및 각 부문의 활동을 구체적으로 설정을 해서 작성해야 하고, 관리자의 의견이 최종적으로 반영되어야 한다. 예산편성지침에 포함되어야 할 항목은 다음과 같다.

① 실행 가능한 전략적 계획과 조직의 내 · 외부 환경변화에 대한 설명
② 수익성, 안전성, 영속성의 보존유지
③ 당해 연도 예산편성의 기본방향과 전제 조건
④ 예산편성과 관련한 각종지표의 기준
⑤ 예산요구서 작성요령과 기준
⑥ 예산요구서 양식
⑦ 예산편성 절차와 일정계획
⑧ 회계계정과목별 예산편성 주관부서와 작성방법

(2) 부서별 예산 요구안 제출 의뢰 및 접수

예산부서는 각 업무부서에 예산편성지침을 기준으로 하여 우선순위를 고려한 사업계획을 마련하고, 그 사업에 필요한 적정예산 요청안을 수립하여 제출하도록 요구한다. 부서별 예산안 중에서 일반적인 업무추진에 소요되는 예산은 예산부서로 직접 제출한다. 그러나 장비, 시설 등의 유지 및 보수비, 교육 및 전산비용과 같이 전담 부서의 종합적 검토가 필요한 예산은 업무와 관련된 전담 부서로 이관하여 검토와 조정을 거쳐 일괄적으로 제출하도록 하는 것이 효율적이다.

(3) 항목별 자료취합 및 주요사항 정리

각 부서로부터 제출 받은 운영예산 요청안과 예산부서가 산정한 수입항목 및 인건비, 재료비, 경비, 시설, 장비 항목별 자료를 취합하여 예산집계표와 자금예산서를 작성한다. 또한, 예산편성안에 관한 주요사항에 대해서는 간략하게 요약하여 1차 조정과 정리를 위한 기초자료로 활용한다.

(4) 편성안 1차 조정 및 정리

항목별로 취합된 예산요청안 중에서 조직의 비전이나 단기목표를 달성하는데 적합하지 않은 항목, 조직 전체 관점에서 볼 때 조정되어야 할 상당한 객관적 이유가 있는 항목, 중복된 사업, 시설계획, 장비구입 요구안 등에 대하여 1차 조정작업을 실시한다.

(5) 최종 검토 및 승인

일차적으로 조정하여 편성된 예산안을 검토하고, 아울러 시행여부, 우선순위결정 등 관리자의 의사결정이 필요한 사항은 검토를 거쳐서 최종결정한다. 최종적으로 필요한 사업이나 계획에 대해서 조정한 후에 예산을 확정하게 된다.

6) 예산집행

합리적 계획과 검토를 거쳐서 편성된 예산은 조직의 모든 부서가 일상적, 지속적으로 업무를 수행함에 따라 집행된다. 철저한 계획과 합리적 검토를 거쳐 확정된 예산이라고 해도 집행되는 과정에서 환경의 변화 및 목표 수정의 필요성 여부를 검토해야만 예산의 합목적성과 효과적 사용이 가능하다. 이런 점에서 예산집행의 철저한 관리가 필요하다. 자금이 적합하게 집행되기 위해서는 예산집행과 관련된 모든 서류는 예산부서의 검토와 확인을 받도록 해야 한다. 예산담당자는 예산이 합리적이고 효율적으로 집행되어 생산성을 제고시킬 수 있도록 다음의 주요 사항을 고려하도록 한다.

(1) 회계관리 측면

모든 지출요구서가 기준을 준수하여 집행되는지를 검토한다. 조직이 설정한 사명과 경영목표를 완수하기 위해 일치된 전략에 따라 모든 업무가 추진되도록 해야 한다. 또한, 모든 사업계획에 수반되는 자금은 예산범위 내에서 집행될 수 있도록 집행시기, 부서별 적정 사용한도, 계정과목의 전용 여부, 예산항목별 사용 비율 등을 감안하여 검토해야 한다.

예산집행을 수반하는 모든 계획이 예산을 편성한 당초의 목적에 적합하게 추진되는지에 대한 검토와 비용지출에 따라 얻게 될 효과에 대한 경제분석도 예산집행을 승인하기 전에 검토해야 될 사항이다.

(2) 감사기능 측면

예산집행이 예산 회계규정이나 세법, 관련법규, 조직의 회계준칙 등에서 정하고 있는 세부사항의 준수 여부를 확인하고 증빙자료의 진위를 포함한 적법성도 검토해야 한다. 또한, 추진되는 사업계획이 사회의 공익적 요구를 충족시키지 못하거나 위배할 가능성이 있는지를 신중하게 심사해야 한다. 사회적 책임을 완수하고 조직의 이미지를 고양시킬 수 있도록 해야 궁극적으로는 조직의 경쟁력을 확보할 수 있다.

(3) 조정 및 확인기능 측면

회계관리나 감사기능 측면에서 검토하여 합당하지 않은 요인이 발견되면 업무담당자와 자료의 보완이나 계획을 변경하여 해결방안을 모색하기위하여 구체적으로 협의를 진행하게 된다. 또한, 고정적으로 지출되는 경비 항목 중에서 수량이나 계약 조건에 따라 지출내역이 변경되는 계정에 대한 내용을 확인하는 것만 아니라 실제로 업무가 진행되는 과정에서 관련 부서의 확인과 협조체계가 잘 진행되는지를 점검하는 것도 중요하다.

7) 예산집행을 위한 확인사항

각 과정 별로 예산을 합리적으로 집행하기 위해 반드시 확인해야 하는 사항은 다음과 같다.

(1) 공통 사항

첫째, 업무추진이나 자산취득과 관련된 모든 경비의 집행은 담당부서에서 해당 서류를 작성하고 최종 의사결정자의 결재를 받기 전에 예산부서를 경유하여 검토와 확인절차를 받아야 한다.

둘째, 공동구매가 가능한 물품은 부서별 구매를 지양하고 구매부서에서 일괄 구매하는 것을 원칙으로 한다. 부서나 기관별로 예산이 구분 편성되어 있어 부담하는 비용을 구분할 필요가 있을 때는 예산부서에서 구분하여 관리한다.

셋째, 모든 비용은 변동비용과 고정비용으로 구분하고 변동비용을 중심으로 검토 및 확인한다.

넷째, 지출과 관련된 모든 서류의 증빙자료는 신용카드 매출전표, 세금계산서를 첨부하게 한다. 접대비 지출은 비용으로 인정받을 수 있는 신용카드 매출전표만 제출하게 한다.

다섯째, 기술부서의 검토가 필요한 시설 및 장비나 전산 프로그램 구입비용은 해당 부서의 기술검수를 의뢰한다.

여섯째, 당해 연도 예산으로 편성된 비용이 남아도 이를 차기년도로 이월하여 집행할 수 없다.

일곱째, 용역비는 계약 내용에 따라 단가, 지급조건, 적용기간 등이 정확하게 적용된 금액의 산정 여부를 확인한다.

(2) 사업승인 요청 서류에 대한 확인

첫째, 기존 및 신규 사업의 추진에 관한 타당성과 수지분석 자료를 총괄적으로 검토하여 시행 여부를 결정한다.

둘째, 고정자산의 구매 요청, 자산의 수리 및 제작 청구, 공사와 관련된 기안, 기타 예산 집행을 수반하는 사업계획과 관련된 기안의 문서를 정확히 확인한다.

셋째, 다음 사항에 대해서 검토 및 확인한다.

· 위임전결 규정에 의한 적절한 승인절차의 준수 여부
· 수입 대응 기금이나 목적성 기금 집행의 경우 서류에 명기 여부
· 작성된 서류의 정확성 및 구비요건의 누락 여부
· 장비의 노후로 인한 대체 청구는 사용 가능여부에 관한 기술부서의 의견을 참조하여 신규 구매 여부 결정
· 관리 전환할 물품이 있을 경우에는 신규 구매를 지양하고 이관 유도
· 예산에 편성되지 않은 신규사업이나 예산증액이 필요한 경우는 최고 의사결정자의 승인을 받은 후 추진하고 차기 예산에 반영

(3) 구입 승인 요청 서류에 대한 확인

첫째, 승인된 사업계획에 따라 금액이나 물량, 계약내용이 집행될 수 있도록 구체적 사항을 알아보고 확인한다.

둘째, 물품 구입요청서, 각종 계약체결 관련 기안 등의 문서를 정확히 확인한다.

셋째, 다음 사항에 대해서 검토 및 확인한다.

· 단가, 수량의 정확성
· 계약 내용의 위반 여부
· 승인 요청 사항의 적법한 처리 여부
· 구매액 산정의 근거(2개 이상의 견적서 및 가격 조사서 첨부 등)

(4) 지불 발의 서류에 대한 확인

첫째, 지불금액의 정확성을 확인하고 계정과목별 예산에서 사용액을 차감하여 예산의 초과나 전용이 발생하지 않도록 한다.

둘째, 지출결의서, 대체결의서, 지급 및 공제 서류 등의 문서를 정확히 확인한다.

셋째, 다음 사항에 대해서 검토 및 확인한다.

· 숫자 기재의 오류 및 정정(두 줄 긋고 날인)
· 증빙서류 진위 여부 및 사업자 등록번호, 사업주, 도장의 날인 등 조건의 구비 여부

· 정확한 계정과목의 분류와 적용
· 증빙서류(영수증)의 총계와 지출결의서 금액의 일치 여부
· 요청 및 사용부서의 인수 또는 검수 확인
· 기타 사항의 누락 여부

8) 차이분석

차이분석(analysis of budget variance)은 예산집행 후 예산상의 값과 집형된 값 사이의 차이를 분석하고 원인을 밝히는 것이다. 예산편성 과정이 아무리 과학적이고 합리적으로 진행되었다고 해도 필연적으로 차이가 발생할 수밖에 없다. 예산에 의한 통제가 적절히 이루어지기 위해서는 예산과 그 집행결과를 검토하여 차이의 발생원인 및 차이에 대한 책임의 소재를 명확히 해야 한다. 다시 말하면, 회계연도가 끝나고 난 후에 예산과 실적의 차이를 비교한 결과가 차기년도 예산에 반영되어야 경영효율성을 확보할 수 있다. 예산차이분석에 의하여 각 부문별로 예산집행 상의 책임이 명확하게 되고 그 결과는 차기의 예산편성을 위한 자료로 사용될 수 있다.

예산과 실적의 차이가 발생하는 것을 행정활동의 수행과정에서 당연히 발생할 수 있는 것이므로 관리자는 충분히 검토하여 원인분석 및 교정방법 등을 강구하여야 할 것이다. 상황변화에 의한 예산의 수정필요성이 대두된다면 예산책임자는 실정에 맞는 추가경정예산을 편성하여 승인절차를 거쳐 심의·확정한다. 그러나 방법의 복잡성 때문에 비목의 전용, 예산외지출, 예비비의 사용 등의 방법을 쓰게 되며, 이 경우에는 예산집행상의 자의성을 견제하기 위하여 품의제도가 병행 사용되기도 한다.

9) 이월예산관리

회계연도의 지출예산은 책정된 예산배정으로부터 지출에 이르기까지 모든 사업을 완료하고 집행하지 못한 예산은 불용예산으로 결산하는 것이 원칙이다. 그러나 세출예산 중 경비의 성질상 당해 연도 내에 그 지출을 끝내지 못할 것이 예상되어 명시 이월비로서 미리 의결을 얻는 사업의 예산과 회계연도 내에 지출원인행위를 하고 불가피한 사유로 채무확정하지 못한 사업의 예산 및 계속비의 회계연도별 소요예산 중 당해 연도 내에 채무확정하지 못한 금액은 당해 계속비의 사업완성년도까지 차례차례로 이월하여 예산을 사용할 수 있다.

2. 구매관리의 이해

1) 개념

어떤 주체가 비용을 지불하고 필요한 물건을 취득하거나 타인의 힘을 빌리는 것을 구매라고 한다. 이와 같은 구매를 계획, 조정, 통제, 평가하는 일련의 과정이 구매관리이다. 구매업무는 구매조사나 가격절충, 납기확보를 위한 독촉업무, 품질확보를 위한 검수기능 등으로 조직이 목표를 달성할 수 있도록 보조하는 기능에서 직접 이익을 창출하는 기능으로 인식이 변화되고 있다. 적정한 구매는 기관의 자원관리에 매우 중요한 역할을 한다.

조직의 관리적 측면에서 구매관리의 기능을 보면 다음과 같다. 첫째, 합리적 근거에 의한 구매가격의 저하와 관리비용의 절감을 통하여 원가를 낮추어 수익을 증대시킨다. 둘째, 자금을 물자와 용역으로 전환하는 투자과정이다. 셋째, 물자의 조달 기능으로 재료 및 설비의 계획과 물자에 대한 소요 계획이다. 넷째, 유리한 구매를 위한 조사 및 계획기능으로서 경제동향의 예측, 구매시장의 조사, 거래처의 신용도 조사 및 평가, 새로운 거래선의 개발, 가격조사, 계약방식, 대금지불방식, 구매절차 등의 조사와 계획업무이다. 다섯째, 구매협상 및 계약기능으로 성공적인 협상을 위하여 사전에 철저한 가격조사가 필요하다. 여섯째, 입고 및 검수 기능으로 납기관리와 납품물품의 품질 및 수량 확인 업무이다. 일곱째, 구매대금 지급기능으로 대금의 지급조건은 구매가격에 많은 영향을 미친다.

2) 구매관리의 목표

(1) 구매관리의 원칙

구매관리의 기본목표는 품질이 보장되는 물품을 최대한 낮은 가격에 구입하여 원활한 조직활동이 이루어지도록 적절한 시기에 공급하는 것이다. 구체적으로는 적정한 거래처로부터 적정한 품질과 적정한 수량의 물자와 용역을 적기에 적정한 가격으로 구입하는 것이다. 효과적인 구매관리를 위한 기본원칙은 다음과 같다.

첫째, 효과적인 관리와 감독이 이루어져야 한다. 효과적인 관리란 물자관리 담당자의 인사문제에서 물자관리의 계획 · 조직 · 지휘 · 조정 · 통제에 이르기까지 물자관리의 기능을 철저히 수행하는 것을 의미한다.

둘째, 건전한 구매가 이루어져야 한다. 건전한 구매란 수요자측과 공급자측이 상호 만족할 수 있으면서 최대한 싼 가격으로 구매하는 것을 말한다. 구매 담당자는 구매 전에 충분한 시장조사와 공급업자와의 충분한 의견교환을 통하여 적절한 단가조정이 있어야 한다.

셋째, 효과적인 구매시스템을 수립하여 모든 구매업무를 표준화 및 단순화시켜야 한다.

넷째, 재고품목수는 최대한 축소되어야 한다. 효과적인 재고관리란 재고수량을 정확히 파악하는 것이 아니라 재고자산을 능률적으로 통제하는 것을 의미한다. 특히 빈번하게 사용하지 않는 고가 재료는 재고품을 두지 말고 사전 공급자와의 교류를 통하여 필요 즉시 입고될 수 있도록 업무협조가 이루어져야 할 것이다.

다섯째, 결과지향적인 구매관리가 이루어져야 한다. 물품을 구입할 때 종합적인 검토를 거쳐 낭비없이 효과적으로 사용될 수 있을 것인가를 판단해보아야 한다.

여섯째, 물자관리 기능이 전문화되어 견제와 균형이 이루어져야 한다. 구매와 검수, 재고관리, 대금 지불 등은 각각 분리되어 업무가 수행되어야 한다.

일곱째, 구매기능의 중앙화이다. 이는 모든 물품의 구매는 구매부서에서 총괄하고 사용부서는 물품의 사용실적에 대해서만 책임지도록 한다.

(2) 구매기능의 중앙화

구매기능의 중앙화는 모든 물품의 구매를 조직의 구매부서에서 총괄하는 것이다. 구매를 개별 부서별로 하지 않고 중앙에서 총괄하는 이유는 다음과 같다.

첫째, 종합적인 물자관리가 쉽고, 업자와의 담합을 방지할 수 있다.

둘째, 구매, 검수, 입고, 대금지급 등 구매관리 절차의 통일화와 단순화가 가능해지기 때문에 업무의 능률을 높일 수 있다.

셋째, 물품선정에 대한 책임은 사용부서장에게 있으므로 사용부서장은 사용물품에 대한 품질, 기능, 규격 등에 세심한 주의를 기울이게 된다.

넷째, 각 부서별로 유사한 기능을 가진 물품을 구매하기 때문에 사용 물품의 표준화를 가능하게 해준다.

다섯째, 각 부서별로 물품구입을 위하여 업자와 접촉할 필요가 없기 때문에 전문인력이 구매행정으로 시간을 낭비하지 않는다.

3) 구매방법

(1) 구매방법의 발전단계

구매방법은 수의계약 방식에서 입찰방식과 전자구매 방식으로 발전하고 있다. 구매방법의 발전단계별 특징을 살펴보면 다음과 같다.

가. 수의계약

수의계약은 가장 오랫동안 서로의 신뢰를 바탕으로 발달되어온 구매양식이다. 계약품의 가격조건, 결제조건, A/S조건, 하자 보증조건 등 고려하여 '갑' 과 '을' 이 독자적으로 체결하는 계약방식으로 소액의 자재를 구입할 때에 주로 사용된다. 수의계약은 절차가 간단하고 계약이행이 확실하며 기존의 거래실적이 있던 곳과 안정된 구매를 할 수 있다.

나. 입찰방식

입찰방식은 상품의 매매나 공사의 도급계약을 체결할 때에 다수의 희망자들로부터 각자의 낙찰희망가격을 서면으로 제출받아 성능이 적합한 물품 중에서 최저가로 응찰한 자를 낙찰자로 선정하는 방법이다. 입찰에 특정인만을 참여하게 하는 제한경쟁입찰과 공고에 의하여 많은 사람들이 자유롭게 참여하게 하는 공개경쟁입찰로 나누어진다.

다. 전자구매 방식

기존의 오프라인(off-line)상의 구입의뢰, 발주, 입고 등이 시스템을 통하여 전자문서교환(EDI)의 방법으로 시행되는 방식이다. 전자구매시스템은 구매에 대한 정보를 공유하고 제품의 특성과 사후관리 등을 비교분석하여 보다 좋은 생산장비 및 소모품을 안정된 가격으로 확보할 수 있다. 이것은 투명하고 공정한 구매체계를 구축하여 물품운송과 재고관리의 효율성을 높이는 것을 목표한다. 단점은 물건의 품질이 저하될 위험성이 있다.

(2) 구매방법별 특성

구매방법은 경쟁여부에 따라 경쟁과 비경쟁으로 나누어진다. 그리고 경쟁방법에 따라 공개경쟁입찰, 제한경쟁입찰, 수의계약으로 구분된다. 한편, 대금지불방법에 따라 검수·입고 지불방법과 사후정산방법으로 구분된다.

가. 경쟁방법별 비교

① 공개경쟁입찰

공개경쟁입찰은 계약내용을 공고하여 불특정 다수인들이 참여하는 경쟁입찰하는 방법이다. 예정가격의 범위 내에서 가장 저렴한 가격을 제시한 계약자를 선정하게 된다. 장점은 업자 간 경쟁을 유발하여 낮은 가격에 구입할 수 있고, 다수의 업자가 참여하여 새로운 업체를 개발할 수 있다는 것이다. 그러나 단점은 낮은 가격에 중점을 두다보면 품질이 나쁜 제품을 구입할 수 있다는 것이다.

② 제한경쟁입찰

제한경쟁입찰은 계약담당자가 경쟁에 참가할 상대방을 미리 선정하고 지명하여 제한된 업체가 경쟁입찰하여 가장 유리한 상대방을 선정하는 방식이다. 제한경쟁입찰은 지명경쟁입찰이라고도 불린다. 계약의 성질 또는 목적상 경쟁상대자가 소수인 경우와 일반경쟁으로 하는 것이 불리하다고 판단되는 경우에 한하여 적용한다. 장점은 불량업자를 제외시킬 수 있어 계약이행이 확실하며 낮은 가격에 질 좋은 물품을 구입할 수 있다는 것이다. 단점은 신규업체를 배제할 목적으로 이용될 가능성이 있고 업자들의 담합 가능성이 있다는 것이다.

③ 수의계약

수의계약은 비경쟁 방법으로 계약이행 능력이 있다고 판단되는 특정인과 협의하여 계약을 체결하는 방식이다. 장점은 신속한 구매를 할 수 있고, 절차가 간편하여 인력과 비용을 줄일 수 있다는 것이다. 단점은 비싼 가격으로 구매할 가능성이 있고, 부정이 발생할 소지가 있다는 것이다.

표 3-11. 구매방법별 장·단점 비교

구매방법	장점	단점
공개경쟁 입찰	· 낮은 가격에 구입할 수 있다. · 새로운 업체 발굴이 가능하다. · 부정을 방지할 수 있다.	· 불성실한 거래처를 배제하기 어렵다. · 구입이 긴급할 경우 소요시간 맞추기가 어렵다. · 절차가 복잡하고 많은 시간이 소요된다.
제한경쟁 입찰	· 불성실 거래업자를 배제시킬 수 있다. · 절차의 간소로 경비절감이 가능하다. · 유리한 조건으로 계약이 가능하다.	· 업체들의 담합가능성이 있다. · 공개경쟁 보다 가격이 높을 수 있다.
수의계약	· 절차가 간편하고 인력과 비용을 절감할 수 있다. · 안정된 거래가 가능하다. · 신용이 확실한 거래처를 선정할 수 있다.	· 부정발생 가능성이 있다. · 비싼 가격으로 구입할 가능성이 높다. · 정실의 가능성이 있다.

나. 계약기간별 비교

① 연간계약

연간계약은 1회의 계약만으로 해당물품을 1년 동안 가격변동 없이 원하는 수량을 원하는 시기에 납품하는 방식이다.

② 반기계약

반기계약은 6개월 동안 가격변동 없이 원하는 수량을 원하는 시기에 납품하는 방식이다.

③ 수시계약

수시계약은 계약할 때마다 단가를 조정하는 방법이다.

다. 대금지불방법별 비교

① 검수 · 입고기준 지불방식

검수 · 입고기준 지불방식은 물품을 구입할 때마다 검수와 입고시점을 기준으로 대금을 지급하는 방식이다. 장점은 입고 즉시 대금을 지급하므로 구입단가를 낮출 수 있고, 업체와 대금지불에 대한 갈등이 감소한다는 것이다. 단점은 자금압박이 있을 수 있고, 재고비용이 증가한다는 것이다.

② 사후정산방식

사후정산방식은 필요한 물품을 먼저 수요자에게 가져다 놓고 일정기간 동안 사용한 결과에 따라서 사용분에 대한 것만 지불하는 선사용 후지불 방식이다. 장점은 상대적으로 재고비용이 절약된다는 것이다. 단점은 월 사용량에 대한 계산이 복잡하고, 사용량의 착오로 대금계산이 잘못될 위험이 있다는 것이다.

(3) 전자구매관리

전자거래는 가상공간에서 전자구매시스템을 통하여 이루어지는 거래이다. 원거리 통신망을 사용하여 전자적으로 수행되는 모든 형태의 거래를 포함한다. 전자거래는 불특정 다수를 상대로 하는 대량의 거래이기 때문에 거래행위가 정형화되고 요식적이어서 소비자로서는 공급자가 일방적으로 정한 거래조건에 따라 거래를 하게 되어 있다. 전자구매시스템은 인터넷의 장점을 이용하여 구매자와 공급자 모두에게 획기적인 변화를 가져왔다. 구체적인 내용은 다음과 같다.

첫째, 거래가 사이버공간에서 이루어진다. 따라서 업체의 입장에서 판매시장 진입 비용이 저렴해 진다.

둘째, 시간과 공간을 초월하여 24시간 거래환경을 조성할 수 있어 구매자와 판매자 모두 원활한 의사소통과 요구사항을 신속하게 처리할 수 있다.

셋째, 온라인상 다양한 정보를 획득할 수 있으므로 가격의 경쟁을 통한 구매비용을 절감할 수 있다.

넷째, 기존 과다한 종이문서 업무가 사라져 업무시간과 처리비용을 감소시킬 수 있다.

4) 구매 절차

(1) 구매과정

구매물품을 잘못 선정하면 예산의 낭비를 초래할 뿐만 아니라 조직의 활동에도 장애요인이 된다. 따라서 물품을 구매하고자 할 경우는 다음과 같은 절차로 진행하는 것이 바람직하다.

첫째, 각 사용부서에서 물품을 신규 구입하고자 할 때는 품목, 규격, 용도 등을 기재하여 최고 의사결정자의 결재를 받은 후에 구매부서로 구매요청서를 제출한다.

둘째, 구매부서에서는 구매요청서를 근거로 품목에 대해서 철저한 시장조사를 실시한다. 시장조사에는 구매부서가 공급업자를 일일이 접촉하여 조사하는 직접방법과 공급업자 또는 제 3자를 통하여 자료를 조사하는 간접방법이 있다.

셋째, 공급업체를 결정하고 계약을 한다. 공급업체를 결정할 때에는 여러 여건을 고려하여 입찰방식을 결정한다.

넷째, 입고 및 검수를 실시한다. 검수란 발주한 대로 공급업체로부터 물품이 납품되었는가를 확인하는 행위이다. 검수는 수량, 규격, 유효기간 등 세심한 부분까지 점검해야 한다.

다섯째, 구매물품의 대금을 지불한다. 이를 위해서 지출결의서를 발행하는데 세금계산서, 거래명세서 및 발주서, 견적서 및 관련된 내역서 등을 첨부하여 재무부서로 인계한다.

표 3-12. 물품구매 과정

순서	담당 부서	업무 내용
1	물품 사용 부서	물품 구매요구서 결재 및 제출
2	구매 부서	구매 물품 시장조사
3	구매 부서	공급업체 결정 및 계약
4	검수 부서	입고 및 검수
5	재무 부서	구매 물품대금 지급

(2) 구매담당자 유의사항

구매업무 담당자가 업무 추진과정에서 유의해야 할 사항은 다음과 같다.

첫째, 가격 목록표에 나와 있는 가격 그대로 구매해서는 안 된다.

둘째, 대량구매에 적용되는 단가를 알아보고 소량구매도 동일한 가격으로 구입할 수 있도록 협상한다.

셋째, 구매빈도가 높은 품목은 연간 단가계약을 체결하여 구매한다.

넷째, 가격이 인상될 경우는 확실한 근거자료를 요구하고 인상 시기는 가급적 늦춘다.

다섯째, 대금 지불 조건을 고려하여 구매단가를 조정한다.

5) 물류관리의 기능

물류는 시간, 공간, 일부의 형질 변경을 통하여 효용을 창출한다. 즉, 생산된 재화를 수요자에게 이동시키는 과정과 관련되는 운송, 보관, 하역, 포장 및 이들 활동을 지원하는 정보 등을 모두 포함한다. 물류관리는 다음과 같은 복잡한 순환과정으로 이루어진다.

(1) 구매

구매부서의 역할은 물품, 서비스, 장비 등을 좋은 가격으로 구입하고자 하는 요구를 충족시키는 것이다. 이를 위해서 구매부서는 사용자의 요구를 만족시키는 새로운 방법과 시장을 조사하고, 최고의 수익을 가져다주는 구매계약을 체결하며, 물자에 대한 비용을 최소화하는 조달시스템과 절차를 개발하여야 한다. 효율적인 구매는 기술적인 지식과 이러한 요건들이 결합되어야 한다.

(2) 재고관리

재고는 기능적 관점과 재무적 관점에서 이해할 수 있다. 기능적 관점에서 재고는 직간접으로 사용되는 물품으로 불확실한 요구와 수요에 대비하기 위하여 저장시켜 놓은 소모성 물품이다. 한편, 재무적 관점에서 재고는 판매할 재화나 서비스의 생산을 위하여 곧 소비될 유형의 동산에 속하는 항목이다.

(3) 저장과 창고

물품과 장비의 저장은 물류관리의 기초이다. 저장과 관련되는 물품의 종류와 요구되는 수준은 해당부서에 따라 다양하지만, 저장시설은 중앙창고, 각 부서 창고 및 저장실, 분산저장소 등으로 이루어져 있다. 저장장소라고 불리는 곳은 각각의 기능에 따라 다를 뿐 아니라 작업의 크기와 범위에 따라 다를 수 있다. 물품을 합리적으로 보관하고 관리하기 위한 창고관리의 기본원칙은 다음과 같다.

첫째, 보관위치를 쉽게 식별할 수 있어야 한다. 품목마다 품명, 규격, 성분, 재고량 등 여러 정보를 나타낸 품목 표를 선반에 붙이고 품목마다 주소록을 만들어 어느 품목이 어느 위치에 있는가를 쉽게 알아 볼 수 있도록 할 필요가 있다.

둘째, 물품은 종류별, 규격별로 분류하여 보관한다. 물품이 체계적으로 분류되어 있지 않으면 구분이 어려워 착오가 발생할 수 있다.

셋째, 물품의 명칭과 전산코드를 통일한다. 동일 물품에 대해서는 모든 부서가 같은 명칭을 사용하도록 표준화시킨다.

넷째, 먼저 입고된 물품이 먼저 출고되도록 관리해야 유효기간의 경과로 사용하지 못하는 물품이 발생하지 않는다.

다섯째, 반납품 또는 교환품이 발생하면 반드시 반납전표를 사용하도록 한다.

여섯째, 품질보존에 유의한다. 특수물품은 그 성질을 고려하여 보관장소를 달리하거나 해당부서에서 관리하고 소모실적을 보고하도록 한다.

(4) 물품수령

물품수령업무의 가장 중요한 목적은 주문한대로 정확하게 수령하는 것이다. 물품수령 장소는 물류통로와 연결되어 있으며 수령업무 담당직원이 하역작업이나 내부운송을 통제한다. 수령업무는 그 업무과정이 중앙화와 분산화의 정도에 따라 크게 영향을 받는다. 수령업무의 범위는 물품을 싣고 내리는 일, 파손된 물품조사, 품질검사, 구매주문에 대한 양과 질의 정확성 확인, 서류관리, 사용자에게 공급될 물품의 처리, 고정자산에 관리표 붙여 재산관리 실시, 반품 조치 또는 수선의뢰 등이다.

(5) 분배

분배는 지원부서에서 사용부서로 물품을 이동하는 것이다. 최상의 목표는 물류관리의 목표와 동일하며 적절한 물품을 가장 낮은 비용으로 적절한 시기에 필요한 장소에 투입하는 것이다. 물류관리에서 분배는 운용물품을 최소화시키는 목표도 가져야 한다. 분배관리자가 고려해야 할 점은 고객요구에 대한 지속적인 모니터 실시, 시간표, 피드백을 위한 고객과의 협조, 정보관리와 물류 취급에 필요한 기법의 활용, 운용과 분배에 필요한 구조 및 시스템 등이다.

(6) 검수

발주한 물품을 공급자로부터 공급받을 때 발주수량의 확인과 양질의 물품을 확보하고 효율적인 관리를 하고자 검수절차를 거치게 된다. 검수는 구매의뢰서, 거래명세서 등 관계 서류와 납품서를 대조하여 물품이 발주내용과 동일한 지를 확인하는 일이다.

가. 검수대상 및 입고보고서

입고되는 모든 물자를 대상으로 검수 및 입고보고서를 작성한다. 검수 및 입고보고서는 검수관리부서에서 질과 양에 대해서 검수하도록 되어있다. 그러나 질을 검수하는 것은 현실적으로 물품을 사용하는 부서의 전문인력만이 가능하므로 검수자는 납품서의 수량과 외관상의 질만을 검사하는 것이 대부분이다. 물품의 종류에 따라 사용부서에 검수를 위임하기도 한다.

나. 검수방법

계약내용과 납품물품의 일치여부를 검수한다. 거래처, 원산지, 규격, 수량, 단위, 포장상태, 품질상태, 유효기간 등을 검수하고 물품에 하자가 없을 때에 사용부서 또는 물품담당자에게 인계한다. 일반적으로 검수는 다음과 같이 한다.

① 물품검수는 전량검수를 원칙으로 한다. 다만, 수량이 많을 때는 최소 10% 이상을 표본으로 선정하여 검수한다.

② 외형의 상태로 검수가 불가능한 경우는 포장개봉 후에 검수한다.

③ 합격된 물품은 검수필을 표시하는 날인을 한다.

④ 검수절차와 반품절차는 따로 정한다.

⑤ 담당자는 검수일로부터 48시간 이내에 구매담당자에게 세금계산서, 거래명세서, 인수증을 인계한다.

⑥ 물품검수는 구입품의서, 거래명세서 중에서 1가지 이상의 서류가 구비된 제품만 검수한다.

⑦ 품질에 대한 성분 또는 함량을 분석할 때는 공인기관에 의뢰하여 확인한다.

다. 검수절차

① 구매담당자로부터 납품지시를 받은 거래처는 해당물품과 함께 검수부서에서 검수확인을 받는다.

② 수량 및 제품의 상태를 확인하고 이상이 없을 때는 지정된 장소로 운반한다.

③ 사용부서로 직접 납품하는 물품은 검수 후에 사용부서로 물품을 이송하여 인계하고 인수증에 서명을 받는다.

④ 검수가 완료된 서류는 검수완료 후에 다음날까지 구매담당자에게 인계한다.

⑤ 검수거부 사유가 발생한 경우나 전문적인 지식이나 특별한 기술을 필요로 하는 검수의 경우는 발주부서의 입회를 요구할 수 있다.

라. 검수거부

다음의 경우는 검수를 거부할 수 있다.

① 구매의뢰서의 내용과 현품이 상이한 경우

② 청구서와 현품이 상이한 경우

③ 파손, 변질, 감손 되어 있는 경우

④ 계약서의 내용과 상이한 경우

⑤ 현품과 가격이 상이한 경우

⑥ 사용한 물품인 경우

⑦ 기타 명확한 이상이 있는 경우

참고문헌

1. 구본장, 조직행동론, 형설출판사, 2008.
2. 김기훈, 병원관리학, 계축문화사, 2005.
3. 김인수, 거시조직이론, 무역경영사, 2007.
4. 노덕환, 재무관리 기초, 형설출판사, 2009.
5. 노순규, 인사제도실무, 갑진, 2007.
6. 문승권, 병원경영학, 대학서림, 2005.
7. 백정현, 조직과 인간, 학문사, 2006.
8. 서찬교, 사회복지시설운영론, 홍익제, 2004.
9. 송석훈, 조직행동관리 이론과 실제, 대경, 2008.
10. 송지영, 재무관리의 이해, 청목출판사, 2009.
11. 신유근, 경영학원론, 다산출판사, 2006.
12. 양창삼, 신인사제도, 한국학술정보, 2009.
13. 오석홍, 조직이론, 박영사, 2009.
14. 유호룡, 조직관리이해, 대명, 2008.
15. 이원우, 신인사관리론, 삼영사, 2001.
16. 이한륭, 인적자원관리, 대명, 2007.
17. 임창희, 인적자원관리, 비앤엠북스, 2008.
18. 장창원, 인적자원개발 정책의 이해, 범한, 2006.
19. 정수진, 인간자원개발관리, 삼우사, 2003.
20. 정순진, 서상문, 기본 재무관리, 조이에듀넷, 2004.
21. 정연현, 인사관리, 명진, 2010.
22. 조영복, 조직이론과 관리, 삼영사, 2003.
23. 조태형, 예산회계와 재무회계, 대양컴퓨터정보, 2009.
24. 조희영, 박상법, 현대경영학원론, 민영사, 2005.
25. 지헌열, 재무관리원론, 명진, 2009.
26. 지호준, 21세기 경영학, 법문사, 2007.
27. 최진현, 병원관리회계, 보문각, 2008.
28. 황규진, 재무관리, 두남, 2010.
29. 황안숙, 인적자원 개발과 관리, 양서원, 2004.
30. 황재문, 병원조직인사관리, 에듀컨텐츠, 2009.

PART Ⅳ

보건사업의 운영체계

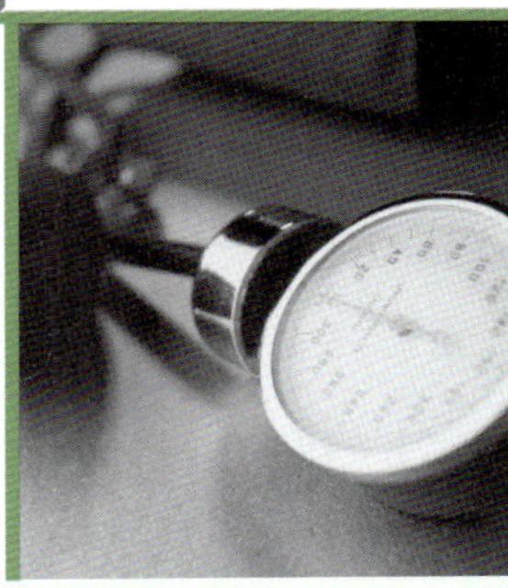

제 1 장 보건사업 실행

1. 보건사업실행의 의미

보건사업을 실행한다는 것은 보건사업의 목적과 목표를 달성하기 위해서 계획된 내용을 실제로 수행하는 것을 말한다. 보건사업의 실행은 이미 작성된 계획에 따라 실제 활동을 전개하는 과정으로 보건사업 개발과정 가운데 가장 핵심적인 단계에 해당된다.

광의 의미의 보건사업 실행은 계획된 사업을 실행할 수 있는 운영조직을 편성하는 것에서부터 참가자를 모집하기 위한 홍보, 선정이나 활동 내용의 실행, 활동 결과의 정리, 실행 후의 평가, 평가결과의 작성까지를 포함한다.

또한, 협의 의미의 보건사업 실행은 보건사업의 활동이 직접 전개되는 과정을 의미한다. 즉, 보건사업 내용을 매개로 제공자와 참가자 간에 상호작용이 이루어지는 과정을 의미한다.

보건사업 실행은 보건사업이 지향하는 가치와 조직의 역량, 준비정도 등에 영향을 받는다. 이러한 요소들은 보건사업의 효과성과 효율성에 직접적으로 영향을 미친다. 이런 점 때문에 실행 단계에서 보건사업 담당자는 자원 확보, 조직구조 개발, 직원능력 개발 등에 관심을 기울여야 한다. 또한, 실행과정에서는 인적자원 및 물적자원에 대한 관리가 필요하다.

보건사업의 실행에서 고려하여야 할 중요한 내용은 다음과 같다.

첫째, 보건사업의 실행과 절차에 관한 자료와 정보가 체계적으로 기록되어 문서화되어야 한다.

효과적인 보건사업의 관리는 적절한 정보와 기록을 제공하는 것이다. 보건 사업제공자와 서비스를 제공받는 주민들에 대한 정보는 물론 제공자의 수와 자격, 보수 등의 서비스 제공자에 관한 정보, 그리고 의뢰 방법, 보건사업 제공자의 개인 업무량, 약품 처방률, 고가장비나 특수기자재 사용현황 및 방문 보건사업현황 등에 관한 정보를 확보하여야 한다. 또한 지역사회의 병·의원 및 요양원수, 병상수나 병상가동률 및 재원기간 등 지역사회 보건의료와 관련된 모든 자원에 대한 자료와 정보를 파악하여 부문간 협조 관계를 유지하고, 사업기준의 설정, 자원투입의 조절 및 보건사업의 평가 등에 활용하여야 한다.

둘째, 보건사업 자체 내에서의 상호 관계는 물론, 보건사업과 관련된 제공자, 수요자 및 지역사회와의 관계를 개발 조정하고 유지해 나가야 한다.

보건 사업의 실행은 사업목표를 달성하기 위한 공급자들의 공동 활동에 의해 수행된다. 따라서 보건사업의 조직들은 이러한 공급자들을 어떻게 서로를 연결하고 관련지어 주느냐 하는데 초점을 두어야 하며, 효율적인 보건사업 활동을 수행할 수 있도록 이러한 관계들이 유지되고 조정되어야 한다. 효과적인 보건사업을 실행하기 위해서는 미리 갈등의 요소들을 예상하고 해결하기 위한 시도와 노력을 기울여야 하다. 보건사업을 실행함에 있어서는 보건사업에 대한 오리엔테이션, 교육 및 훈련 그리고 인력관리기법 등이 요구된다. 먼저 담당자들이 보건사업의 목표에 대해 정확히 이해해야 하며, 그리고 각 담당자의 업무가 명확하게 구분되어야 한다. 또한 사업수행능력을 향상시키기 위하여 정규적 또는 비정규적인 교육기회가 주어져야 한다.

보건사업을 수행하기 위해서는 지역사회 내의 각종 조직과의 협조 관계를 유지하여야 한다. 보건사업의 목표와 직접 관련되는 지역사회 활동과는 물론 도시계획, 주택공급계획, 공공 복지 및 교육과 같이 간접적으로 관련이 있는 부문과도 협조하여야 한다.

지역사회 주민의 요구가 받아들여져 보건사업이 실행되어야 한다. 보건사업의 실행은 전문적인 지식과 경험을 가진 사람들의 기술적인 자문과 지도하에 이루어지는 것이 바람직하다. 자문위원회를 활용함으로써 전문적 관계의 유지 증진뿐만 아니라 기술적인 도움을 얻을 수 있다.

지역사회에서 수행되고 있는 타 보건사업과의 협조 관계도 유지되어야 한다. 지역 내에서 제공되는 서비스의 중복을 피하기 위해서는 다른 사업을 수행하는 기관이나 부서와도 긴밀한 협조가 필요하다.

셋째, 제공하는 서비스의 양과 질의 기준을 개발하고 유지하여야 한다.

제공되는 보건의료 서비스는 그 양과 질적인 면에서 최소한의 기준이 요구되어야 한다. 보건사업을 수행할 때 최소한의 기준 뿐만 아니라, 서비스의 질을 향상시키고 재조정하기 위하여도 필요하다. 보건의료 서비스의 기준은 서비스의 실질적인 효과나 혹은 예상되는 영향, 각 전문 인력들의 수행능력, 제공되는 서비스의 질 등을 고려하여 설정되어야 한다. 이는 기준의 서비스의 질적인 것만 아니라 서비스의 종류나 양적인 면과도 관련이 있다는 것이다.

보건사업은 사업의 효과에도 기준 설정이 필요하다. 예를 들어 어떤 특정 감염성 질환에 대한 예방접종을 전체 인구의 어느 정도 비율로 실시한다든지, 또는 어느 해 그 지역 여성들의 자궁경부암 검진을 몇 퍼센트 실시한다든지, 하는 이러한 종류의 기준을 설정할 수 있다. 설정된 기준을 유지하기 위해서는 서비스의 범위를 명확하게 한정하고 서비스를 제공하여야 한다.

설정한 기준에 대한 질을 유지하고, 서비스의 이용을 증진시키기 위해서는 서비스를 제공받는 주민에 대한 교육과 더불어 행정적, 전문가적 지원이 필요하다. 또한 서비스를 제공하는 전문인력에 대해서도 서비스의 범위나 내용 및 방법 등의 업무수행에 관한 기준을 마련할 필요가 있다.

넷째, 재원이 효율적, 경제적으로 활용될 수 있도록 배분되고 조절되어야한다.

보건사업을 효율적으로 실행하기 위해서는 재원을 언제 어디에, 어떻게 투입할 것인가 하는 조절 기능이 중요하다. 재원의 배분은 각 사업단계, 사업 내용, 수혜자와 공급자의 수에 따라 달라질 수 있다. 보건사업의 목표가 달성되고 양질의 서비스가 제공될 수 있도록 재원이 효율적이고 경제적으로 배분되고 조절되어야 한다.

보건사업의 실행을 위해서는 여러 전략과 방안들이 있으나 그 중에서도 중요한 사항은 다음과 같다.

① 관리자들은 보건의료체계 안에서 전문 집단을 다룰 수 있는 지도역량을 함양하여야 한다. 보건의료 관리자와 보건의료 서비스 제공자들은 조직의 기본 성격과 사업의 목적에 충실하고 민감하게 반응하여야 하며, 일을 추진할 때 직면하게 될 복잡한 문제들에 대해서 대처할 수 있는 능력을 갖추고 있어야 한다. 보건 사업의 실행과 관련된 사람이나 기관들을 나름대로 역사, 전통, 목적, 조직구조를 갖고 있다. 이러한 점들이 사업수행의 추진력이 될 수 있으나, 변화에 대한 저항으로 작용할 수도 있으므로 이런 문제점들을 극복하기 위해 조직구성원들에 대한 지휘, 동기부여, 동원을 바람직한 방향으로 변화시킬 수 있는 자질과 능력을 함양하여야 한다.

② 조직의 규모와 사업내용에 따라 일정한 권한과 책임을 위임하여야 한다. 위임된 업무가 적절하게 수행되고 있는지, 운영절차가 목적에 맞는지 확인할 수 있는 감시와 평가 기전이 필요하다. 또한 사업수행 과정에서 행해지는 평가는 적절성, 타당성, 진척도, 효율성, 유효성 그리고 파급효과를 고려하여야 한다. 이러한 감시와 평가는 보건사업운영 전반에 걸쳐 지속적으로 이루어져

야 한다. 또한 이러한 과정 평가를 토대로 보건사업의 궁극적 목표를 달성하기 위해 사업내용 실행계획의 변경이나 개선이 이루어질 수 있다.

과거 전통적인 관리는 다소 독재적인 하향식 지도방식으로서 상관이 명령을 내리고, 직원은 명령수행 과정이 얼마나 진척되고 있는지를 보고하는 식으로 이루어져 왔다. 그러나 오늘날은 민주적이고 참여적 지도방식을 채택하여 조직구성원들이 조직의 운영에 관심을 갖게 하고, 구성원 모두가 의사결정 과정에 참여하도록 유도하여 자율을 바탕으로 책임을 완수하도록 하여야 한다.

③ 지역사회 참여는 보건사업의 관리 및 실행상의 모든 의사결정에 있어 기본이다. 모든 보건사업의 대상이 지역사회 주민이라는 것은 두말할 필요도 없다. 따라서 지역사회 주민들이 보건사업의 내용과 활동을 결정하고 관리, 실행하는 과정에 참여하여야 한다. 주민이 참여함으로써 의사결정이 건전할 뿐만 아니라, 주민이 보건사업 개발과 실행에 협력할 수 있는 발판이 마련된다. 또한 지역주민 개개인의 참여뿐만 아니라 지역사회 조직을 동원하고 조직과 협력을 도모하여야 한다. 어떤 이익집단이 보건사업 수행과 관련된 어떤 결정에 의하여 영향을 받게 될 때, 그 이익집단의 대표들로부터 의견을 청취해야 한다. 보건당국이 일방적인 결정을 내리게 될 경우, 불만 등으로 거부를 하므로 미리 그들과 협의과정을 거치면 협조를 얻는데 도움을 얻을 수 있다.

④ 부문 간 협조를 통하여 보건사업을 수행해야 한다. 보건사업 수행의 모든 구성 요소는 반드시 사회 부문과 관련을 맺고 있어서 보건사업의 관리 및 운영은 의식적으로 모든 단계에서 의견교환을 통하여 협조하여야 한다. 예를 들어 지역사회의 보건의료 문제를 해결하기 위하여 의료 시설을 확충하고 의료 인력을 증원하는 것만으로는 근원적인 해결책이 되지 못한다. 즉, 보건의료 관련 부문과의 긴밀한 협조 속에 보건사업을 추진해야만 효율성을 극대화시킬 수 있고, 불필요한 사업과 활동도 줄일 수 있다.

⑤ 홍보와 교육이 시행되어야 한다. 지역사회의 보건의료요구와 역량에 맞는 보건사업을 기획하고 실행하려면, 보건의료체계도 이에 부합하는 방향으로 설정되고 재조정되어야 한다. 이러한 일들을 추진하려면 조직구성원과 보건사업팀에 대한 교육이 선행되어야 한다. 보건 사업은 지역사회의 참여가 필수적이기 때문에 사업에 대한 홍보가 지속적으로 이루어져야 한다.

⑥ 원활한 커뮤니케이션은 보건사업실행에 있어 중요하게 인식되어야 한다. 보건교육사가 지역주민들을 방문하여 대화하고 듣는 가운데 자신이 사업을 수행하고 있는 지역의 자료와 정보를 얻을 수 있게 되어 사업수행에 활용 할 수 있다. 보건사업에 종사하는 사람과 주민들 간의 적극적이고 정확한 커뮤니케이션은 보건사업운영에 아주 중요하다.

⑦ 보건사업의 원활한 운영과 관리를 위해서는 관리자의 과학적인 관리기법과 관리능력이 요구

된다. 보건사업 관리자는 사업계획의 수립, 조직 상호 간의 연계, 업무의 조정과 통합, 조직구성원의 동기부여, 그리고 변화에 대한 수용성 등을 위하여 많은 활동을 해야 한다.

⑧ 시간 관리는 관리자에게 중요한 일이다. 진료시간, 보건사업 실시시간, 업무향상을 위하여 투자한 시간, 견학, 행정업무, 회의시간, 집담회 등의 보건사업과 관련된 시간이 어떤 활동을 위해 쓰이고 있고, 어떻게 배분되어 있는지를 파악하여야 한다. 목표달성을 위한 사업 또는 사업 내 업무의 우선순위를 충족시킬 수 있도록 시간이 잘 활용되고 있는지 파악하고 필요한 경우 조정하여야 한다.

임무를 적절히 위임하고 권한과 책임을 잘 배분함으로써 보건사업을 효율적으로 실행할 수 있다. 위원회를 효과적으로 실행하는 것도 큰 도움이 된다. 위원회의 활동은 각 사업수행 요원들이 가지고 있는 기술과 능력을 충분히 활용할 수 있도록 할 뿐만 아니라 각 구성원들에게 사업의 목적과 책임감을 인식시킬 수 있고, 사업팀의 역량을 극대화시킴으로써 사업수행을 원활하게 할 수 있으며, 업무 만족도나 학습의 기회도 증대시킬 수 있다. 위원회는 사업 내의 조직으로 사업의 실행과 그에 대한 책임을 부여받는 사업추진위원회(project committee)와 단순한 자문이나 기관과의 협조를 위한 조정위원회(coordinating committee)가 있다.

각종 회의를 활용하는 것도 중요하다. 회의는 보건사업의 수행 과정 중 공통적인 문제점, 사업진척에 대한 점검, 향후 업무추진계획 등을 토의하고 검토할 수 있는 기회를 제공한다. 관리자는 소그룹 회의를 통하여 그들이 이야기하고자 하는 내용을 듣고 이해하고 이를 사업수행에 활용할 수 있어야 한다.

지역 내 보건사업의 성패는 팀워크를 얼마만큼 잘 이루어 활동하는가에 달려 있다고 해도 과언은 아니다. 관리자는 팀워크를 통하여 사업이 효과적으로 수행될 수 있도록 팀 구성 원리와 팀 운영기술을 습득하여야 하며, 리더십을 키워 나가야 한다.

변화를 수용하고 환경 변화에 따라 보건사업을 조정해 나가는 것이 중요하다. 보건사업을 수행하는 과정에서 지역주민의 요구가 변화하면, 사업 내용과 수행 방법 및 접근 방법들도 그들의 요구에 맞추어 변화되어야 하며, 이러한 변화를 잘 선택하여 사업을 융통성 있게 추진하여야 한다. 이때 관리자는 조직의 안정을 도모함과 동시에 변화를 유도하는 역할을 하여야 한다.

보건의료 인력에 대한 관리도 관리자로서 중요한 과제이다. 보건의료 인력의 관리원칙으로는 요원을 적재적소에 배치하고, 새로운 인력이 업무에 익숙하도록 교육과 훈련을 강화하여야 하며, 그들이 기술과 능력을 충분히 발휘할 수 있도록 업무를 적절히 배정하여야 한다. 또한 업무수행이 원활히 이루어질 수 있도록 지원과 지도를 아끼지 않으며, 원활한 의사소통 창구를 마련하여 불만 요소를 청취하고 상담에 응하며 능력을 개발시킬 수 있는 기회를 부여하는 것 등이다.

또한, 재원, 예산운영, 보건사업과 관련된 가격정보, 회계 등 재정관리 능력이 있어야 하며, 사업수행을 위한 시설 및 장비, 의약품을 포함한 각종 물품관리와 이동진료팀 운영, 환자수송 및 각종 물품의 수송 등과 관련된 운송업무 등 각종 행정능력이 있어야 한다.

1) 기본 원리

보건사업 실행에는 여러 가지 요인들이 영향을 미치게 된다. 보건사업이 효율적으로 실행되기 위해서는 다음과 같이 고려해야 할 기본 원리들이 있다. 자발성, 사회화, 통합성, 직관, 목적 등이며, 이들의 구체적인 내용은 다음과 같다.

(1) 자발성

대상자들이 자발적으로 보건사업 활동에 적극 동참하도록 해야 한다. 대상자의 행동 변화는 스스로 노력을 통하여 이루어질 때 지속될 수 있다. 자발적인 참여를 유도하기 위해서는

첫째, 보건사업 내용에 대상자의 특성을 고려해야 한다.

둘째, 보건사업의 내용이 실제 생활과 관련되어 있어야 한다.

셋째, 참여 동기 및 흥미를 유발할 수 있도록 해야 한다.

넷째, 달성하게 될 목적과 목표를 명확히 해야 한다.

다섯째, 대상자에게 적합한 환경을 조성해 주어야 한다.

한편, 보건사업 담당자는 대상자들이 참여를 지속할 수 있도록 지원해야 한다. 대상자 또는 집단이 의도한 방향으로 변화시키거나 변화를 촉진하기 위해서는 상당한 투입요소가 필요하다. 또한, 대상자의 활동에 대하여 보상, 변화정도 알려주기 등의 피드백을 적극적으로 추진하고 대상자들의 반응에 따라 적절하게 대응해야 한다.

(2) 사회화

사회화의 원리는 다음과 같다.

첫째, 보건사업내용을 현재의 사건과 문제를 기반으로 구성함으로써 대상자들이 하여금 보건사업과 일상생활에서 경험한 것을 교류시켜 유능한 사회인으로 성장·발달할 수 있도록 하는 것이다.

둘째, 공동학습방법과 협력적이고 민주적인 방법을 통하여 학습하게 함으로써 사회생활에 필요한 사회적 자질과 기능을 습득하도록 한다는 것이다. 대상자들이 경험한 내용을 실제 사회생활과 관련지어 구체화하고 적절하게 재구성함으로써 자기가 속한 사회에 참여하여 적극적인 활동을 할 수 있도록 지도하는 것이다.

따라서 보건교육사는 사회의 현안문제에 민감해야 하며, 사회를 보는 통찰력도 지니고 있어야 한다. 사회화의 원리에는 '지도내용의 사회화'와 '지도방법의 사회화'가 동시에 포함된다. 이러한 사회화의 원리는 개별화의 원리와 상호 모순되는 것 같으나, 개별화의 방향이 사회적 공헌을 전제로 하는 것이기 때문에 이들은 모순관계가 아니라 상호보완적인 관계를 이루고 있다. 즉, 개개인의 사회적 공헌은 자기의 개성을 통하여 이룩되며, 개성의 가치 또한 사회화 과정에서 인정받게 되는 불가분의 관계가 있는 것이다. 사회화의 원리를 제대로 구현하기 위해서는 보건사업 내용의 사회화가 이루어져야 하며, 실행방법으로는 토의법, 문제해결법, 집단학습법(group study) 등이 있다.

(3) 통합성

통합성의 원리는 보건사업의 활동을 통합적인 전제로서 운영하여야 한다는 원리이다. 즉, 활동이 구성요소별로 분리되어 이루어질 것이 아니라, 인지적, 정의적, 기능적 영역의 행동이 동시에 이루어져야 하는 것이다. 인간은 정체성을 지니고 있기 때문에 활동의 원리로서 통합성이 강조되어 한다. 활동에 의해서 길러진 대상자들의 지식과 기능이 분산적이고 단편적이면 충분한 효과를 거둘 수 없다. 이러한 지식과 기능이 서로 연관되고 통합될 때 효과적으로 활용될 수 있기 때문에 통합적인 활동은 매우 중요한 의미를 가진다. 활동이 실제생활과 연관이 없고, 횡적으로는 내용들 사이에 유기적인 연관성이 없으며 또한, 종적으로 계통적인 계열성이 없는 단편적인 내용들을 주입시키면 대상자들의 호기심과 흥미는 유발되지 않을 것이다.

(4) 직관

직관의 원리는 특정 대상에 대한 개념을 인식시키는데 있어서 추상적인 문자나 언어로써 설명하는 것보다는 구체적인 상황에서 실제적인 경험을 하도록 함으로써 대상자들의 행동변화를 증가시켜야 한다는 것을 말한다. 오늘날 보건프로그램의 실행 과정에서 문제해결법, 실습법, 견학학습법, 단체활동법, 매체의 활용을 통한 활동이 강조되고 있는 이유가 바로 여기에 있다. 그러나 직관적인 활동이 완전무결하게 이루어지는 것은 거의 불가능하다. 그렇기 때문에 사진, 모형, 슬라

이드, 비디오, 영화, TV 및 컴퓨터 등 여러 공학매체로 대리적 경험을 하는 활동을 전개하거나, 가능한 범위 내에서 현장 실습을 실시하여 지도효과를 극대화하여야 한다.

이러한 직관의 원리는 자발성의 원리와 밀접한 관련성이 있는데, 양자 모두 추상적인 언어가 아닌 구체적인 직접경험 또는 그에 가까운 대리경험을 할 수 있도록 하는 점을 강조하는 것으로 그 방법적인 면에서 약간의 차이가 있을 뿐이다. 따라서 직관의 원리와 자발성의 원리를 일원화하여 경험의 원리라고 한다.

(5) 목적

활동은 대상자들로 하여금 설정된 목적과 목표를 효율적으로 달성하도록 돕는 과정이다. 활동은 특정 의도를 가진 계획적인 행동이다. 활동에 있어서 목적의 원리는 크게 대상자의 입장과 담당자의 입장으로 구분할 수 있다. 대상자의 입장에서 보면 보건사업의 목적과 목표가 분명하게 인식되었을 때 대상자들은 자발적이며 적극적인 학습활동을 하게 된다. 인간의 모든 행동에는 반드시 목적이 있다. 목적이 없는 행동은 의미가 없는 활동이며, 적극적 참여를 기대할 수 없다. 행동을 측정하는데 목적이 있으면 그 행동이나 활동이 민첩하고 활발하며, 활동의 결과를 자기가 평가하려고 하며, 그 결과에 따라서 자기 행동에 수정을 가하여 의도하는 바에 도달하게 된다.

한편, 담당자의 입장에서 보면 대상자들이 성취해야 하는 목적과 목표가 그들의 행동을 자발적으로 통제하고 자기평가를 행하는 기준이 되는 것과 같이 담당자들이 갖는 목적의식도 일련의 활동을 안내하고 그 결과를 평가하는 기준이 된다. 그러므로 합리적이고 효과적인 활동을 전개하기 위해서는 담당자도 명확한 목적의식을 가져야 한다. 업무목표가 담당자에게 분명하고 구체적으로 인식되고 받아들여질 때 지도활동은 보다 효과적인 결과를 산출할 수 있게 된다.

첫째, 계획된 보건사업을 실행하는데 필요한 제반사항을 점검하고 적절한 추진 방법을 마련한다. 대상자를 보건사업 활동에 참여하도록 촉진시키는 것에서부터 합리적인 실행을 위한 계획안을 구성하고, 활동환경을 조성하는 일 등 모든 면에서 다양한 추진 방안을 모색하도록 한다.

둘째, 효과적으로 보건사업 실행이 진행될 수 있도록 필요한 인적자원을 확보하여 명확하게 역할을 분담하도록 한다. 동시에 인력들이 적극적으로 주어진 역할을 수행할 수 있도록 다방면으로 지원한다.

셋째, 계획된 보건사업의 실행과정은 필요에 따라 적절히 조정할 수 있어야 한다. 일단 보건사업이 실행되면 그 활동의 진행과정을 주의 깊게 관찰하여 보다 나은 실행을 위해 필요한 조치들을 계속해야 한다. 이러한 개선 활동을 통해 보다 만족할 만한 결과를 얻을 수 있도록 노력해야 한다.

2) 실행계획 수립

보건사업을 구체적으로 실행하기 위해서는 우선 적절한 계획을 수립해야 한다. 일반적으로 보건사업 계획안이 조직의 관리자로부터 승인되고 보건사업 담당자가 세부계획을 작성하여 실행한다. 세부계획에는 보건사업의 목적과 목표 달성에 필요한 여러 요소들이 포함되어야 한다. 보건사업 실행 계획을 수립할 때 고려해야 할 여섯 가지 내용은 다음과 같다.

(1) 누가(Who) 보건사업을 실행하는가?

① 보건사업의 주최자와 주관자
② 보건사업 실행을 준비한 사람
③ 보건사업 담당자, 외부 전문가, 자원봉사자

(2) 언제(When) 보건사업을 실행하는가?

① 보건사업 실행 일시
② 보건사업 실행 기간

(3) 어디서(Where) 보건사업을 실행하는가?

① 보건사업 실행장소

(4) 무엇을(What) 실행하는가?

① 보건사업 형태와 제목
② 보건사업의 핵심 요소

(5) 왜(Why) 보건사업을 실행하는가?

① 보건사업의 목적
② 보건사업의 주제
③ 보건사업의 강조점

(6) 어떻게(How) 보건사업이 실행되는가?

① 보건사업의 구조와 절차

② 예산과 인력의 준비

③ 홍보와 보건사업 수단

2. 보건사업의 실행과정

보건사업 실행과정은 보건사업 활동이 효과적으로 이루어질 수 있도록 하기 위한 과정으로서 목적을 달성하게 하는 일련의 단계라 할 수 있다. 이런 이유에서 보건문제 해결과정이라는 표현이 보다 더 정확할 수도 있다. 지역사회 보건문제를 파악하기 위하여 자료를 사정하고 분석한 후 보건문제를 도출하여 이를 근거로 계획하여 수행, 평가하는 과정으로 보건사업의 대상에 따라 보건문제가 다양하고 수행단계에서 주로 집단을 대상으로 한 프로그램이 운영된다.

일반적으로 사업실행과정의 개념은 ① 보건사업사정, ② 보건사업진단, ③ 보건사업계획, ④ 보건사업수행, ⑤ 보건사업평가의 5단계가 많이 쓰이고 있다.

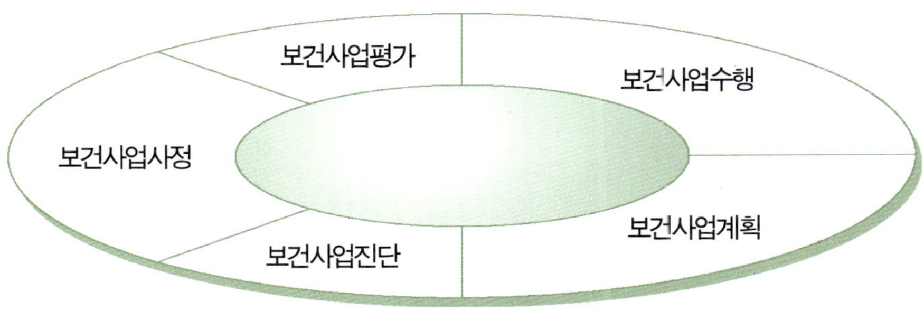

그림 4-1. 보건사업 실행과정

1) 사정

보건사업 실행과정의 기본이 되는 첫번째 단계는 지역사회를 정확하게 사정하는 것이다. 사정 시 파악할 내용은 지역사회 주민 및 그들의 강점과 문제점, 독특한 요구 등이다. 보건교육사는 지역사회에 대한 정보를 체계적으로 수집하기위해 여러 가지 사정도구들을 활용한다.

건강한 지역사회의 구성요소로는 낮은 범죄율, 좋은 학교들, 가족의 강한 생활력, 안정된 직장과 경제수준, 살기 좋은 환경(깨끗한 대기, 수질 등), 쉽게 이용할 수 있는 질 높은 보건의료시설, 적절한 주택, 활발한 시민참여, 쾌적한 날씨, 편리한 교통수단(도로, 대중교통수단), 다양한 여가활동, 문화예술 활동에 참여기회, 합리적인 세금 등을 들 수 있다.

2) 자료분석

지역사회에 대해 수집한 정보 및 자료를 체계적으로 분석하는 것은 지역사회의 문제, 요구, 강점, 경향 등이 무엇인가 규명하고, 그에 맞는 적절한 중재방법을 선택하는데 필요하다. 보건교육사는 특히 인구집단에서 고위험집단을 선별할 수 있으며, 지역사회의 강점과 약점을 조명하면서 보건사업프로그램 기획과 수행에 필요한 인구학적, 개인적 특성에 대한 정보를 파악할 수 있다.

예를 들면 대상자의 교육정도에 따라 교육 중재법이 다르고 휠체어나 보조 장비를 필요로 하는 노인들에게 화재예방 교육을 하려면 이동의 제한성과 대상자의 능력을 고려해야 한다.

3) 진단

진단은 지역사회의 문제나 요구를 규명하는 진술이다. 지역사회 진단의 예를 들면 다음과 같다.

· 접근과 이용이 어려운 서비스
· 사망율과 이환율
· 전염성 질환율
· 신체적 정서적 문제에서의 고위험 집단
· 특수집단을 위한 건강증진 요구들
· 지역사회 기능장애
· 환경위험(ANA, 1986)

지역사회진단은 사정된 자료를 종합하여 진술한 것이다. 진단은 상황을 묘사하고(State), 원인요소를 함축한다(Reason). '노인들의 부적절한 교통수단'과 관련된 '대체된 건강 찾기 행위'로 표현할 수 있다. 그러나 부적절한 교통은 노인들의 사회화와 지역사회 참여에 영향을 미치므로, 만약 이 요소가 사정을 통해 타당화되면 '노인들의 부적절한 교통수단과 관련된 손상된 사회적 상호작용'으로 묘사될 수도 있다.

〈상황〉

노인 인구가 급증하는 도시 변두리지역을 사정해 보니 버스는 다니지 않고 택시만 활용할 수 있었다. 문제는 명백한 교통수단 부족인데 간호진단으로 어떻게 기술할 것인가?

〈제안〉

노인을 위한 부적절한 교통서비스
- 공공교통수단을 위한 예산 부족과 관련된
- 최근 60세 이상 인구 증가와 관련된

4) 타당성 확인

지역사회에 대한 타당성 있는 자료와 진단은 중요하다. 지역사회 구성원들이 이것을 문제로 보는지? 해결하려고 하는지? 문제에 적응하면서 변화에 저항하는지? 예를 들면, 대도시의 황폐화된 지역사람들에게 보다 좋은 지역으로 이주 기회를 제공하여도 많은 사람들이 이웃과 헤어지고 새로운 환경에 적응하기보다 그대로 남기를 원한다. 그들에게는 새로운 환경에 대한 기대감보다 낯선 곳에 대한 두려움이 더 큰 것이다. 많은 프로그램들이 실패하는 것은 전문가들이 대상자들의 문제에 대한 인식과 변화에 대한 수용성을 검증하지 않고 문제에 대한 자신들의 가치와 인식에 기초를 두기 때문이다. 지역사회에서 타당성을 확인하기 위한 방법으로 설문조사, 개인적 면담, 지역사회 정보원이나 영향력 있는 사람들과의 만남 등을 들 수 있다.

5) 요구의 우선순위 결정

지역사회 사정에서 규명된 요구와 문제들을 동시에 해결할 수 없으므로 우선순위를 결정해야 한다. 우선순위 결정시 고려할 요인으로는 문제의 심각성, 지역사회의 관심이나 열망, 시간, 비용, 자원 활용가능성 등이다.

건강문제의 심각성은 같은 문제에 대해 그 지역 비율이 전국보다 높을 때를 말한다.

아파(Apha, 1961)는 지역사회 수준에서 건강요구 우선순위 결정시 고려할 사항으로 다음 6가지 요인 중 처음 5가지를 규정하였다.

① 지역사회 관심정도

② 문제를 다룰 수 있는 자원의 범위 : 시간, 예산, 장비, 공급품, 시설, 인력자원 등

③ 문제의 해결가능성

④ 특수 교육이나 연수의 필요성

⑤ 요구되는 자원과 정책의 범위

⑥ 지역사회 보건교육사가 기획과정에 기여할 정도

지역사회의 요구의 우선순위를 설정할 때 질문할 내용은 다음과 같다.

· 지역사회는 어떻게 생각하는가?
· 문제의 크기는 전국비율에 비해 어떠한가?
· 자원은 문제해결에 충분한가?
· 문제는 해결가능한가?
· 문제해결에 요구되는 교육과 연수는 무엇인가?
· 요구되는 자원은 무엇인가?
· 문제 해결을 위해 정책의 변화나 수정이 요구되는가?
· 지역사회 보건교육사는 효율적인가?

등의 질문을 통하여 처음에 확인했던 우선순위를 변경할 수도 있다.

6) 목표 집단 확인

목표 집단은 프로그램이나 중재로 변화가 요구되는 그룹이나 집단을 말하는데 그 중에서 특히 보건교육사가 변화를 주려는 그룹을 말한다.

예를 들면

· A시 주민 중 음주관련 교통사고 줄이는 프로그램
· B시 노인요양센터에서 노인을 위한 운동프로그램 등에서

A시와 B시 노인요양센터는 지역사회이며, 주민과 노인은 목표 집단이다.

여기서 지역사회와 목표 집단은 하나이거나 같을 수 있다.

7) 목적과 목표 설정

목적은 의도나 목적에 대한 포괄적인 진술이다. 목적과 목표에는 차이가 있다. 목적은 일반적인 용어로 진술하며 원하는 성과달성을 위해 가능한 수단을 제시하지는 않는다. 그러나 목표는 목적

달성에 기여할 특수목표로 기술한다.

예를 들면, 목적은 AIDS에 관한 보건지식 향상과 영아사망률 감소 등과 같이 광범위한 진술로, 특수하거나 측정가능한 목표는 아니다. 보건교육사는 프로그램 목적이 설정되면 목적 달성을 위해 가능한 방법과 실현가능한 시간을 작성해야 한다.

건강프로그램의 목표는 결과목표, 산출목표, 투입목표 등을 포함한다. 결과목표는 목표 집단에게 요구되는 건강상태나 건강행위를 강조한다. 산출목표는 건강상태나 건강행위에서 요구되는 변화를 위해 필요한 수행활동과 보건의료전달을 제시한 것이다. 투입목표는 산출목표를 실행하는데 요구되는 구조들을 규정한 것이다.

Healthy People 2010 목표는 특수목표의 중요한 근원이 된다.

결과목표는 프로그램 목적과 연관되어야 한다.

· Who : 프로그램 참여자를 확인한다.
· What : 프로그램 참여자가 목표달성을 위해 보여줄 특수행위를 기술한다.
· Where & What Extent : 대상자가 성취를 보여줄 조건을 기술한다.
· How Much : 기대되는 성취수준을 기술한다.
· When : 시간 계획을 기술한다.

지역사회의 목표와 개인의 목표의 기술 차이는 다음과 같다.

예) 개인 : 당뇨 필름을 본 후에 대상자는 적어도 고혈당의 3가지 증상을 기술할 수 있다.
집단 : 당뇨 필름을 본 후에 당뇨교육프로그램 참여자의 90%가 적어도 고혈당의 3가지 증상을 기술할 수 있다.

산출목표는 결과목표에 도달하기 위해 단기간 동안 증가시킬 활동이나 서비스전달을 명기한 것이다.

예) A고등학교 75% 학생이 봄학기 금연프로그램에 참여할 것이다.

투입목표는 예산, 인력, 장비와 기록보존 같은 프로그램 지원 등을 관여한다.

예) 보건과는 4개월 이내에 학교보건을 위해 3명의 지역사회 보건교육사를 채용할 것이다.

8) 전략 개발

사업전략은 사업목적과 목표를 달성하기 위한 수단이다. 전략은 개입(Intervention)이라고도 한다. 전략이란 원래 전쟁용어이다. 전쟁에서 적을 속이는 술책이라는 뜻을 가지고 있으며 전쟁에서 승리를 위해 여러 전투를 계획, 조직, 수행하는 방책을 말한다. 경영문제도 전쟁과 같이 생사에 관한 치열한 문제라고 인식되면서 전략이라는 용어를 사용하게 되었는데 이때의 전략이란 "조직의 사명과 목적달성을 위한 수단(Barney, 1998)"으로 "조직의 기본적 목달성을 확신하기 위한 통합적 종합적 계획(Glueck, 1980)" 또는 "조직의 주요목적, 방책, 활동들을 결합시킨 패턴 또는 계획(Quinn, 1996)"이라고 정의된다. 보건사업계획에서 전략이라는 단어들 사용할 때에도 이러한 뜻으로 사용하는 경우가 있다. 전략적 기획이라는 용어에서 전략이 바로 이러한 뜻을 함축하고 있다. 그러나 일반적으로 보건사업에서 전략이란 목표달성을 위한 수단으로 사용되는 경우가 많으며 활동과 구분하지 않고 사용하는데 활동은 목표달성을 위해 대상자에게 제공되는 구체적인 수단이다. 즉 목표달성을 위해 일정기간 중에 대상자에게 실행해야 할 구체적인 행동이 활동이고 전략은 목적이나 목표를 달성하는데 도움을 주는 유사한 세부 활동들의 집합체이다. 또한 개입 또는 중재는 사업대상자들에게 제공 또는 그들이 참여하는 활동을 말하는데 실제로 전략 활동과 동일한 의미로 혼용하여 사용된다.

보건교육사는 대상 집단에 활용가능한 적절한 자원과 시간 등을 고려하여 최선의 전략을 선택한다. 예를 들면, 10대 미혼모에 대한 중재도 보건교육사 중심 전략보다는 그들의 참여방법이 효과적이다. 그들이 중재를 수동적으로 받는 것보다 자신의 지식을 보건교육사와 지역사회에 기여하도록 격려해야 한다. 학교에서 금연 프로그램을 실시할 때도 해당학생들의 가족과 친구들까지 같이 교육시켜 달라는 제안을 받아들이면 결과가 보다 효과적일 수 있다.

9) 수행계획

보건교육사는 이 단계에서 중재를 계획하기 위해 누가 언제 무엇을 어떻게 어디서 할 것인지를 고려한다.

바람직한 계획은 중재하기 전에 다음과 같은 질문에 답변을 해봐야 한다.

· 어떤 행동이 행해질 것인가?
· 행동은 어떻게 수행될 것인가?
· 어떤 자원(장비, 공간, 비용 등)이 요구되는가?
· 각 행동마다 누가 책임질 것인가?
· 각 행동은 언제 수행되어질 것인가?
· 행위를 달성하는데 얼마나 많은 시간이 요구되는가?
· 어디서 행위가 이루어질 것인가? 이는 장소 확보와 얼마만큼 큰 공간이 요구되는지 결정하는 것을 포함한다.

처음에 시간을 들여 자세한 활동계획을 세우는 것은 결국 시간을 절약하고 활동 단계를 원활하게 해준다. 중재단계에서 기본적인 섬세한 부분이 누락되었음을 실감하는 것보다 더 좌절되고 당황스러운 것은 없다.

10) 평가계획

평가가 마지막 단계일지라도 평가 계획은 목적처럼 초기에 작성되어야 한다. 계획 역시 평가를 고려해야 한다. 평가는 과정 즉 가치, 적절성, 효율성, 성과, 효과성 등을 측정하기 위해 프로그램 내내 요구된다. 평가는 지속적인 피드백 과정으로 시스템 변화를 위한 자극제가 된다.

프로그램 평가는 목적 달성에 적절한 프로그램인지, 그 프로그램을 지속할 것인지 중단할 것인지, 어떻게 개선할 것인지 결정하는 과정이다. 과정 및 투입 목표는 계획된 활동들이 확실하게 성취되었는지 알아보기 위해 프로그램 내내 평가된다. 결과목표는 프로그램 목적에 도달했는지 결정하기위해 프로그램 끝에 측정된다.

〈건강 프로그램 수행의 성공요인〉

- 정확한 사정
- 지역사회와 함께 한 사정자료의 타당성
- 지역사회의 참여
- 충분한 자원
- 심사숙고한 계획, 팀 구성원간의 조정
- 좋은 리더십
- 개방된 의사소통

11) 보건사업수행

보건사업실행과정의 4번째 단계, 수행은 목적과 목표 성취를 위한 활동, 즉 작업을 의미한다. 수행은 목적과 목표를 설정한 개인이나 집단에 의해 이루어지거나, 또는 다른 사람들과 업무분담하거나, 다른 사람에게 권한을 위임하기도 한다.

담당자는 계획한 사업을 수행함에 있어 다음 4가지 사업에 대하여 결정을 해야 한다.

첫째, 계획한 사업이 제대로 이루어지도록 활동을 조정하는 것이다.

둘째, 그 활동에 참여하는 인력을 조직하고 감독하는 일이다.

셋째, 필요한 자원을 분배하는 일이다.

넷째, 일을 추진하는데 필요한 정보가 제대로 주어지도록 의사소통하는 일이며, 또한 수행과정에서 지역사회주민의 참여를 최대한 유도해야 한다.

(1) 조정

계획한 활동이 제대로 진행되는지를 점검하는 것으로 이 과정을 통하여 그 내용, 방법, 시간, 장소 등을 수정할 수 있다. 보건사업 계획을 변화시켜야 할 사항은 다음과 같다.

① 지역사회의 상태가 변화하였을 때
② 수행내용이 시간, 자원에 비해 실현성이 희박할 때
③ 수행내용이 지역사회 능력보다 지나치게 높거나 낮은 수준으로 계획되었을 때
④ 더 많은 정보가 수집되어 건강문제가 수정되었을 때
⑤ 기존의 건강문제는 해결되고 새로운 건강문제가 발생하였을 때
⑥ 새로운 자원을 사용할 수 있을 때

또한 활동을 조정한다는 것은 다음과 같은 의미를 가지고 있다.

① 계획한 목표를 재검토한다.
② 각 목표에 필요한 활동을 점검한다.
③ 시간표상에서 일의 시작과 진행과정 및 끝을 확인한다.
④ 책임 맡은 자의 기술수준이나 능력에 맞게 일이 분배되었는지를 대조한다.
⑤ 관계하는 직원과 논의하며 대상자를 포함한 지역사회 참여방법을 결정한다.

즉, 위의 모든 사항에 대하여 누가, 왜, 누구에게 무엇을 어떤 접근방법으로 어디에서 어떻게 해야 하는지를 점검하는 것이다. 이 경우 검토할 사항은 다음과 같다.

① 프로그램 내용 : 무엇이 이루어지는가?(예 : 고혈압 관리사업)
② 과정 및 절차 : 어떻게 이루어지는가?(기술적, 행정적, 관리적 측면 등)
③ 직무책임자 : 누가 하는가?(담당자, 행정관리, 지역대표)
④ 시간이나 기한 : 언제 이루어지는가?
⑤ 예산내역 : 비용이 얼마나 드는가?

(2) 감시

목표를 달성하기 위하여 계획대로 진행되고 있는지를 확인하고 점검한다. 업무활동표준을 유지하기 위해 업무수행수준, 절차, 결과의 정도를 점검하며 불충분한 경우는 원인을 파악한다. 계속적 관찰, 기록 감사, 물품점검 등이 있으며 계속적인 감시를 위하여 정보체계를 통한 감시목록을 기록하여야 한다.

(3) 감독

감독한다는 것은 사업목적이 적절한지, 수행정도에 영향을 주는 것이 무엇인지, 직원의 동기나 능력정도는 어떠한지, 자원은 어느 정도 충족되었는지를 확인하며 담당인력들의 활동을 지원, 격려해 주기 위한 수단으로 활용된다.

12) 보건사업의 평가

(1) 평가의 정의

보건사업의 평가란 보건사업에 관한 의사결정을 지원하기 위해 체계적으로 정보를 수집, 분석, 보고하는 과정이다. 이 정의에서 "의사결정을 지원" 한다는 문구와 "체계적" 이라는 문구에 대해 주의를 기울일 필요가 있다. 먼저 "의사결정을 지원" 한다는 것은 평가가 반드시 사업의 개선이라는 목적의식을 지니고 행해지며, 따라서 평가의 결과는 사업관계자들이 보다 효과적으로 행동할 수 있거나 의사결정을 할 수 있도록 활용되어야 한다는 것을 의미한다. 많은 사업에서 새로운 사업을 기획할 때 기존 사업의 평가 결과를 활용하지 못하고, 관습대로 사업을 준비하는 것을 볼 수 있다. 이는 "기획은 기획, 평가는 평가" 라는 잘못된 인식에서 비롯되는데, 이러한 인식이 싹트게 된 것은 사업의 효율성을 근거로 예산을 지원하고, 사업인력을 평가한 후 보상하지 않는 행정관행에서 비롯되었다. 보건사업이 지금까지 잘못된 관행에서 벗어나 비전 – 목표 – 전략 – 평가 – 보상이라는 틀을 고수하여야 평가의 활용성이 높아질 것이고, 평가의 활용성이 높아져야 평가에 대한 관심도 제고될 것이다. "체계적" 이라는 말은 평가가 일회적이거나 단편적인 행위가 아니라는 것을 뜻한다. 일부 사람들은 사업실행 과정 중에는 평가에 대해 관심이 없다가 사업이 종료된 후에 평가를 하려고 한다. 또한 일부 사람들은 보건사업의 전체보다는 자신이 관심이 있는 활동만 평가하기를 원한다. 보건사업의 평가는 사업의 결과를 평가하는 것이 기본인데, 일부 활동에 효과가 있다고 해서 전체 사업이 모두 효과가 있다는 것은 아니다. 따라서 이런 식의 평가는 사업이 보건사업의 변화라는 목표를 달성할 수 있도록 사업의 과정 중에 주기적으로 성과를 분석하고, 전체사업 목표 달성에 각 부분의 활동이 어떻게 기여하고 있는가를 분석하는 체계적 과정일 때 효용가치가 높아진다는 것이다.

(2) 평가의 목적

보건사업을 평가하는 목적은 일반적으로 다음과 같다.

첫째, 사업이 목적을 달성하였는지 알기 위함이다.

둘째, 사업이 효과적이었는지 판정하기 위함이다.

셋째, 사업개선방안을 찾기 위해서이다. 사업의 개선방안은 넓게 보면 건강과 관련된 새로운 정책의 도입이 될 것이며, 보건사업팀 수준에서는 보건사업 영역의 전략적인 선택이나 새로운 개입방법의 개발 그리고 담당요원 수준에서는 사업의 수행 방법에 대한 개선으로 나타날 수 있다.

넷째, 사업 책임을 명확히 하기 위함이다.

다섯째, 보건사업에 필요한 새로운 지식을 획득하기 위함이다.

평가에 관심을 가지고 있는 사람이 누구인가에 따라 평가목적에 차이가 있게 된다. 사업담당자들은 자기 사업이 목적을 달성하였는지에 관심이 있으며, 관리자는 목적달성여부와 사업의 책임, 사업개선 방안에 관심이 있을 것이다. 반면에 예산을 지원한 지방자치단체장이나 중앙정부는 사업의 목표 달성여부나 효율성이 주요 관심사일 것이다. 학계나 연구소 등에 근무하는 보건사업 전문가들은 보건사업에 대한 새로운 지식의 발견에 큰 관심을 기울일 것이다.

(3) 보건사업 평가

평가단계는 평가 자료를 수집하는 단계와 수집된 자료를 분석하는 단계로 구분할 수 있다. 여기에서는 자료의 수집방법에 대해서만 살펴보기로 한다.

평가 자료의 수집은 사업에서 산출되거나 지역에서 수집되고 있는 기존 자료를 활용하는 방법과 평가를 위해 새롭게 자료를 수집하는 방법으로 구분할 수 있다. 먼저 기존 자료를 활용하는 방법에 대해 알아보자.

가. 기존자료의 활용

평가에 활용될 수 있는 기존 자료는 다음과 같다.

① 생전통계
② 암 등록
③ 전염병신고
④ 병원이나 의원의 진료기록
⑤ 약국의 투약기록
⑥ 건강보험 자료
⑦ 근로자의 인사 및 건강기록
⑧ 소송기록 등이 있다.

기존자료를 활용하게 되면 대규모 자료여서 편견이 적고, 다양한 목적으로 활용할 수 있다는 장점이 있다. 그러나 사업관계자들이 관심을 두고 있는 항목이 포함되지 있지 않을 수도 있고, 규모가 커서 분석이 어려우며, 평가자의 마음대로 가공하기 어렵다는 단점도 있다.

따라서 기존 자료를 이용할 때에는 평가의 목적에 비추어 기존자료의 활용이 적합한지 평가할 필요가 있으며, 이를 위한 기준으로 흔히 자료의 완전성, 정확성, 대표성, 조사에 포함된 시간적 범위를 고려하게 된다.

개인정보의 공개에 대한 법적 규제가 엄격해지면서 건강보험 자료나 행정자료의 상당수를 평가에 쉽게 이용할 수 없게 되었다. 따라서 위에서 제시한 기준 이외에도 현실적으로 자료가 활용가능하며 자료 이용에 비용이 너무 많이 들지 않는지, 윤리적 문제는 없는지 평가할 필요가 있다. 또한 자료의 입력/보관형식(Format)이 쉽게 활용가능하게 되어 있는지, 다른 자료와 연계(Linkage) 가능성이 높은지, 조사나 자료입력 지침이 이해하기 쉬운지도 평가기준으로 추가되어야 한다.

나. 새로운 평가 자료의 수집

기존의 자료를 활용하여 보건사업을 평가할 수 있으면 효율적이겠으나, 대부분의 사업에서는 기존자료가 평가항목에 부합되지 않거나 기존 자료의 대표성이 부족하여 새로운 자료를 수집하여야 하는 경우가 많다. 어떤 방법을 통하여 평가 자료를 수집할 것인가는 평가의 목적, 측정하고자 하는 평가지표의 특성, 평가에 사용가능한 자원의 양에 따라 신중하게 결정되어야 한다.

과정평가를 위해서는 대부분 사업문헌의 검토, 사업인력과 참여자에 대한 개별 면접, 사업대상자에 대한 직접 관찰 등을 통해 자료를 수집하게 된다. 또, 결과평가의 자료는 지역 설문조사를 통하여 자료를 수집하는 경우가 많다.

평가지표가 행태의 변화를 측정하는 경우는 설문지, 자기기입식 자료(영양이나 운동일지 등), 신체 계측이나 관찰 등을 통해 자료를 수집하며, 기술(Skill)의 변화를 측정하는 경우는 역할극이나 자기기입식 자료를 활용하게 된다. 지식을 측정하는 경우는 설문지를 이용하는 경우가 많다. 마지막으로 태도를 측정하여야 한다면 자기기입식 조사표나 개인 면접 등의 방법을 통해 평가 자료를 확보하게 된다. 평가 자료를 효과적으로 수집하기 위해서는 다음의 몇 가지 사항을 유의해야 할 필요가 있다.

① 평가에 꼭 활용할 자료만을 수집한다.
한꺼번에 너무 많은 자료를 수집하면 수집된 자료의 정확성에 문제가 있게 된다. 따라서 반드시 필요한 자료만 수집하는 습성을 기르도록 한다.

② 기존 자료나 수집이 힘들지 않은 자료를 활용하는 것이 좋다.
평가 자료의 수집이 사업의 실행이나 평가과정 자체를 방해해서는 곤란하다. 아무리 가치 있는 평가지표라 하더라도 자료 수집에 시간이 많이 걸리고, 비용이 많이 소요되는 지표는 과감히 평가대상에서 배제하도록 한다.

③ 모든 지표를 직접 측정하려고만 하지 말고, 간접적인 자료수집 방법도 활용하는 것이 바람직하다. 지역의 담배판매량을 이용하여 금연사업의 성과를 측정하는 것이나 주류 판매량을 이용하여 절주사업의 효과를 측정하는 것 등도 간접적인 자료를 활용하는 예이다.

④ 계량화가 가능한 양적 자료도 필요하지만 질적 자료가 사업에 대한 통찰력을 더 높여준다.
양적 자료는 개방식 설문조사, 심층면접, 일지, 사업자료, 직접관찰, focus group 등을 통하여 획득할 수 있다.

다. 평가결과의 활용단계

지역 보건사업의 평가가 요식행위에 머무르는 경우가 많다는 것은 안타까운 일이다. 사업비를 지원한 측에서 평가를 요구하니까 형식적으로 평가를 수행하고, 차기 사업에 평가결과는 전혀 반영하지 않는 경우도 많다. 사업의 기획, 수행, 평가는 순환하는 연속된 의사결정 과정이다. 평가결과가 책장이나 서랍 속에 처박히지 않고 실제로 활용되게 하기 위해서는 평가시 다음 사항을 염두에 두도록 한다.

① 처음부터 평가에 주요 이해당사자를 참여시켜야 한다.

② 사업결과를 여러 양식으로 제시하고, 다양한 경로를 통해 많은 사람에게 알리도록 한다.

③ 사업이 성취한 내용을 강조한다.

사업을 통해 이룩한 성과를 일목요연하게 제시함으로써 다른 사람들로 하여금 당신들의 사업에 대한 관심을 야기할 수 있을 것이다.

④ 보고서는 짜임새 있게 작성한다.

보고서는 간단명료하여야 한다. 그림과 표를 활용하여 시각적으로 쉽고 이해가능한 보고서로 만들고, 복잡한 내용은 부록으로 처리하도록 한다.

⑤ 보건사업 평가가 활용되게 하기 위해서는 위에서 언급한 사항들도 필요하지만 무엇보다도 새로운 보건사업의 기획시 기존사업 결과를 반드시 참조하도록 규정할 필요가 있다.

(4) 보건사업 평가시 유의사항

보건사업은 제품이 아닌 서비스를 생산한다. 서비스가 제품과 다른 특징은 무형성, 이질성, 생산과 소비의 동시성, 비영구성 등이다. 따라서 보건사업 역시 그 산출물이 표준화하기 어려우며, 서비스 과정의 통제가 곤란하다. 또한 서비스 이용으로부터 결과가 발생하기까지 오랜 시간이 걸려 최종결과(건강수준)를 성과 측정 지표로 이용하는 것은 어렵다. 뿐만 아니라 결과에 영향을 미치는 요인이 다양하여 실험설계에 의한 엄밀한 평가모형이 요구되나, 윤리적 이유로 이를 충족시키기 어려운 경우가 많다. 무료서비스가 많고, 경쟁 시장이 성립되어 있지 않아 경쟁적 성과나 재무적 성과를 이용하기 어렵다는 단점도 존재한다. 따라서 보건사업의 평가를 위하서는 보건사업의 특성에 맞는 성과측정이 필요하다.

보건사업 평가를 위해서는 다음의 사항을 유의할 필요가 있다.

① 보건소의 전략적 목표와 부합되는 평가를 하여야 한다.

② 모든 사업을 평가할 수 있는 것이 아니다. 평가가 가능한 사업은 사업의 기획단계에서 결정된다.

③ 지속적으로 평가 자료를 수집하여야 한다.

④ 보건사업의 경우는 사업의 반응성(Responsiveness)에 유의할 필요가 있으며 크게 다음과 같은 세 가지 측면을 분석하게 된다.

- 사업제공방법의 변화 : 지역 환경에 따른 사업장소의 변화 등
- 사업 환경에 따른 결과의 변화
- 사업 제공체계에 따른 결과의 변화

반응성은 사업 실행단계에서 사업일지나 비망록 등을 분석하여 평가하게 된다.

⑤ 평가결과는 반드시 사업개선에 활용되어야 한다.

제 2 장 보건사업 질관리

• 학습단원 •

1. 질관리의 개념

1) 정의

보건사업은 서비스 기술의 적용에서부터 보건사업이용자의 주관적인 만족도에 이르기까지 다양한 측면을 포함하기 때문에 보건사업 서비스 질에 대한 정의도 현실적으로 처해 있는 입장에 따라 다양할 수 있다. 도나베디안(Donabedian, 1980)은 정의하는 입장에 따라 보건사업의 질을 다음과 같이 세 가지 측면으로 구분하여 설명하였다.

(1) 전문가 중심의 정의

보건사업담당자와 같은 전문가 입장에서의 정의라고 할 수 있으며, 건강에 대한 위험과 편익이 가장 적절하게 균형을 이룰 수 있는 보건사업과정을 양질의 보건사업이라고 정의한다.

주로 보건사업 담당자의 기술을 제공하는 능력에 관심을 둔다.

(2) 이용자 중심의 정의

보건사업 이용자의 요구나 기대, 가치 등에 부응하는 서비스로 정의될 수 있으며, 보건사업 이용자가 느끼는 서비스에 대한 만족도나 이용의 가능성에 관심을 둔다. 개인마다 사회적인 편익과 위험에 대한 가치가 다르기 때문에 보건사업 이용자의 요구와 사회적인 의무 사이에서 보건교육사들이 도덕적으로 갈등해야 하는 경우가 생긴다.

(3) 사회 중심의 정의

전체 인구가 얻을 수 있는 편익의 사회적 분포를 집단으로 파악하는 입장이며 보다 많은 사람들에게 편익이 돌아가는 경우를 양질의 보건사업 이용자라고 정의한다. 지역사회의 건강과 보건사업비용에 관심을 둔다.

이상의 정의들은 각각의 정의가 부합되는 상황 내에서는 합당할 수 있기 때문에 어느 하나를 선택하기에는 어려운 측면이 있다. 현실적으로는 제한된 자원 때문에 보건사업 서비스의 분포 또는 편익이 불균등하거나 사회적인 통제를 통해서 해결하려고 한다. 이러한 경우 보건사업의 질에 대한 개인적인 정의에서 주장하는 입장들과 갈등이나 긴장이 야기되기도 한다.

이에 대한 대안으로 도나베디안(Donabedian)은 보건사업의 질에 대한 윤리적, 사회적 정의를 제안하였다. 즉, 삶의 가치는 모든 인간들에게 있어 동등하며, 의료에 대한 접근 역시 비용을 지불할 수 있는 능력에 따라 동등하게 부여받아야만 한다. 따라서 가장 적정한 보건사업의 질은 전체 인구집단에게 최대한의 편익이 돌아갈 수 있는 수준을 의미한다.

2) 보건사업 질의 구성요소

보건사업의 질에 대한 개념과 정의가 다양하고 추상적이기 때문에 보건사업의 질을 구성하는 구체적인 요소들을 파악하는 것이 질의 개념을 이해하는 데 도움을 줄 수 있다. 보건사업의 질을 구성하는 요소에 대해서는 많은 학자들의 연구가 있었으며, 가장 고전적인 정의로서 메여(Meyer, 1969)는 접근성, 포괄성, 지속성, 효율성 등을 들었다.

보리(Vouri, 1988) 효과성, 효율성, 적합성, 기술 수준을 제시한 바 있으며 세계보건기구에서는 적합성, 효율성, 기술 수준 등의 세 가지 요소로 구분하였다. 지금까지 제시된 구성요소들 중 비교적 보편적인 요소들을 정리하면 다음과 같다.

① 효과성 : 서비스를 통하여 목적한 바의 기대나 편익이 달성된 정도, 서비스에 의한 건강 수준의 변화 혹은 현재의 지식에 비추어 건강 수준의 향상에 기여한다고 인정된 진료행위의 수행정도

② 효율성 : 서비스 제공에 있어서 자원이 불필요하게 소모되지 않은 정도

③ 기술 수준 : 서비스의 과학적 타당성과 적절성의 정도

④ 접근성 : 시간이나 거리 등의 요인에 의하여 의료 서비스 이용에 제한을 받는 정도

⑤ 가용성 : 필요한 서비스를 제공할 수 있는 여건의 구비정도.

⑥ 이용자 만족도 : 보건사업서비스에 대해 이용자의 기대 수준이 충족된 정도

⑦ 지속성 : 보건사업서비스의 시간적, 지리적, 서비스 종류간의 연결 정도와 상관성

⑧ 적합성 : 대상 인구집단의 필요성에 부합하는 정도

이상의 요소들에 대해서도 보건사업서비스의 질을 정의하는 견해나 목적 등에 따라 구성요소로 포함시키는 데 논란이 있을 수 있다. 예를 들어, 접근성, 가용성, 지속성, 적합성 등은 보건사업서비스의 직접적인 내용에 관한 상황이라기보다 보건사업제공체계와 관련된 항목들로서 서비스 자체에 관심을 둘 경우 구성요소에서 제외될 수 있다. 또한 기술 수준이나 적합성은 효과의 세부 항목으로 포함될 수도 있다. 따라서 보건사업의 질 구성요소 역시, 보건사업에 대한 시각이나 우선순위, 정책목적, 그리고 사회적인 조건을 감안하여 결정되는 경우가 많다.

3) 보건사업의 질에 대한 최근 개념

보건사업서비스의 질관리 개념이 본격적으로 도입된 것은 1980년대라고 할 수 있다. 전통적인 질관리 개념에 대한 비판들이 대두되면서 일반 기업들에서 적용되고 있는 질관리 방법의 영향을 받아 새로운 접근들이 시도되고 있다. 새로운 개념이 대두되게 된 배경을 살펴보면 다음과 같다.

첫째, 비용과 질은 별도의 과제가 아니라 통합될 때 보다 효율적으로 목표를 달성할 수 있으며, 두 과제를 총괄적으로 관리할 수 있는 경영체계의 필요성이 대두되었다.

둘째, 종래의 질관리는 주로 사업을 잘못한 보건사업제공자 개인에게 초점을 맞추고 행위에 대한 비난으로 이어지는 경우가 많아 보건사업제공자들은 행위를 은폐하는 경향이 있고 질관리에 효율적이지 못하였다.

셋째, 보건사업이 이루어진 이후에 평가가 이루어지므로 잘못된 보건사업료를 예방할 수 없다.

넷째, 보건사업서비스의 질은 궁극적으로 보건사업과정 뿐만 아니라 전체 보건사업조직의 업무가 서로 원활하게 지원될 때 이루어지기 때문에, 사업담당자에게만 초점을 맞추는 것은 효과가 적다.

다섯째, 질관리 활동은 특정 부서의 책임과 활동이라기보다는 보건사업조직의 최종 성과를 의미하므로 전체 조직 차원에서 혁신이 동반되어야 한다.

이상의 개념들에 대한 예로서 보건사업에 대한 통제의 느낌이 강한 '질보장'이라는 용어보다는 '질관리'를 조직이 계속적으로 해야 할 과정으로 '질 향상' 또는 '지속적인 질 향상'이라는 용어들이 제시되고 있으며, '전체 조직적 차원에서의 질관리' 또는 '종합적 질관리체계' 등의 개념이 제시되고 있다.

2. 질관리 접근방법

1) 보건사업의 질향상 과정과 단계

보건사업의 질향상 과정은 활동내용에 따라 5단계로 구분하여 접근할 수 있다.

질수준에 대한 평가는 일시에 모든 분야의 질을 평가하기 어렵기 때문에 먼저 보건사업기관 단위, 또는 부서단위에서 질향상 노력이 요구되는 심각성과 시급한 정도에 따라, 우선순위를 선정하여 접근하는 것이 효과적이다(1단계).

보건사업의 질을 향상시키기 위해선 보건사업의 질을 평가하여 현재의 질적 수준을 파악하는 노력이 선행되어야 한다(2단계).

질평가 결과에서 질적 수준에 문제가 있다고 판단되는 세부 영역들을 발견하게 되면 이들 영역들에 대한 심층평가를 통해 질저하의 원인을 규명하고 이를 개선시킬 수 있는 계획을 수립하여 실행하는 단계로 이어진다(3,4단계).

마지막 단계에서는 질향상 활동의 실행결과, 질적 수준의 개선정도를 재평가하고 활동과정에서 나온 문제점을 보완하여 다시 질향상 활동으로 연결시켜 나가게 된다.

이들 5단계 중 1,2,3단계는 질평가 단계, 4,5단계는 질개선을 시도하는 단계로 파악할 수 있으며 각 단계의 연계와 반복을 통해 질향상 활동을 일상적인 활동으로 정착화시켜 나가게 된다.

2) 보건사업의 질평가를 위한 접근

도나베디안(Donabedian, 1980)은 질향상 활동의 출발점으로서 보건사업의 질에 대한 다양한 측면을 평가하는 데 있어, 효과적인 평가를 위해 구조, 과정, 결과의 세 가지 측면에서 접근할 것을 제안한 바 있으며, 가장 일반적인 접근 방법으로 받아들여지고 있다.

(1) 구조

보건사업서비스가 제공되는 시설이나 작업여건, 환경과 소요자원을 의미하며 인적, 물리적, 재정적인 자원이 포함된다. 구조는 보건사업서비스 제공과 직접적으로 관련되며, 보건사업의 질과는 간접적인 관계에 있는 것으로 알려지고 있다. 예를 들어, 양질의 보건인력에 의해 보다 좋은 시설에서 보건사업을 제공받으면 보건사업의 결과가 보다 좋을 것으로 가정할 수 있으나, 모든 경우에 있어 이러한 가설이 성립되지는 않는다.

구조적 요인을 나타내는 평가지표는 상대적으로 변화의 여지가 적기 때문에 측정이 용이하고 안정적인 특성을 갖지만 지속적인 평가지표로서는 부적당하고 평가가 실제 수준보다 과대평가될 가능성이 있다. 대체로 구조에 대한 평가나 개선노력은 보건사업체계가 정비되지 못한 초기 단계에서 보건사업의 질을 관리하기 위한 기본적인 노력으로서 높은 우선순위를 갖게 된다.

(2) 과정

보건사업제공자가 실제로 보건사업을 하는 과정과 행위의 적절성을 평가하는 것으로서 보건사업의 질평가에 있어서 관심이 높아지고 있는 영역이다. 과정에는 적절한 사업제공과 같은 기술적인 측면에서부터 대상자들에게 바람직한 태도를 취하였는가와 같은 인간관계의 문제가 모두 포함될 수 있다. 과정에 대한 평가지표는 구조지표와 비교하여 보건사업서비스의 질과 관련성이 높고, 보건사업의 결과를 평가하는 것보다 비용과 시간이 적게 소요된다는 장점이 있다. 반면, 합리적인 기준 설정이 어렵다.

(3) 결과

보건사업대상자에게 실제 제공된 보건사업서비스로 인해 현재 또는 미래에 대상자의 건강상태가 어떻게 변화되었는지에 초점을 두는 접근방법이다. 결과지표에는 건강을 구성하는 요소로서 신체적인 결과 외에도 사회적, 심리적 요소와 환자만족도가 포함된다. 결과를 보건사업의 질에 대한 평가지표로 사용하는 것은, 결과는 보건사업의 궁극적인 목표가 되며 건강 수준이 향상된 결과는 반대로 양질의 보건사업이 제공되었음을 보증한다는 전제에서 출발한다.

그러나, 결과는 과정보다 간접적인 지표라고 할 수 있는데, 그 이유는 건강상태의 변화가 보건사업 이외의 다른 요소들에 의해서도 영향을 받을 수 있기 때문이다. 또한 결과에 대한 접근은 보건사업의 질을 포괄적으로 보여줄 수 있는 지표라는 장점이 있는 반면, 측정하기 어렵고 시간과 비용이 많이 소요된다는 단점이 있다.

이상의 다양한 접근 방법들 중 어떤 항목들을 선택할 것인가 하는 문제는 보건사업의 질을 평가하는 데 있어 실질적으로 당면하는 문제이다. 선택시 고려해야 할 조건으로는 질 평가의 목적이나, 평가에 소요되는 비용 및 시간, 측정의 용이성이나 가능성, 사회적인 윤리나 가치기준 등이 있을 수 있다. 또한, 질 평가를 하기 위해서는 구체적으로 어떤 항목을 평가할 것인가 하는 문제와 측정결과를 어떻게 해석하고 판단할 것인가 하는 문제에 직면하게 된다. 전자가 적절한 평가항목을 설정하는 문제라면, 후자는 기준의 설정에 관한 문제이다.

3. 질관리 평가방법

1) 서비스 질에 관한 기준

(1) 과정 기준

수행되어야할 서비스의 실제적 본질에 대한 관심이다. 즉, 서비스 이용자들에게 제공된 서비스 종류와 서비스 연결의 적절성, 의뢰서비스의 성공여부 등에 관한 자료들이 지표다.

(2) 구조적 기준

조직의 업무수행능력과 잠재력이 초점이다. 서비스 형태의 다양성, 시설의 적합성과 접근성, 교육수준과 전문자격증의 소유, 업무자의 자질, 정보와 회계시스템, 보고절차들의 서비스 구조의 적합성들이 해당된다.

(3) 성과적 기준

대상자에게 나타나는 서비스의 결과를 두고 서비스 질을 판단하는 직접적인 방법이다.

2) 서비스 질의 평가이유

첫째, 객관화 하여 측정하기 어렵다.
둘째, 서비스 전달이 완료되기 전 검증하기 어렵다.
셋째, 고객으로부터 데이터 수집하는 일에 시간과비용이 많이 든다.
넷째, 자원이 서비스전달과정 중에 고객과 함께 이동하는 경우 고객이 자원의 흐름을 관찰한다.

4. 서비스 질의 평가방법

1) 서비스질의 구성요소(SERVQUAL 차원의 정의)

첫째, 유형성(Tangibles) : 서비스 제공자가 보여주는 관심과 배려의 증거
둘째, 신뢰성(Reliability) : 약속한 서비스를 정확하게 수행할 수 있는 능력

셋째, 대응성(Responsiveness) : 고객에게 신속하게 서비스를 제공하는 의지

넷째, 확신성(Reliability) : 고객에게 대한 진심어린 예절과 효과적인 의사소통 등으로 최선의 관심을 쏟는 것

다섯째, 공감성(Empathy) : 고객에게 제공하는 개별적인 배려와 관심

2) 서비스 질 평가 방법

(1) 지각된 성과 : 기대치(Service Quality)

① 실제적인 서비스 제공시 고객의 기대와 직결된 성과의 차이를 계산한다.

② 장점 : 서비스 질개념을 표준설계실험에 입각하여 측정한다.

③ 단점 : 기대치가 높게 형성된다. 신뢰성과 판별 타당성에 문제가 있다.

(2) 지각된 성과 측정 : 기대치(Service Performance)

① 제공된 서비스에 대하여 고객의 직각된 성과만을 대상으로 한다.

② 서비스 질은 고객이 결정한다는 관점으로 서비스 질을 정확하게 대변한다.

(3) 지각된 성과 : 기대측정(Service Expect)

① 고객의 기대와 지각된 성과를 동시에 측정한다.

(4) 가중치 부여에 의한 측정

① 위 (1), (2), (3)의 측정치에 서비스의 질 구성요소의 가중치를 합산한다.

② 장점 : 서비스 개선을 쉽게 찾아낸다.

③ 단점 : 오류 발생시 신뢰성이 크게 손상된다.

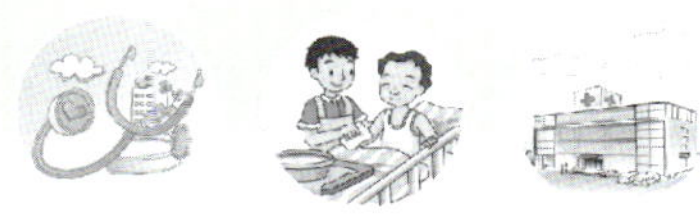

제 3 장 주민참여

• 학 습 단 원 •

1. 주민참여의 개요
2. 주민참여 수준과 참여기준
3. 지역사회의 조직화

1. 주민참여의 개요

주민참여는 지역사회 참여(community participation) 또는 지역사회 관여(community involvement)라고도 표현되는 개념으로 사회개발지역이나 보건 분야에서 많은 관심을 받고 있는 개념이다. 넓은 의미의 주민참여는 지역보건사업의 역사와 함께 시작되었다고 할 수 있다(예: 전염병 퇴치를 위한 예방접종사업 등). 세계보건기구에서도 2000년대까지 인류에게 건강을 제공하기 위한 방안으로서 제창한 일차건강관리사업(primary health care)의 정의를 "실용적이며 과학적이고 사회적으로 받아들일 수 있는 방법과 기술에 근거한 필수적인 건강관리르서 지역사회의 모든 개인이나 가족이 다 접근할 수 있어야 하고 지역사회 주민의 적극적인 참여로 운영되며 자체 의존과 자체 결정에 의하여 발전되고 유지되는…" 라고 함으로써 일차건강관리 사업운영은 주민참여에 의하며 그 목표하는 바는 지역사회의 자존(self reliance)이라는 것을 나타내었다. 즉, 보건의료에서의 주민참여를 '모든 사람이 보건의료계획 및 수행에 개인적·집단적으로 참여해야할 권리와 의무를 갖는 것'(WHO, 1987)으로 규정하면서 주민참여의 중요성을 강조하였다.

주민참여에 대한 정의는 많은 학자들에 의해 내려져 왔다.

시드니(Sidney, 1967)는 "공권력이 부여되지 않은 일반 시민들이 공적 권한이 주어진 사람들의 행위에 영향을 끼칠 의도로 정책결정 과정에 참여하는 것" 이라 했고 제임스는 "주민들이 지역사회의 일반적 문제와 관련된 결정에 대하여 권력을 행사하는 과정" 이라고 하였다.

반면, 에드거(Edgar, 1971)는 "정치적, 경제적으로 소외된 무산자들이 미래에 있어 정부과정에 개입토록 해주는 권력의 재분배" 라고 하였고 이성세(1984)는 "행정의 수혜자로서 공공기관으로부터 공권력 직책 및 특정 혜택이 제공되지 않은 일반 시민들이 직접적으로, 물질적이든지 비물질적이든, 비조직적이든지 조직적이든, 개인적이든지 단체로든, 어떤 형태로든지 그들의 삶에 영향을 미치는 정부의 정책 결정 · 집행 및 과정에 개입하는 일체의 행위" 라고 했다.

세계보건기구(WHO, 1987)에서는 "지역사회 공공사업의 설계와 추진을 위한 각 단계에서 의사결정에 주민들의 의견을 반영하는 것으로 사회의 권력(social power)을 재분배하는 유효한 수단이며 모든 의사결정에 모두가 참여할 수 있는 권리를 보유하게 되는 하나의 과정" 이라고 하였다.

이상의 정의를 종합한다면 "참여" 란 공권력을 가진 행정부와 지역사회 주민들간의 상호관계를 기술하는 개념으로 주민참여는 정책결정과 집행과정에 직 · 간접으로 영향을 미치거나, 미치고자하는 지역사회주민의 모든 활동을 의미한다고 할 수 있다.

이러한 주민참여는 경제 · 사회적 여건과 환경의 변화에 따라 정책과정에서도 많은 변화 양상을 보이고 있다. 정책과정에 있어서 주민의 참여형태는 정책 집행과정 · 비조직적 · 수동적 · 사익추구적 · 비제도적 참여에서 정책결정과정 · 조직적 · 능동적 · 공익 추구적 · 제도적 참여의 형태로 변화하고 있다. 지역사회의 모든 주민이 참여하는 것을 기대할 수는 없지만 참여를 유도할 수 있는 직접참여 방법과 간접참여 방법으로 나누어 볼 수 있다. 주민의 직접참여 방법으로는 주민조사, 주민의견서, 공청회, 지역사회조직이 주관하는 회의, 단기회의, 연찬회, 지역보건 의료계획공고, 심의위원회 등이 있고, 간접적 참여 방법으로는 지방의회 의견서, 지방자치단체장 의견서 등이 있다. 주민참여의 의의는 다음과 같다.

첫째, 사업수행의 성공 가능성이 높아진다.

둘째, 보건사업 관련 기관에 그 지역에서 필요한 수요를 직접 전달할 수 있다.

셋째, 지역사회의 공동운명체를 강화시켜 다른 개발활동에 참여의욕을 높이게 된다.

넷째, 보건사업 방향을 주민들에게 직접 전달할 수 있으므로 사업 진행의 이해도를 높일 수 있다.

다섯째, 사업과정 중 예기치 못한 변화가 생길 때 주민의 이해를 얻을 수 있다.

2. 주민참여 수준과 참여기준

1) 주민참여 형태와 단계

(1) 개별적 참여와 집단적 참여

개별적 참여는 보건사업에 대한 개인적 관심에 따라 참여하는 것이고, 집단적 참여는 그 지역의 자생적 또는 비자생적 조직을 통해 참여하는 형태로서 그 집단의 이해관계와 상관된다. 즉 어떤 목적을 향하여 구성된 집단이 목표달성을 위하여 함께 노력하는 것이다.

(2) 참여동기에 따른 분류

지역사회 주민들이 보건사업에 참여한 동기를 모두 자발적이라고 말할 수는 없다. 따라서 참여동기에 따라 지역사회 참여 형태를 세계보건기구(WHO, 1987)에서는 주민참여를 강요된 참여(compulsory participation), 유도된 참여(induced participation), 자발적 참여(voluntary participation)라는 세 가지 형태로 분류하였다.

강요된 참여는 전체주의 사회에서 흔히 일어나는 참여의 형태로서 보건사업에 필요한 인력과 사업비를 주민 스스로 의사에 따르기보다 전체적인 계획에 따라 강제적으로 동원하는 것이다. 이러한 형태의 주민참여는 흔히 동원(mobilization)으로 표현되는데 이러한 형태에서는 주민참여의 내용을 결정하는 것에 지역사회 주민의 의사보다도 보건사업의 행정적 필요가 우선된다.

유도된 참여는 보건사업에서 가장 흔히 나타나는 참여 형태로서 사업의 의사결정과 시행과정에서 주민의 실질적인 참여는 배제된 채, 보건사업으로부터 일정한 반대급부가 약속되어 참여를 유도하는 것이다. 그 대표적인 사례가 정부의 가족계획사업에서 시술자에 대한 보상금 제도로서 경기도의 한 군에서는 영구불임 시술자에게 1인당 보상금을 50만원 지급하고 그 자녀에 대해서는 간염 예방주사를 무료로 접종해 주고 자궁내 장치 시술자의 경우 자궁암 검진을 무료로 실시해 준다. 이러한 참여의 형태는 보건사업의 내용 결정에 지역사회가 참여하는 것이 아니라 보상금 제도로서 지역사회 참여를 유도하는 것이다.

자발적 참여는 보건의료의 체계의 관리나 사업의 내용 결정에 주민이 참여의 주도권을 가지는 경우로 지역사회참여의 이상적 형태로 주장되기는 하나 실제적으로 보건사업 과정에서 흔하지 않다고 보고되고 있다(WHO, 1987).

(3) 참여결과에 따른 분류

참여결과에 따른 실질적 참여와 형식적 참여가 있다. 보건사업과정을 분석해 볼 때 항상 실질적 참여를 주민참여의 이상적 형태로 내세우지만 지역사회 주민들은 보건사업 계획과 조정과정의 참여에서는 소외되고, 사업 시행과정의 참여에만 머무르는 경우가 많다. 그러나 보건사업의 시행과정뿐만 아니라 보건사업의 계획 및 조정과정에서 지역사회 주민의 의사가 얼마나 반영되었는가에 따라 형식적 참여인가 실질적 참여인가를 구별하게 된다.

표 4-1. 아른스타인(Arnstein)의 주민참여 8단계

참여 성격	참여단계	참여의 중심내용
비참여 단계 (degree of non participation)	1단계	조작(manipulation) : 주민들의 정책지지를 이끌어내기 위한 의사결정자의 책략이 이루어짐. 예) 주민교육, 설득, 계몽
	2단계	임상치료(therapy) : 참여자를 치료의 수용자로서 제한시킴(동의하지 않는 자는 교육 또는 정보 제공 안함)
형식적 · 명목적 참여단계 (degree of tokenism)	3단계	정보제공(informing) : 정보의 공유는 공공성이 중요하지만 이러한 쌍방향적 정보흐름보다 일방적 정보흐름이 주류를 이룸. 예) 자료제공, 문의에 응답
	4단계	상담(consultation) : 조사, 대중조사, 집회, 공청회를 통한 방법으로 주민의 의견과 아이디어를 수렴하는 단계이며, 이에 대한 통제는 권력을 가진 자에게 있음
	5단계	회유(placation) : 자문과 정책결정 또는 계획수립과정에서 주민의 참여를 허용하지만, 집행과 그 가능성의 판단은 여전히 권력을 가진 자에게 있음. 예) 위원회를 통한 의견제시, 의견수렴
주민권력 단계 (degree of citizen power)	6단계	협동관계(partnership) : 주민과 정책결정자들의 협상을 통해 권력을 공유하면서 정책결정을 하며, 합동위원회를 통해 적극적인 주민의견을 투입할 수 있음
	7단계	권한위임(delegated power) : 주민에게 일정한 정책대안이나 프로그램의 결정권을 이양함
	8단계	주민통제(citizen control) : 참여의 최고단계로 주민이 기획, 정책입안, 프로그램관리 등 모든 업무를 관장함

(4) 참여유형에 따른 분류

주민참여가 어느 정도까지 이루어질 수 있는가와 관련하여 아른스타인(Arnstein)은 8단계의 모형을 제시하였다. 참여 단계를 주민의 참여수준에 따른 비참여 단계, 형식적 · 명목적 참여단계, 주민권력 단계로 나누고 있으며 이들 각 단계마다 세부적 참여유형을 포함하고 있다. 아른스타인

(Arnstein)이 제시한 주민권력 단계에 도달하기 위해서는 정책의 계획과 조정과정에 주민의 의사가 제대로 반영될 수 있도록 제도적 장치 및 조작·기전이 필요하다. 이는 의사결정에 주민의 권한이 어느 정도 인지에 따라 결정되며 사회의 민주화 정도와 연관성이 크다. 주민의 참여 통로가 많을수록 주민의 다양한 의견을 반영할 수 있는 기회가 증가하므로 주민의 참여수준은 향상 된다.

(5) 주민의 주도 정도에 따른 분류

지역사회 주민의 참여는 지역의료체계의 보건의료인과 지역사회간의 관계구조에서 발생하는 사회적 과정이다. 관계구조에서 지역사회 주민이 보건사업과정에서 갖는 주도성(initiative)에 따라 주민참여의 단계는 다음과 같다.

지역사회 참여는 주민 주도 정도에 따라 동원(mobilization), 협조(assistance), 협력(cooperation), 개입(involvement) 그리고 주도(initiative)의 5단계로 나눌 수 있다.

동원단계는 주민의 자발적 참여정도가 아주 낮은 형식적이고 강요된 참여로서 주민에 대한 권한이양 정도가 가장 낮아 형식적 참여에 머물고 있다. 이 단계에 해당하는 것으로 전통적 전염병 관리 사업에서의 주민의 참여 형태이다. 동일하게 유도된 참여라도 권한이양의 정도에 따라 협조단계와 협력단계로 구분할 수 있다.

협조단계에서는 참여의 반대급부로서 참여를 유도하나 보건사업의 계획과 조정과정이 제공자 측에 여전히 독점되어 있는 데 반해, 협력단계는 협조단계보다 강제성이 약화된 주민참여 형태로 설득방식에 의한 주민참여가 강조되는 단계로 보건사업의 계획과 조정하는 과정에서 주민들의 의사가 반영되도록 하는 것이다. 협조단계에서의 참여동기는 일정부분의 반대급부가 있지만 협력단계에서는 사업결과에 따른 이익의 사전합의가 참여동기가 되고 있다. 개입단계에서는 개발사업과정이 공개되기를 주민 측에서 주장하고 의사결정과정에 개입하려는 참여형태이며, 주도단계는 아래로부터의 접근이 극단적인 형태를 이룬 것으로 주민 스스로의 자주관리가 강조되는 단계이다. 그러므로 좀 더 지역사회 주도성이 강해질 때 주민들이 보건사업의 계획과 조정, 그리고 평가에 개입하기를 요구하게 된다. 보건사업에서 주민주도의 현상은 그리 흔하지 않다.

(6) 행정부와 주민의 여건에 따른 분류

① 격리

주민참여 없이 행정부에 의하여 결정이 이루어지는 것으로 행정부나 환경적 여건이 안정되어 있는 반면 주민의 여건이 낮을 때 일어난다.

② 상징적

주민들의 정책형성이나 집행에는 아무런 영향을 미치지 못하고 건의나 견해의 제시 정도로 참여하는 것으로 환경적 여건이 불안정하며 주민의 여건도 낮을 때 일어난다.

표 4-2. 참여동기에 따른 참여 형태

참여동기에 따른 분류	참여결과에 따른 분류	권한이양의 정도	주민주도의 정도에 따른 참여의 단계
자발적 참여 유도된 참여 강요된 참여	실질적 참여 형식적 참여	높음 낮음	주 도 개 입 협 력 협 조 동 원

③ 협동

행정부가 주민과의 협의 하에 정책결정을 행하는 것으로 환경적 여건이 안정되어 있으며 주민의 여건도 높을 때 일어난다.

표 4-3. 행정부와 주민 여건에 따른 참여 행태

	환경적 여건		
	불안정		안정
주민지원	높음	적응적 흡수(cooptation)	협동(cooperation)
	낮음	상징적(Symbolic)	격리(isolation)

④ 적응적 흡수

관료의 정책결정에 필수적인 통합부분(integral part)의 형태로 나타나는 것으로 환경적 여건은 불안정하거나 주민의 여건이 높을 때 일어난다.

(7) 기능에 따른 분류

① 정보제공단계 : 정책 입안자나 사업을 주도하는 사람들이 주민들에게 진행하려는 사업에 대하여 일반적으로 지식을 제공하거나 홍보하는 정보의 참여를 의미한다. 이 방법은 참여라기보다는 참여의식을 자극하고 고취시키는 원초단계라 할 수 있다.

② 대민단계 : 주민들이 실제적으로 신체적인 참여를 하는 것을 의미하는 것이다. 즉 주민사업의 혜택을 받을 주민들이 노동력을 제공하여 사업을 성취하게 되고 행정부는 그에 대한 대가를 지불하는 방법으로 주민들에 대한 시혜사업(취로사업)과 겸하여 이루어지는 단계이다. 이 단계에서는 침체되어 있는 지역사회에 도움이 되게 하는 지역사회 개발사업 그리고 주민들의 자조의식을 고취시키기 위한 방법들이 주로 속한다.

③ 관여단계 : 어느 사업이나 정책이 시행되려고 할 때 사업자체의 계획부터 수행에 이르기까지 주민이 함께 참여하여 진행하는 것을 의미한다. 이 방법은 주민의 의사타진, 태도조사, 공청회 등을 통하여 필요한 사업을 선정에서부터 계획, 그리고 수행에 이르기까지 주민이 참여하고 사업에 실제로 관여한다. 그러나 실질적인 최종 결정권은 행정부가 가지고 있어 참여는 형식적일 수가 있다.

④ 책임 및 권한위임단계 : 주민 스스로가 정책의 계획, 입안, 수행, 평가에 이르기까지 모든 결정권을 가지는 것으로 주민들이 정책자나 사업 담당자를 감독하게 되고 사업의 결과에 대한 책임도 공유하게 되는 것이다. 따라서 지역사회는 자주관리의 형태가 되며 행정과 주민과의 관계는 협상관계가 되고, 오히려 사업은 주민위원회의 감독을 받게 되는 것이다.

지금까지 우리는 주민참여를 주로 '정보제공 단계' 나 '대민 관계' 정도로 언급해 왔던 것이 일반적이었다. 그러나 진정한 의미의 주민참여란 적어도 '관여 관계', 나아가서 '권한위임 단계' 가 되어 지역사회의 자주관리가 되도록 하는 것이어야 한다.

3) 주민참여의 활성화 방안

(1) 정보의 공개와 홍보

전시회, 포스터, 벽보, 방송, 마을신문, 진료소 소식, 바자회 등을 이용하여 주민참여를 위한 정보제공을 홍보한다. 즉 다양한 주민참여통로를 활성화 한다.

(2) 여론의 정확한 수집

국민의 의식과 생각을 직접적으로 주의깊게 들을 뿐만 아니라 대상자의 기분이나 비형식적(informal)인 대화에도 주의를 기울인다. 설문조사, 조직적 면접, 공청회 등을 이용할 수 있다.

(3) 여론의 처리

능동적이고 긍정적 자세로 여론을 기록, 분석하여 누락되는 것이 없도록 처리한다. 미결된 사항을 추적하여 관리하고, 처리된 결과에 대해서 회신하되, 처리되지 못한 사항에 대하여는 그 사유와 대안을 회신한다.

주민들의 의견이 회환(feedback)되지 않고 사장된다면 주민들은 보건사업에 대한 의견조차 제시하지 않게 된다. 따라서 주민의 의견을 수렴하고 환류 할 수 있는 정보체계가 있어야 한다.

(4) 위원회의 활성화

1985년 이후 우리나라에서 시행되었던 각종 보건사업들은 지역사회 참여를 표방하면서 그 수단으로 여러 위원회를 구성하였다. 즉 보건사업에 참여하여 의견을 개진하고 사업의 계획과 결과에 영향을 주었던 주민들은 대체로 '지방유지'로 일컬어지는 지역사회 지배계급이었으며, 대부분 남성이었고, 지역적으로도 편중되어서, 지역적 특수성이 제대로 반영되지 않았다. 또한 연령층에 있어서도, 어린이부터 노인까지, 그리고 그 지역의 직업집단들이 균형 있게 포괄되지 않았다. 그러나 실질적인 주민참여가 이루어지려면 위원회 구성에 있어서 지역사회 내의 상이한 각 집단별 대표성이 확보되어야 하며 행정적 대표이기보다는 실질적 주민대표로 구성되어야 한다.

위원회가 구성되어지면 다음으로 이들 간의 뚜렷한 권한, 임무, 책임한계 등을 성문화하고 의사결정의 전달통로 등을 정하여야 한다. 또한 좋은 지도자를 발굴하여 이들이 다른 주민들의 신뢰성을 얻어야 하고, 관련 기관과 연계를 잘해낼 수 있도록 여러 가지 교육과 훈련을 하여야 한다.

위원회가 기존의 것처럼 행정적 절차 이상의 의미가 없는 형식적 기구가 되지 않기 위해서는 정기적인 모임을 유지하며, 모임 전에 철저한 회의준비를 통해 구체적인 안건을 제시하여야 한다. 구성원의 소속감을 높이고 위원회를 통해 진행되는 사업의 경제적 뒷받침을 위해 기금을 구성하는 방법을 사용할 수 있다.

위원회의 활성화를 위해서는 초기단계에 각 구성원의 목적과 그룹의 목적을 명료화하는 것이 필요하다. 그룹구성원들이 서로 다양한 자신과 자신의 배경, 그들의 처한 상황, 그들의 문제해결 능력에 대한 정보를 주고받으면 상호작용을 시작할 때 보건교육사는 그들의 생각과 느낌을 지지하고 참여를 유도하며 정보를 제공하고 문제를 명료화시켜 위원회를 활성화할 수 있다. 위원회는 상호작용을 통한 활동은 평가를 거쳐 다시 계획에 반영되어야 하며 이러한 과정이 가시화됨으로써 주민들에게 나타나도록 한다.

(5) 자생적 주민조직의 활용과 조직

새로운 위원회를 조직하는 방법 외에도 이미 현존해 있는 조직을 파악하여 활용할 수 있다. 특성별(청소년회, 부녀회, 개발위원회), 목적별(친목조직, 경제조직, 봉사조직), 기능별(공공조직, 종교조직, 민간조직) 등의 조직이 각 과정의 성격에 따라 효율적으로 참여하게 한다.

(6) 다른 지역과의 경쟁관계 유발

우리나라는 아직도 지역별 소속감이 강하기 때문에 다른 지역사회와 선의의 경쟁을 유발시키면 주민참여를 확대시킬 수 있다.

(7) 사회지도층의 적극적 참여

그 지역 지도층에 해당되는 지식인, 유지, 공식 지도자들이 항상 주민들과 협력관계를 유지할 수 있도록 평소에 주민 입장에서 지도력을 행사해 오면 이들이 주민참여를 적극적으로 유도해낼 수 있다.

(8) 보건교육사 양성 및 배치

주민과 보건사업 실행기관의 이해관계를 종합적으로 조정할 수 있는 보건교육사를 양성하고, 적재적소에 배치한다.

(9) 주민의식과 자질고취

역할극이나 흉내내기 놀이 등에 참여하는 경험을 줌으로써 무엇이 문제인지, 문제가 얼마나 심각한지, 어떻게 해결할 수 있는지 스스로 생각하고 인지할 수 있는 기회를 제공한다. 또한 주민참여는 비현실적인 요구나 건의가 아니라 공동의 관심사를 가지고 해결책을 찾아 스스로 실천하는 것임을 교육한다.

(10) 지역사회 역량구축

지역사회 역량구축은 지역사회 내의 개인, 조직, 기관 등의 관계망이 연합되어 기능하는 다차원적이며 역동적인 과정으로, 지역사회 모든 가능한 자원을 개발하고 활용하여 건강에 대한 자조능력을 키우고 강화해 나가는 것이다. 이와 같이 지역사회 역량 구축을 통하여 지역사회 주민과 각종 지역단체나 조직은 건강관리 서비스와 사회복지 서비스의 의사결정과정에 직접 참여하여 지역사회 주민의 건강증진과 삶의 질 향상에 기여하게 한다.

(11) 보건교육사의 개발 : 지식, 기술, 인격의 조화

① 지식과 기술

지역사회참여의 유도를 위해서는 보건교육사 자신이 리더십, 대화법, 인간관계형성, 조직 행동 등에 대한 지식과 훈련된 기술을 갖추어야 한다.

② 바른 인간관과 직업관

보건교육사는 인간을 잠재능력을 가진 가치 있는 인격체로 보아야 한다.

4) 주민참여의 문제점과 장애요인

(1) 주민참여의 문제점

① 사업의 전문성과 능률성 저하 가능성

일방적인 관리자의 의사결정과 전달에 비해 주민참여 유도 시에는 의사결정의 과정이 복잡해지므로 능률이 떨어질 수 있다.

② 시간과 비용의 소모

지역사회가 당면하고 있는 문제발굴에서부터 이에 대한 해결방법을 도출하기까지의 주민참여과정은 상당한 시간투자와 비용소요가 있을 수 있다.

③ 지엽적 견해의 조장

참여하는 지역지도자 중에 편협한 사고를 가진 지도자가 자신의 주장만 내세워서 회의를 이끌거나 문제도출을 하거나, 문제해결 방법을 모색할 때 편협한 의견만이 받아들여질 가능성이 높다. 이 때에는 회의를 주관하는 지도자가 회의를 이끌거나 아니면 제시된 주장에 대하여 깊이 있는 토론이 이루어져서 합의된 의견제시에 따라야 할 것이다.

④ 책임회피 또는 책임소재의 불분명

보건교육사는 당면한 문제의 선택과 이를 해결하는 수단이나 방법의 선택, 문제해결과정에 있어서 잘못되었거나 다른 방향으로 흐를 때 누가 책임을 질 것인가를 명확하게 하는 것이 중요하다.

보건교육사는 지역사회주민의 참여를 주로 하여 그 지역의 발전을 꾀하는 것이 일차적 목표라 할 때 이에 수반되는 책임소재를 분명하게 하는 것이 중요하다. 어디까지나 주체자는 지역주민이며, 보건교육사는 지역주민 스스로 책임의식을 가지고 자신들이 가지고 있는 문제를 해결하는데 주도적인 역할을 담당하도록 하는 것이 중요하다.

여기에서 보건교육사는 변화 추진자로서 변화를 받아들일 수 있도록 스스로 변화하여 발전을 꾀하는 데 앞장서도록 이끄는 역할을 수행해야 할 것이다. 당면한 문제의 선택, 이를 해결하는 수단이나 방법의 문제해결 과정에 있어서 잘못되었거나 잘못된 방향으로 흐를 때 누가 책임을 질 것인가에 관하여 명확하게 선을 긋는 것이 중요하다.

⑤ 주민의 참여회피 경향

주민이 사업에 대한 무관심으로 참여를 회피할 가능성이 있다.

⑥ 사용전략의 문제

주민들이 너무 극적이거나 호전적 또는 급진적 방법이나 수단을 선택하는 경향이 있다.

(2) 주민참여의 장애요인

① 지역사회의 다양성과 집단별 대표성의 부족

이는 앞서 말한 바대로 지역사회는 다양한 가치가 혼재되어 있고 욕구가 집단에 따라 상이할 뿐 아니라, 지역사회의 욕구는 더 큰 사회체계에서 생성되기도 하고 규정받기도 하므로 지역사회의 사회계층별, 성별, 연령집단별, 지역별, 직업별 대표성이 확보되지 않은 그룹 활동은 지역사회의 실질적 참여에 장애요인이 된다.

② 관료주의

주민참여에 대한 관료주의적 장애요인은 다음과 같다.

첫째, 보건사업의 계획 · 조정 · 평가과정이 공급자에 의해 독점되고 있어 예산배정 · 역할분담 등 주요 의사결정과정에서 주민은 소외되고 단지 시행과정에서만 참여한다.

둘째, '보안' 이라는 이유로 보건행정과정에 대한 정보의 독점이 지역사회참여를 방해한다.

셋째, 주민참여의 기본성격은 상향식(bottom-up approach)이기 때문에 현재의 하향식 보건행정구조(top-down approach)에서는 주민참여가 어렵다.

③ 보건행정가, 보건의료인들의 동기화와 태도의 부족

전문성을 가진 보건행정가나, 보건의료인들이 주민참여가 이루어지면 업무량이 증가하고 주민들과 분쟁의 소지가 있고 주민의 요구사항이 많아지기 때문에 보건의료인들의 주민참여에 대한 태도가 냉담하다.

④ 보건의료전문주의의 문제

보건의료인이 보건의료의 제공체계와 지식을 독점하고 외부로부터 보건의료 내부 문제에 대한 관여를 배제하며, '주민은 보건의료에 대해 무지하다' 는 편견은 주민참여의 장애요인이 된다. 보건의료전문영역을 아무도 넘을 수 없는 성역으로 생각해서는 안 되며 보건의료과정에 주민을 참여시켜야 할 것이다.

⑤ 제도적 장치의 부족

보건사업의 의사결정과정(우선순위의 결정, 자원분배의 결정, 역할분담의 결정)에도 주민이 참여할 수 있는 제도적 장치가 필요하다.

⑥ 주민참여의 역량부족

주민이 스스로 무엇을 얼마만큼 참여해야 하는지에 대한 인식이 부족하거나 당면한 문제에 대하여 잘 알지 못할 때 참여가 제대로 이루어지지 않는다. 또한 자신의 생각이 옳다고 표현하지 못하거나, 회의 시에 발언권행사도 하지 않으면 안 된다. 이때 비공식적 회의를 통하여 서로 의견을 교환하는 것에서부터 시작하여 의견의 일치를 가져오는 방법을 시범적으로 운영해야 할 것이다.

5) 지역사회 참여

지역사회참여란 지역사회 내부에 있는 누군가가 보건사업에 지역사회에 관여하는 것을 말한다.

(1) 지역사회 참여 방법

실제적으로 지역사회 주민의 참여를 유도하기 위해서 지역사회의 보건조직은 다음과 같은 방법들을 실천해야 한다.

① 정책과 계획 공개 : 정책을 공개하여 의견, 제안을 제시하고 계획 시 주민 대표자가 참여한다.

② 지역사회가 관심을 표명한 요구에 대해 계획

③ 분권화된 계획 수립

④ 연대공청회 개최 : 동반자적 관계로 함께 변화를 위한 지식과 힘을 결집하는 관계망을 형성한다.

⑤ 조직망 구성 : 개인과 집단이 함께 변화를 위한 지식과 힘을 결집하는 관계망을 형성한다.

⑥ 지역사회(직능)단체를 지원하고 자문과 훈련 등을 제공

⑦ 정보제공 : 유용한 지방자치단체 및 국가 보건의료기관의 정부 등을 리플렛, 포스터, 책, 인터넷 등을 이용하여 제공한다.

⑧ 재정과 자원지원 : 지역사회 참여를 위한 예산지원과 필요시 인력 시설을 제공한다.

⑨ 옹호 프로젝트 제원 : 특정 소외집단을 옹호하며 그들의 목소리를 높이는 프로젝트를 지원한다.

(2) 지역사회를 기반으로 한 사회에서 지역사회보건실무자들의 원칙

① 지역사회 자체가 중심(bottom-up process)

② 촉진자로서의 역할

지역보건실무자들 스스로가 건강에 대한 "전문가"라기 보다 지역사회의 건강요구를 정의하고 이를 해결하기 위해 주민들을 격려하고 정당화하며 힘을 실어주는 역할이다.

③ 형평성에 대한 인식

주민들이 직면하게 되는 불이익, 억압과 차별의 형태로 나타나는지 그리고 영향을 미치지 않는지에 대한 주의 깊게 관심을 기울여야 한다.

④ 건강에 대한 광의의 조망

지역사회 보건실무자들은 필수적으로 촉진자이며 이 역할은 지역사회 주민들이 그들이 거주하는 지역사회의 건강문제에 관한 활동에 대한 신념, 지식, 기술을 습득하도록 주민들을 돕는 일이다.

(3) 지역사회 참여에 영향을 미치는 요인

지역사회 참여는 주민 개개인이 개인적 또는 집단으로 청원, 여론조사, 공청회 등을 통해 직접 참여하는 방법과 선거나 대표를 구성하여 참여하는 간접적인 참여 방법이 있다. 따라서 지역사회 참여에 영향을 주는 요인에는 주민 자체, 주민의 대표조직, 행정부의 3요소가 서로 관련지어 있다.

① 주민

- 집단을 형성할 수 있는 역량(morale & cohesion)
- 주민의 참여자세(capacity for organization behavior)
- 지식(knowledge)
- 인지(awareness)

② 조직

- 목적 : 관심과 욕구의 일치
- 구성원 : 동질집단, 자원에 의한 참여
- 규모와 조직 : 적고 단순한 규모의 조직, 구성원의 힘

` · 지도력 : 권위보다는 친근감 있는 지도유형, 리더의 개인적 매력, 직접 선출된 지도자

③ 행정자

· 내적 기술과 능력을 가진 자
· 외적 직업규범을 준수하는 자
· 자아 역할의 일치를 이루는 자

3. 지역사회의 조직화

1) 지역사회조직화의 개념

조직화(organizing)는 지역사회실천의 한 모델일 뿐만 아니라, 모든 지역사회실천 모델에서 가장 널리 쓰이는 전술의 하나이다. 조직화는 글자 그대로 사람들을 모으는(조직하는) 작업으로부터 출발한다. 어떠한 사람들이 조직화 과정에 참여하는가? 지역사회의 어떤 문제를 공유하고 그 문제의 해결을 바라는 사람들로서, 대개는 지역사회의 의사결정 과정에서 소외되고 잘못된 제도에 의해 억압을 받는 사람들이다. 조직화는 이들로 하여금 상호관계망을 형성하고 변화를 위한 구체적 행동에 나서도록 자신감을 불어넣는다. 요컨대, 조직화는 변화를 추구하는 보통 사람들이 자신들의 권련 기반을 건설하는 과정이다.

지역사회조직사업에 대한 정의는 개별지도사업이나 집단지도사업과 마찬가지로 전문적인 사회사업의 한 방법으로 1920년대 초부터 오늘에 이르기까지 많은 학자와 전문가들에 의하여 시도되었다. 전형적이고 가장 널리 사용되는 13개의 정의를 소개하면서 이들 정의는 일반적으로 네 가지로 구별할 수 있다(Harper & Dunham, 1959).

① 협동 · 협력 · 통합의 사상
② 욕구충족으로서 욕구와 자원간의 균형을 유지하는 사상
③ 개별지도사업과 집단지도사업의 직접적 서비스와는 다른 사업간의 관계에 관심을 둔다는 사상
④ 철학적 개념은 민주적 과정과 전문성간의 실천관계(working relationship)를 제공한다는 사상

로스(Ross, 1955)에 의하면 지역사회 조직화는 개별지도사업과 집단지도사업과 같이 개인 또는 집단에 직접적 서비스를 제공하지 못하는 상황에서 행하는 대중적 봉사활동이다. 다시 말하면, 주민들의 보건과 관련된 교육, 주택, 교통, 상하수도 및 사회봉사 등의 계획과 조정이 요구되고 이

러한 요인들의 통합이 필요하게 되는데, 이러한 문제를 해결하기 위한 보건사업관리방법을 지역사회조직이라 한다.

지역사회조직화란 지역사회가

① 충족되지 않은 욕구나 달성하고나 하는 목표를 찾아내고,

② 이들 욕구나 목표의 순위를 정하며,

③ 이들 욕구나 목표를 달성하고자 하는 자신감과 의지를 발전시키고,

④ 이들 욕구와 목표를 성취하는 데 필요한 자원(자체적 혹은 외부로부터)을 찾아내고,

⑤ 이들 욕구나 목표 달성을 위해 실천하며,

⑥ 이렇게 함으로써 지역사회 내에 협력적이고 협동적인 태도와 실천력을 증대·발전시키는 과정이다.

뉴스테터는 지역사회조직화를 한 마디로 중간집단사업 과정이라고 하였다. 그는 중간집단을 지역사회조직가가 활동하거나 자기의 전문직업성을 나타낼 수 있는 권리 영역이라 하였다. 이 중간집단의 위원회는 집단간 적응관계를 다루는 기능을 한다고 한다.

이와는 다르게 쉐라드에 의하면, 지역사회조직화는 격증하는 사회 및 기술적 변화와 산업혁명의 결과인 사회문제를 1차적으로 해결하기 위하여 고안된 사회조직이며, 사회의 불균형을 시정하고, 새로운 조직을 구성하며, 새로운 서비스를 개발하고, 급격한 사회경제적 변화의 결과로 곤경에 빠진 사람들의 문제를 해결하기 위하여 시도하는 것이라고 한다(Dumham, 1972).

커츠(1940)는 "지역사회조직화사업은 주로 프로그램간의 관계를 취급하는 과정으로서 사람을 상대로 하는 개별지도사업이나 집단지도사업과는 구별된다"고 전제하고, "기관(agency)과 기관간, 기관과 지역사회간, 또 지역사회와 기관의 관계는 사회사업 분야에서 모든 활동의 초점(focal point)이 된다"고 말하고 있다.

그리고 던햄은 지역사회조직화에 여러 계층의 개인과 집단이 참여한다고 하였다. 즉, 특별히 훈련된 지역사회조직가와 개별보건교육사, 집단보건교육사, 전문가, 공무원, 소비자 및 일반시민까지도 참여한다고 말한다. 또한 지역사회조직화는 새로운 기관을 조직함에 있어 전문가들의 도움 없이 비전문가들에 의하여 수행될 수 있다는 점에서 커츠와 견해를 같이하고 있는데, 그는 전문적인 지역사회조직가가 아닌 비전문가에 의한 지역사회사업을 지역사회조직형동(community organization action)이라고 하였다.

이러한 지역사회조직행동은 지역사회에 새로운 기관을 설립하고 프로그램을 수립하며, 정부나 민간기관의 이사회나 자문위원회에 전문적 조언을 하고, 예산편성위원회, 프로그램, 기관의 조정,

빈곤퇴치 프로그램과 생활수준의 향상 등에 조언을 하고, 교육사업과 공적 관계형성, 자금조정활동을 수행하며, 법안 통과나 사회행동에 관여하고, 직접행동을 위해 저소득층을 규합 내지 조직하는 등의 활동을 수행하는 것이다.

이러한 활동은 전문기술적 개념에서 볼 때 지역사회조직화는 아니지만 오늘날 지역사회조직의 전체적 상황 하에서는 필수적이고 아주 중요한 활동이라고 할 수 있다.

이와 같이 지역사회조직화사업의 개념을 다양하게 규정하지만, 이것을 개괄적으로 정리하면, 지역사회조직화사업은 지역사회 주민의 공통된 욕구를 발견하고, 그것을 해결하기 위하여 지역사회의 내적·외적, 인적·물적 자원을 동원하는 과정이며, 그러한 과정은 중간집단(예컨대, 위원회, 협의회, 협회, 연맹 등)이 행하는 것이다.

2) 지역사회조직화의 목표

지역사회조직화사업은 지역사회 구성요소간의 상호작용에 의식적인 변화를 추구하는 과정이며 전문사회사업의 한 방법으로서 다음과 같은 세 가지 목적을 달성하려고 한다고 말하고 있다.

① 지역사회의 광범위한 욕구를 충족하고, 욕구와 자원간의 조정과 균형을 도모한다.

② 지역주민들의 참여, 자조(self-direction), 협동능력을 개발·강화·유지하도록 도와 그들이 문제에 보다 효과적으로 대처할 수 있게 한다.

③ 지역사회와 집단들 간의 관계와 의사결정권의 분배에서 변화를 초래하려고 한다.

던햄(1970)은 지역사회조직화의 목표를 각각 '과업중심의 목표(task goals), 과정중심의 목표(progress goals)', 관계중심의 목표(relationship goals)'로 구분하고 있다. 과업중심의 목표란 지역사회의 특정 욕구를 충족시키거나 특정 문제를 해결하기 위해서 취하는 구체적인 과업의 완수에 역점을 두는 것이고, 과정중심의 목표는 주민참여, 자기결정 및 협동 등을 유지·발전·강화시켜 지역사회 주민들이 문제를 해결할 수 있는 능력을 갖도록 해주는 것이며, 관계중심의 목표는 지역사회 구성요소간의 사회관계에서 변화를 시도하는데 역점을 둔다고 설명하고 있다.

보건사업 분야에서 지역사회조직화의 주요 목적은 가장 중요한 사회적 욕구와 그 욕구의 우선순위를 결정하고, 주민들의 욕구를 해결하기 위하여 구체적인 계획을 수립하며, 이러한 목표를 달성하기 위하여 지역사회의 자원을 효과적으로 조정·동원하고, 보건사업서비스의 수혜자와 지역사회조직의 목적과 발달을 추구하며, 주민의 적극적 참여를 권장하는 것이 라고 한다.

또한, 지역사회조직화의 목적은 건전한 계획이 서비스를 산출하고 발전·수정·종결시키며, 보건사업의 기준을 향상시키는 동시에 민간기관을 효과적으로 증가시키며, 조직, 집단 그리고 보건사업 프로그램과 서비스에 관련된 개인간 상호관계성을 향상·촉진시키는 것이고, 보건문제와 욕구에 대한 보다 나은 이해와 사업의 목적, 프로그램 및 방법을 개발시키는 것이다. 그리고 보건사업에 공적 참여와 공적 지지를 발전시키고 재정적 지원은 세금, 기부금과 그 외의 수입을 포함시킨다고 한다.

펄먼과 구린(1972)은 지역사회조직사업과 계획이 추구하는 중요한 목적에 따라 지역사회보건사업의 실천에 관한 견해를 다음의 네 가지로 분류하여 설명하고 있다.

(1) 지역사회 참여와 통합의 강화

지역사회에 있는 모든 집단들이 자신들의 의사를 표현하도록 격려하고 효과적 상호작용을 통해 자신들의 사회 환경을 개선하는 방안에 대해 합의하도록 하는 것이다. 여기에서는 집단들과 조직들 간의 적응과 협동적 관계가 중요한 목적이 된다. 로스가 대표적 학자이다.

(2) 문제대처능력의 고양

지역사회 참여와 통합의 강화를 변형한 것으로 지역사회 혹은 지역사회의 일부가 환경과 변화에 대처할 수 있는 능력을 갖도록 하기 위해서 소통과 상호작용의 수단을 향상시키는 데 역점을 둔다. 이러한 접근방법을 토대로 지역사회조직화사업을 개념화하고 있는 대표적 학자는 리피트이다.

(3) 사회조건과 서비스의 향상

지역사회의 욕구와 결함을 찾아내고, 사회문제를 해결하거나 예방하기 위한 효과적 서비스와 방법을 개발하는 것이다. 여기에는 특정 목표의 설정과 이들 목표를 달성하기 위한 자원의 동원이 포함된다. 이러한 활동을 강조하는 학자는 모리스와 빈스톡인데, 이들은 대부분의 사회계획(즉, 사회문제를 해결하고자 하는 노력)은 공공기관의 정책, 업무, 자원할당을 변화시키는 데 역점을 두고 있다고 하였다.

(4) 취약계층의 이익증대

지역사회 참여와 통합의 강화의 실무와는 대조적으로 그 주요 목적은 특수집단이 받아야 할 물질적 재화와 서비스의 몫을 증대시킴으로써, 또 지역사회의 주요결정에서 그들의 역량과 참여를 증대시킴으로써 그들의 이익을 증대시키는 것이다. 대표학자로는 그로서(Grosser, 1965)인데, "하위계층, 소수집단, 도시슬럼지역 주민을 위한 지역사회조직화사업"에서 이러한 견해를 보이고 있다.

표 4-4. 지역사회조직화의 목표(학자별)

학자	목표	내용
Dunham (1970)	과업중심의 목표	지역사회의 특정 요구를 충족시키거나 특정문제를 해결하기 위해서 취하는 구체적인 과업의 완수에 역점을 둠
	과정중심의 목표	지역사회 주민들이 문제를 해결 할 수 있는 능력을 갖도록 해줌
	관계중심의 목표	지역사회 구성요소간의 사회관계에서 변화를 시도하는 데 역점을 둠
Perlman & Gurin (1972)	지역사회 참여와 통합의 강화	집단들과 조직들 간의 적응과 협동적 관계
	문제대처능력의 고양	의사소통과 상호작용 수단의 향상
	사회조건과 서비스의 향상	욕구충족과 문제해결을 위한 서비스와 방법 개발
	불익집단의 이익증대	역량과 참여 강화를 통한 이익증대
Baldock (1974)	경제발전 추진	중간착취를 배제하고 주민의 경제이익 보장
	합의 촉진	사회복지협의회 같은 중간집단 조직하여 지역주민 갈등 조정
	대인적 사회봉사지원	자원을 제공하여 클라이언트 지원
	현대 시민권 교육	시민권 교육으로 토의하고 행동하게 함
	급진적 변화조성	새로운 지역사회 변화노력

■ 자료 : 김영모 편, 2001 : 25~26; 최일섭 · 류진석, 1997를 참조하여 구성하였음.

첫째, 경제발전을 추진하게 하는 목적은 대개 후진국가에서 정부관리나 지역사회조직자들이 권장하는 것인데, 이것은 새로운 형태의 농업 또는 중소기업을 채용하거나 학교, 도로, 교량 등을 건설하는 것이다. 이것은 경제발전사업은 될 수 있으나 국민들이 우선적으로 바라는 것이 아닐 수 있다. 그리고 도시에서는 비록 경제적 자원이 적어도 자조적, 협동적 노력에 의한 경제발전사업이 가능하다. 예컨대 협동조합, 신용조합을 만드는 것이다. 이러한 것은 지역사회 주민들을 위하여 중간착취를 배제하고 그들의 경제적 이익을 보장해준다.

둘째, 합의를 촉진하기 위한 목적은 보건협의회와 같은 중간집단을 조직하는 것이다. 이것은 투쟁이라는 개념과는 달리 지역사회의 내적긴장을 감소시키고 화기애애한 분위기를 만드는 데 도움이 되며 지역사회 주민간 갈등도 조정할 수 있다는 것이다.

셋째, 대인적 사회봉사를 지원하는 목적은 대인적 사회봉사에 대한 지원서비스의 대책이 될 것이다. 지역사회사업은 의료에 대한 공중보건의 경우와 마찬가지로 보건사업과의 관계가 매우 유사한 것이다. 만약 이러한 서비스가 필요하다면 지역사회보건사업은 개별 보건교육사에게 새로운 자원을 제공하고 보건교육사로 하여금 클라이언트를 지원하기 위한 집단의 힘을 이용하려고 한다.

넷째, 현대 시민권 행사를 위한 목적은 많은 지역사회조직가들이 전문적 교육배경을 지니고 있고, 이것이 지역사회사업의 기본적 교육과정이기 때문에 그것이 현대 조직과 개별적 · 집단적 행동을 이해하는데 도움이 된다는 것이다. 이러한 것은 민주주의적 교육이 될 것이다. 다른 사람과 토의와 행동을 함으로써 교실에서와는 달리 서로 가르치고 배우게 된다.

다섯째, 급진적 변화를 위한 목적은 지역사회사업과 관련이 깊지 않지만 급진적 사회사업이 기존의 지역사회보건체계를 부정하기 때문에 새로운 사회변화를 위한 것임에는 틀림없다.

3) 지역사회조직화의 원칙

지역사회조직화의 원칙은 지역사회조직사업을 수행하는 데 있어 '올바른 행동에 관한 규칙' 즉, 무엇이 '전전하고', '좋은' 지역사회조직인가에 대한 가치판단을 의미한다.

(1) 사적 이익에 대한 관심을 조직화에 활용한다

사람은 자신의 이익과 무관한 일에는 관심을 보이지 않는다. 그리고 대부분의 조직가들은 사람들의 이런 행태가 조직화에 걸림돌이 될 것으로 생각하는 경향이 있다. 이것은 어느 정도 사실이다. 사익에 연연하는 사람을 지역사회의 공적인 이익을 추구하는 조직화에 참여시키는 것은 쉬운 일이 아니다.

그러나 생각을 바꾸어 보면, 불가능할 것처럼 보이는 사람들을 조직화에 참여시킬 수 있는 길이 열려 있다는 것을 알게 된다. 중요한 것은 사익의 의미를 조금 더 크게 생각하도록 도와주는 일이다. 즉, 사익 추구에 전념하는 사람에게 조직화가 자신의 사익 추구와 상충하지 않는다는 점을 인식시킨다면, 이 사람이 조직화에 참여하는 것도 가능해진다. 조직화는 결국 사익과 공익의 공통 영역이 존재한다는 사실을 가르치는 과정이기도 하다. 바꾸어 말하면, 그것은 '나'와 '우리'의 개념을 다시 정립하는 과정인 셈이다.

(2) 조직화는 동적인 과정이다

조직화는 지속적인 관심과 노력을 요구하는 동적인 과정이다. 이 과정을 통해 지역 주민들은 협력의 필요성과 효과적인 실천에 대해 배우게 된다. 아울러, 성장하지 않는 조직은 결국 해체된다는 점도 기억해야 한다. 여기에서 성장이란 단순한 양적 증가를 의미하지 않는다. 조직의 성장이란 헌신적이고 활동적인 구성원들이 끊임없이 들어와서 조직에 활력을 불어넣는 현상을 가리킨다.

(3) 갈등과 대결에 익숙해지는 법을 배워야 한다

사람들은 갈등과 대결(confrontation)이라는 말에 거의 본능적인 반발을 보이는 경우가 많다.

심지어 어떤 이들은 이것을 조직가들의 의도적인 산물로 여기기도 한다. 말하자면, 조직가들이 사람들을 동원하기 위해서 갈등과 대결을 일부러 만들어낸 것이다. 이러다 보니 어떤 조직이나 조직가 중에는 갈등과 대결에 대해 부담감 또는 죄책감을 느끼기도 한다.

그러나 구성원들은 갈등과 대결 그리고 협상에 익숙해져야 한다. 조직화 과정에서 궁극적으로 이런 문제와 직면하기 때문이다. 지역 사회문제가 항상 상대방의 선의에 의존해서 해결되는 것은 아니다. 오히려 그 반대의 경우가 더 많다. 상당히 많은 문제들이 기득권 세력의 권력과 탐욕에 뿌리를 두고 있다. 특히, 구조적인 문제일수록 갈등과 대결을 내포하고 있는 사실을 모두 유념해야 한다. 지역사회조직이 이런 상황에 대해 충분한 영향력을 행사하려면, 결국은 승자와 패자가 나뉘는 상황까지 각오해야 하는 것이다. 우리의 명분이 옳다고 해서 상대방이 저절로 굴복하고 물러가지는 않는다. 과거에 항의와 요구와 도전을 받아본 일이 없는 상대방일수록, 이쪽에서 강하게 나간다면 의외로 쉽게 물러설 수도 있다.

(4) 쟁점은 명확해야 한다

지역사회의 조직화는 쟁점을 중심으로 이루어진다. 따라서 조직가는 쟁점을 명확하게 재정립할 필요가 있다. 쟁점을 다시 규정할 때에는 다음 사항을 염두에 둔다.

쟁점은 첫째 시급한 문제로 표현되어야 한다. 가령, '달동네'의 재개발이 임박한 경우에, "시청에서 곧 재개발에 착수할 것이다"라고 하는 것보다는 "철거반이 곧 들이닥칠 것이다"라고 표현하는 것이 문제의 시급성을 잘 드러낸다.

둘째, 쟁점은 문제를 구체적으로 담아내야 한다. 여기에서 구체적이란 말은 문제와 해결책 모두에게 적용된다. 짓다 만 빈 건물에 청소년들이 모여 본드를 흡입하는 것은 하나의 문제이다. 이것이 쟁점이 되려면, "청소년 보호를 위해 빈 건물을 철거하자"와 같은 구체적 내용이 담겨야 한다.

셋째, 쟁점은 실현가능한 것으로 잡아야 한다. 명분에 치우쳐 실현이 어려운 문제와 씨름하는 것은 조직화에 치명적 타격을 입힐 가능성이 있다. 사람들은 이기기 위해, 그리고 이익을 얻으려고 조직에 참여한다. 뿐만 아니라, 문제 해결에 성공함으로써(즉, 상대방과의 싸움에 이김으로써), 지역 주민들은 힘이 자신들에게도 있음을 피부로 느끼게 된다. 조직가는 이 점을 명심해야 한다.

4) 지역사회조직화의 과정

지역사회조직은 지역사회가 당면하고 있는 문제와 충족되지 않은 욕구를 발견하여 이에 대한 효과적인 대응책을 수립하고 이를 실천에 옮기는 과정이다. 많은 학자들은 이 같은 지역사회문제 해결과 실천에 관한 나름대로의 해결과정 모델을 제시하고 있는데, 이들의 견해를 살펴보면 다음과 같다.

던햄(1970)은 지역사회조직의 문제해결 과정을 ① 문제인식, ② 사실 발견, ③ 계획, ④ 실천, ⑤ 평가와 환류(feedback)의 5단계로 제시하고 있다.

길버트와 스펙트는 '정책형성과정'을 ① 문제발견, ② 문제분석, ③ 대중홍보, ④ 정책목표의 설정, ⑤ 일반의 지지와 합법성 구축, ⑥ 프로그램 설계, ⑦ 실천, ⑧ 평가와 사정의 8단계로 제시하고 있다.

이상에서 제시한 학자들의 지역사회문제 해결과정은 '미국적' 모델이지만 다른 나라의 지역사회 조직사업에 수정 · 적용 가능할 것이다. 이에 이들의 공통된 내용을 보면, ① 문제발견 및 분석, ② 정책 및 프로그램 개발, ③ 프로그램의 실천, ④ 평가의 4단계로 제시할 수 있다.

(1) 1단계 : 문제발견 및 분석

지역사회의 충족되지 않은 욕구나 문제를 찾아내는 일이다. 문제를 어떻게 이해하고 개념화하는가에 따라 이를 해결하기 위한 정책수립의 구상이 달라지며, 구체적인 해결방안과 실천전략에 영향을 미치게 된다. 따라서 문제해결을 위한 과거의 노력과 문제에 대한 외부인 및 기관들의 견해를 파악하고, 문제의 성격 · 소재 · 범위 · 정도 등에 관해 분명히 규정해야 한다. 이를 기반으로 문제해결과 관련된 목표를 설정하고 목표의 우선순위를 결정하게 된다.

(2) 2단계 : 정책 및 프로그램 개발

지역사회 주민의 욕구와 지역사회문제를 분석하여 문제해결에 필요한 정책을 수립하고, 이를 실천하기 위한 프로그램을 개발하는 단계이다. 여기서 정책이란 다양한 대안 중에서 선택 · 결정된 확고한 행동노선이고, 장래 결정에 대한 일반적 지침이며, 기본계획이다.

정책을 수립하는 과정은 다양한 해결방법들 가운데 가장 효과적이고 효율적인 방안을 찾아내는 과정으로서 실현가능성을 중요하게 고려해야 한다. 정책수립이 목표지향적인 광범위한 내용을 설정하는 것이라면, 프로그램 개발은 실천하기 위한 구체적 조치들을 명시하는 것이다. 프로그램의 개발과정에서는 업무의 내용(활동내용, 순서, 전달체계 등), 자원(활동을 전개하는 데 필요한 자원의 내용과 동원방법 등), 가능성(목표달성을 위해 필요한 변화, 변화전략 등)을 고려한다.

(3) 3단계 : 프로그램의 실천

프로그램의 실천은 정책목표를 달성하기 위해서 행하게 되는 일련의 활동을 말한다.

활동의 내용과 형태는 문제의 성격에 따라 무한정한 것이기 때문에 일률적으로 논할 수는 없으나 크게 두 가지 범주, 즉 '체제유지적 활동'과 '과업중심적 활동'으로 나눌 수 있다. 체제유지적 활동이란 대상자 집단이 문제를 스스로 해결할 수 있도록 능력을 배양해 주는 활동을 말하며, 과업중심적 활동이란 대상자 집단이 필요로 하는 요구를 직접적으로 제공해 주는 활동을 말한다.

프로그램을 실천하는 과정에서 새로운 문제가 발생될 수 있으며, 이 경우 원래의 계획을 수정해야 할 필요가 생긴다. 따라서 지역사회조직가는 계획 단계에서 변화를 예측할 수 있는 통찰력이 있어야 하고, 변화가 발생했을 때 즉각적으로 대처할 수 있는 능력과 기술이 있어야 한다.

(4) 4단계 : 평가

문제해결과정의 마지막 단계인 평가는 두 가지 목적을 갖는다. 하나는 프로그램의 실천과정에서 수집된 정보를 입수해서 실천에 반영하여 실천궤도를 수정하는 경우이다. 이 때의 평가는 문제해결과정의 마지막 단계라 볼 수 없고, 문제설정 · 목표수립 · 프로그램의 개발 · 프로그램의 실천이라는 전과정에 영향을 주는 계속적 활동이라고 보는 것이 타당한다. 평가의 두 번째 목적은 문제해결 전 과정의 결과와 최종 산출을 평가하는 것이다. 이러한 평가는 일반적으로 프로그램을 통해 성취하고자 하는 목표가 어느 정도 달성되었는지, 전략과 전술의 효과는 어떠했는지 등 프로그램의 효과성과 영향을 측정하게 된다.

5) 조직화의 내용

조직화의 주요 내용은 사람과 자원을 끌어 모으고(동원), 모인 사람들이 조직의 목표와 방법을 논의하며(회의), 조직을 이끌 사람들을 찾아내는 일(리더십 개발)로 채워진다.

(1) 동원

동원의 핵심은 역시 사람이다. 그러나 헌신적인 사람을 모으는 일은 결코 쉽지 않다. 대부분의 사람들은 사회운동에 대해 냉소적이거나 방관적이다. 따라서 지나친 낙관과 기대는 금물이다. 가장 널리 쓰이는 방법은 소수의 헌신적 인물을 찾아내어 이들을 발판으로 외연을 넓히는 일이다.

어떻게 해야 헌신적 소수를 찾아낼 수 있을 것인가? 조직화 초기에는 기존의 지역사회조직을 활용하는 것이 좋다. 즉, 동원 작업은 지역사회에서 활동하고 있는 기존 조직원 멤버들을 접촉하는 것으로부터 시작한다. 어떠한 형태의 조직이든 상관없이, 조직 활동을 이미 하고 있는 사람들일수록 사회운동에 적극적일 가능성이 높기 때문이다.

동원을 위해 사람을 접촉할 때는 그 접촉이 개별적이고 직접적인 것이 되도록 노력해야 한다. 예를 들어, 모임에 참여해달라는 초청장을 다수에게 우편으로 발송하는 것보다는, 전화 또는 직접 방문을 통해 개별적으로 초청장을 전달하는 것이 참여율을 크게 높일 수 있는 방법이다.

이 밖에도, 동원의 대상에는 잠재적 우군, 돈, 정보, 대중매체 등이 포함된다. 동원은 조직화의 한 부분이지만, 그 자체가 지역 사회실천의 중요한 기술이므로 다음에 따로 자세한 논의를 하겠다.

(2) 회의

조직의 일상적인 운영은 회의를 통해 이루어진다. 조금 단순하게 표현할 때, 조직은 결국 회의라고 할 수 있을 정도로 회의는 조직의 성패에 중대한 영향을 미친다. 그렇다면, 조직을 성공으로 이끄는 양질의 회의는 과연 어떠한 것일까? 결론은 회의는 민주적이면서도 생산적이어야 한다. 좋은 회의는 다음과 같은 특성을 지닌다.

① 철저한 준비와 계획

준비와 계획이 철저히 이루어진 회의가 좋은 회의의 첫째 요건이다. 회의 준비에는 목표, 의사일정, 장소, 회의장 세팅, 역할배분, 참석 대상자 연락 등이 포함된다.

② 원활한 진행과 관리

회의 진행과 관리가 원활히 이루어져야 한다. 길고 지루하면서도 결론이 잡히지 않는 회의는 그 자체로 시간 낭비일 뿐만 아니라, 조직의 다른 활동에도 나쁜 영향을 준다. 그러기 위해서는 적절한 규칙이 필요하다. 사람들은 규칙을 '관료적'인 것으로 여기는 경향이 있다. 규칙이 외부에서 만들어져 자신들에게 강요된다면, 그렇게 생각하는 것이 당연하다. 따라서 규칙 제정의 민주성이 보장된다면, 규칙은 '관료적' 색채를 벗고 회의의 원활한 진행에 도움을 줄 것이다.

회의 진행과 관리를 책임진 사람은 회의가 이 규칙과 의사결정에 따라 움직이도록 만전을 기울여야 한다. 무엇보다도 중요한 것은 회의의 소집 목적이 충분히 달성되도록 노력하는 일이다. 그리하여 회의 참가자들이 무엇인가를 이루어냈다는 만족감을 가지고 회의를 마치게 될 때, 그 회의는 성공했다고 할 수 있다.

③ 합리적인 의사결정 규칙

투표, 만장일치, 다수결과 같은 의사결정 규칙은 회의의 근간이다. 이러한 의사결정 규칙은 일관성을 유지하면서도 상황에 따라 충분히 유연할 필요가 있다. 지역사회 실천조직과 같은 비관료적/비공식적 조직에서는 흔히 만장일치 제도를 선호하는 경향이 있다. 사실, 만장일치 제도는 한 사람의 반대만으로도 의안의 통과를 막을 수 있기 때문에 가장 민주적이다. 그러나 만장일치 제도는 조직의 일상적 운영에 걸림돌이 되기가 쉽다. 게다가, 만장일치 규칙은 반대 의견을 가진 사람들에게 조직 운영을 핑계로 사실상의 찬성 압력을 가하는 도구로 악용될 소지도 있다.

물론, 만장일치 제도가 항상 문제가 되는 것은 아니다. 조직에 따라서는 만장일치에 의한 의사결정이 조직에 활력을 불어넣는 경우도 있다. 만장일치 제도가 긍정적인 결과를 가져오기 위해서는 회의 참가자들 상호간의 존중과 상대방 의견에 대한 경청 그리고 반대자에 대한 진지한 설득이 필수적이다.

④ 참여 기회의 실제적 보장

소수가 지배하는 회의는 좋은 회의라고 할 수 없다. 그러나 대부분의 회의에서는 소수만이 발언을 할 뿐만 아니라, 이들의 발언이 의사결정에 지대한 영향력을 행사한다. 이런 회의는 민주적인 회의와 거리가 멀다. 회의가 이런 식으로 굳어지면, 말 없는 다수가 소외감과 무력감을 느끼게 될 것이고 종국에는 조직의 약화로 이어질 것이 뻔하다.

이러한 일을 방지하기 위해서, 회의 진행자는 회의 참가자 모두에게 발언 기회가 공평하게 돌아가도록 세심한 관심을 기울여야 한다. 문제는 상당수의 참가자들이 여러 가지 이유로 발언에 소극적이거나 발언을 두려워한다는 사실이다. 회의 진행자는 이들이 자신의 의견을 충분히 표현할 수 있는 회의 분위기를 조성하는 데 힘써야 한다.

⑤ 정시(定時) 종결

부득이한 경우를 제외하고, 회의는 정시에 끝나는 것이 좋다. 진행자는 회의가 끝나기 전에 회의 내용을 간략하게 정리하고 평가한다. 다음 회의의 일정을 정확히 알려주는 것도 중요하다. 상황에 따라서는 회의의 종결을 기도나 노래와 같은 상징적인 의식으로 표현할 수도 있다. 사후 모임이 활발하다면, 회의가 성공적이었다고 평가해도 무방하다.

(3) 리더십 개발

리더십이란 특정 집단으로 하여금 리더와 추종자가 공유하는 목적을 추구하도록 설득하고 모범을 보이는 과정이라고 정의할 수 있다. 그리고 조직의 성패는 바로 이 리더십에 의해 결정된다고 해도 지나치지 않다. 간과해서 안 될 점은 특정인의 리더십에 의존하는 조직은 '지속 가능한' 조직이 되기 어렵다는 사실이다. 특히, 지역사회실천처럼 다양한 사람과 문제를 다루는 상황에서는 더욱 그러하다. 리더십 개발이 중요한 것은 바로 이런 이유 때문이다. 리더십 개발의 방법에는 다음과 같은 것이 있다.

① 책임과 권한의 분산

리더십 개발은 기존 리더가 지닌 책임과 권한을 조직원들에게 나누어 주는 것으로부터 시작된다. 책임과 권한의 분산은 위험을 감수해야 하는 작업이다. 그러나 리더는 이 과정을 거쳐야만 잠재적 리더를 파악할 수 있다. 한편, 잠재적 리더들은 책임과 권한의 분산을 통해 리더십이 요구하는 동기 유발, 책임감, 권위, 위험 감수 능력 등을 기를 수 있는 기회를 갖게 된다.

② 멘토링

잠재적 리더를 상당 기간 일대일로 가르치는 방법이다. 리더 자신의 경험을 들려주고 도전 의식과 책임감을 가질 수 있도록 격려한다. 잠재적 리더에 대한 신뢰와 기대를 표시하는 것이 이들을 리더로 만드는 데 가장 효과적인 방법이다.

③ 교환 프로그램

타 조직 또는 집단과 리더십을 교환하는 것도 리더십 개발에 도움이 된다. 스태프와 자원봉사자들은 이러한 교환 프로그램에서 타 조직의 운영과 활동 방법을 배우거나 자신들의 조직이 지니지 못한 기술을 습득할 수 있다.

④ 워크숍

워크숍은 특정한 주제를 집중적으로 다룰 수 있는 기회이다. 기존의 리더는 워크숍을 잠재적 리더를 파악하는 기회로 삼는 동시에, 이들에게 리더십을 발휘할 수 있는 기회를 다양하게 제공해야 한다.

6) 지역사회조직가의 기능과 자질 및 역할

(1) 지역사회조직가의 기능

지역사회조직사업은 1차적으로 문제해결을 하는 것으로 항상 문제나 욕구에 대한 반응에서 시작된다. 지역사회조직은 자주 사회변화를 추구하는데, 이것이 지역사회조직에서 가장 중요한 기능이며 오늘날 가장 강조되는 기능 중의 하나이다. 사회변화를 성취하는 데 사용하는 지역사회조직사업의 방법은 교육과 추진이다. 즉, 계획과 프로그램의 개발, 지역사회 개발의 접근방법, 자조의 강조 및 노력의 통합, 정치적 혹은 절차상의 사회행동 및 투쟁적 접근과 직접적 행동을 말하는 것이다(Dunham, 1970).

던햄은 지역사회조직기관과 보건교육사가 수행하는 지역사회조직의 기능을 다음과 같이 9가지로 말하고 있다.

① 계획 : 일반적인 계획 범위, 프로그램 개발, 조정수준의 향상과 유지 및 활동을 말한다.

② 프로그램의 운영 : 사회변화의 영향 없이 보건기관에 지원하는 지역사회의 프로그램 운영을 말한다.

③ 사실발견과 조사 : 지역사회조직 계획과 프로그램 개발에 관련된 사실을 발견한다.

④ 공적 관계형성 : 보건욕구, 프로그램 및 서비스의 설명, 즉 일반적, 특수적 공공의 사안이나 집단을 개발하고 유지하는 것을 말한다.

⑤ 기금증액과 배당 : 개별적인 기금증액 노력과 연합캠페인을 통하여 증액하는데, 기금의 예산과 배당은 기관의 집단을 위해서 한다.

⑥ 근린집단사업 : 보통 저소득 지역, 한개 혹은 그 이상의 도시 근린지역의 주민집단과 함께 사업하는 것을 말한다.

⑦ 지역사회개발 : 지역사회개발을 위하 노력은 지역사회욕구 해결과 자기결정, 자조 및 협동에 대한 태도를 개선·발달시키기 위한 것이며 지역사회 주민의 협조를 요한다.

⑧ 사회행동 : 지리적 수준에서 법률 분석 및 증진을 하고, 절차상 사회행동이나 직접적 행동을 수행하는 것이다.

⑨ 기타 : 지역사회조직과 지역사회개발을 위하여 교육하고 또 자문을 실시하는 것을 말한다.

머피(Murphy, 1954)는 지역사회조직화사업이 추진하는 일련의 활동, 즉 기능을 다음의 9가지로 들고 있다.

① 동원 : 사회적 욕구를 해결하기 위한 자원동원이 지역사회조직가의 기본적 기능이다.

② 위원회의 활동 : 민주적 보건사업계획은 주민들과 함께 주민에 의해서 실천되어야 한다. 그러나 주민 모두가 참여하기는 어려우므로 그들을 대표하는 대표자와 함께 일하는 것이 최선의 방법인데, 이것을 위원회 활동이라 한다.

③ 집단회의 : 현대사회에는 복잡한 문제가 많은데, 이러한 문제를 해결하기 위해 토의하는 것을 말한다.

④ 협의 : 조정과 추진계획을 다루는 조직기관이나 개별지도자는 전문적 조언을 받기 위하여 지

역사회조직가를 필요로 한다. 이 협의는 주로 지역사회조직가의 전문지식과 관련되어 있거나, 지역사회 집단을 다루는 기술문제 때문에 행해진다.

⑤ 협상 : 지역사회에서 기관과 이사회, 기관 내 간부와 이사 및 전문가와 비전문가 간 갈등이 일어나는데, 이것을 해결하기 위하여 위원회 개최, 집단회의 및 개별상담 등을 행한다.

⑥ 해석 : 효과적인 해석을 하기 위하여 지역사회조직가는 개인과 집단의 욕구가 무엇이고, 이것을 효과적으로 성취하기 위해서는 어떠한 통로와 매개 및 방안이 적합한지를 조심스럽게 분석해야 한다.

⑦ 조사연구 : 지역사회조직가는 사실에 대한 지식을 가지고 있어야 한다. 사회조사전문가는 아니라도 조사사실이 어디에 있고, 그것을 파악 · 평가 · 해석하는 방법, 그리고 이러한 사실이 지역사회에 어떻게 제공되는가를 알아야 한다.

⑧ 행정 : 효과적 지역사회보건사업은 생각하고, 말하고, 계획하는 것뿐만 아니라 이를 실천하는 것이다. 그러므로 지역사회조직가의 업무는 상당히 많은 행정활동을 포함하고 있다.

⑨ 기록 : 거의 모든 종류의 전문적 서비스는 고도로 발달한 기록보관장치를 구비하고 있다. 전문적 프로그램에 있어서는 현재의 욕구를 해결하기 위하여, 그리고 장래의 서비스와 치료계획을 수립하기 위하여 반드시 과거의 자료가 기초되어야 한다. 왜냐하면 시행착오를 미연에 방지하고 과거의 기술과 경험을 활용할 수 있기 때문이다.

커츠(Kurtz, 1940)는 이러한 기능을 가지고 있는 지역사회조직화의 특성을 다음과 같이 제시하고 있다.

① 지역사회조직은 전문가의 도움 없이 일반인에 의해서 어떤 상황에서든지 효과적으로 실천될 수 있다.
② 지역사회조직은 사회사업기관의 유지 · 발전을 위하여 필수적으로 실천된다.
③ 지역사회조직사업의 과정은 심지어 형식적인 위원회가 없어도 모든 지역사회의 기관들간에 사용된다.
④ 이러한 목적 때문에 조직된 위원회와 같은 특수 기관에 의해서 구체적으로 사용된다.
⑤ 지역사회조직은 지방기관 수준 또는 전국적 수준에서 수평적으로 뿐만 아니라 수직적으로도 일어난다.
⑥ 지역사회조직은 일반적으로 전문가와 비전문가가 참여하는 공동과정이다.
⑦ 지역사회조직 과정은 수평적 · 수직적 그리고 공적 · 사적 기관에 의해서 실시된다.
⑧ 지역사회조직은 개인과 집단, 사벽 및 공적 기관에 의해서 실시된다.

이상의 내용을 정리하면 지역사회조직화는 건전한 계획과 행동을 위한 적절한 사실 기반을 유지하고 안전하게 하는 기능, 보건사업 계획과 서비스를 산출하고 발전, 수정, 종결시키는 기능, 보건사업 기준을 성취·유지하고 개선시키는 기능, 기관 활동의 효과성과 경제성을 증진시키는 기능, 보건사업의 욕구, 자원, 목적, 계획, 방법 및 기준에 대한 공적 이해를 발전시키는 기능, 보건사업 활동에 대한 공적 지지와 참여를 조장시키는 기능이 있다.

(2) 지역사회조직가의 자질

지역사회조직가는 전문직업인 사회사업가를 말하는데 전문직업인이 되기 위해서는 '전문적 지식'과 '기술' 및 '사회적 책임감'을 구비해야 한다. 이러한 조건을 갖추기 위해 미국에서는 주로 대학원 과정에서 전문교육을 받는다.

이러한 전문교육의 목적은 지역사회보건에 대한 개념과 지식습득, 지역사회보건의 방법, 진행, 과정의 기술 습득, 인간적·전문적 자질을 발전시키는 데 있다.

오늘날 지역사회조직가는 교육, 주택, 건강, 여가선용에 대한 서비스, 소외된 청소년, 사회·경제적인 조정, 노동관계, 소수집단의 고용, 그리고 아동보호를 포함하느라 가지 사회 행정에 중점을 두어야 한다. 또한 지역사회조직가에게는 창조적 지도력이 있어야 한다.

맥밀런(McMillen, 1965)은 지역사회조직가의 자격요건으로서 ① 좋은 성격을 지니고, ② 지역사회 욕구를 결정하는 데 도움이 될 사실에 대한 지식과, ③ 조사방법과 해석 방법 및 보건사업의 각 분야에서 발달된 기준을 잘 알아야 되고, ④ 집단토의를 자극하고 집단행동을 유발시키는 기술을 갖추어야 한다고 말한다.

지역사회조직가로서 갖추어야 할 7가지 기본적 요소를 보면 다음과 같다.

① 상이한 사회·경제적 환경에서 주민들과 함께 일하며 이해할 수 있는 능력이 있어야 한다.

② 보건사업 분야, 보건사업자원, 지방 및 국가적 수준의 보건정책에 관한 지식이 있어야 한다.

③ 개별지도사업, 집단지도사업, 사회조사 및 보건사업과 같은 보건사업의 다른 방법에 대한 이해가 있어야 한다.

④ 사회적 상호작용의 과정과 보건사업의 방법으로서 지역사회조직에 대한 기술적 이해가 필요하다. 즉, 목적, 기본적 개념, 문제의 형태, 프로그램의 형태와 기능, 방법과 원리에 대한 이해가 요구된다.

⑤ 지역사회조직을 실천하는 기술을 알아야 한다.

⑥ 지역사회조직가는 성실성, 용기, 감정적 균형과 조정, 객관성, 자기훈련, 건전한 판단, 재치,

민감도, 융통성, 상상력, 차분하게 일하는 능력, 주민에 대한 애정이 있어야 하고, 타인의 인격을 존중하는 성품이 필요하다.

⑦ 지역사회조직의 철학, 즉 개인의 가치와 존엄성을 인정해야 한다. 이외에 지역사회조직가는 사회문제와 관련된 사실을 발견하고, 욕구의 우선순위를 정하며, 사회행동을 위한 방법을 연구하는 것을 도와야 한다.

(3) 지역사회조직가의 역할

지역사회의 변화에 호응할 수 있는 보건교육사의 역할은 현실적으로 요구되는 주요 과제이다. 지역사회조직가는 동일한 지역사회 내에서 활동할 경우 각 개인들과 집단을 대상으로 하며, 계속 변화하는 지역주민들의 욕구에 따라 임무를 수행해야 하기 때문에 다양한 실천역할을 이행해야 한다.

지역사회문제를 해결하기 위해서 수행되는 지역사회조직가의 역할은 다양한 지역조건에 의해 영향을 받게 되지만, 지역사회의 목적과 유형에 따라 역할의 내용이 달라질 수 있다. 따라서, 지역사회조직가의 역할은 학자에 따라 다양하게 제시되고 있다.

그러나 이들 역할이 서로 배타적이라고 할 수 없고 다만 학자들이 강조하는 역할이 다를 뿐이다. 로스(Ross, 1967)에 의하면 지역사회조직가는 안내자, 조장자, 전문가, 치료자로서의 역할을 수행해야 한다고 한다.

샌더스(Sanders, 1969)는 지역사회조직가의 역할을 분석가, 계획가, 조직가, 행정가로 들고 있다.

던햄(Dunham, 1970)은 지역사회조직가의 역할을 조장자, 조사자, 분석가, 계획가, 중개자, 교육자 등으로 들고 있다.

그로서(Grosser, 1969)는 지역사회조직가의 역할을 조장자, 중개자, 옹호자, 행동가로 들고 있다.

이상의 학자들의 견해를 중심으로 지역사회조직가의 역할을 구체적으로 살펴보면 다음과 같다.

표 4-5. 지역사회조직가의 역할

Ross	Sander	Dunham	Grosser
안내자(guide)	분석가(analyst)	조장자(enabler)	조장자(enabler)
조장자(enabler)	계획가(planner)	조사자(researcher)	중개자(broker)
전문가(expert)	조직가(organizer)	분석가(analyst)	옹호자(advocate)
치료자(therapist)	행정가(program administrator)	계획가(planner)	행동가(activist)
		중개자(broker)	
		교육자(educator)	

① 안내자(guide)

지역사회의 문제해결에 따른 올바른 목표를 설정하고, 이것을 해결하는 방도를 강구하도록 도와주는 역할이다. 지역사회조직가는 문제해결을 위한 방도의 선택이 지역사회 자체의 노력이 되도록 해야 하며, 자신의 목적을 위해 지역주민을 이용 또는 조종하거나 조치를 강요해서는 안 된다.

② 조장자(enabler)

지역사회조직의 과정을 용이하게 하는 역할이다. 지역사회조직가가 개인, 가족 혹은 집단을 원조하는 경우에 문제해결과 변화를 위한 작업의 주체는 대상자이지만, 조장자로서 보건교육사는 변화가 일어날 수 있는 조건과 환경을 조성한다. 구체적으로 조장자는 개인, 가족, 혹은 집단이 자신들의 욕구와 문제를 규정하고 해결책을 모색, 적용하며, 문제를 보다 효과적으로 다루는 능력을 개발하도록 원조하고, 환경의 변화를 위해 직접 혹은 간접으로 지원한다. 또한 지역사회조직에서 조장자의 역할은 주민들의 문제해결과정을 원조하기 위해 주민들이 불만을 토로하고 조직화하도록 원조하며, 공동의 목표를 강조한다.

③ 전문가(expert)

지역사회조직가가 권위 있게 말할 수 있는 분야에서 필요한 자료를 제공하고 직접적인 충고를 하는 역할이다. 전문가로서 지역사회조직사업을 수행하는 데 필요한 조사자료, 기술상의 경험, 자원에 관한 자료, 방법상의 충고 등을 제공하는 것이다.

④ 치료자(therapist)

지역사회의 공동적 노력을 심히 저해하는 금기적 사고나 전통적인 태도가 긴장을 조성하고 집단들을 분리시키는 요인으로 작용할 수가 있다. 이러한 경우 보건교육사는 지역사회 수준에서 적절한 진단과 치료를 행해야 한다.

적절한 진단을 하기 위해서 지역사회조직가는 ① 지역사회 전체 혹은 그 일부의 기원과 역사를 알아야 하고, ② 현재의 믿음이나 관습에 관한 사회적 근원 및 믿음과 실제의 관계를 알아야 하며, ③ 지역사회의 권력구조, 지역사회 내의 역할과 역할들간의 관계에 대해서 알아야 한다. 진단을 통해서 규명된 성격과 특성을 주민들에게 제시해서 그들의 이해를 도와야 한다. 지역사회조직가의 치료는 주민들이 그러한 성격을 이해해서 긴장을 해소하게 하고, 협력적 작업을 방해하는 요인을 제거하도록 돕는 것이다.

⑤ 분석가(analyst)

지역사회조직을 효율적으로 이루기 위해서는 사실발견과 분석을 전제 조건으로 삼아야 한다. 지역사회보건문제와 욕구에 대한 정확한 조사를 토대로 한 분석가의 역할을 수행해야 한다. 예컨대, 사회문제 요인분석, 프로그램과정 분석, 계획수립과정 분석, 성과에 대한 평가를 위한 기초 조사분석의 영역이라 할 수 있다.

⑥ 계획가(planner)

지역사회의 보건문제해결을 위해 누가, 무엇을, 어떻게 접근할 것인지 구체적인 계획을 수립하는 역할이다. 지역사회조직가는 공간적, 재정적, 인적, 법적 등 기술적인 면을 고려해야 하고, 아울러 철학적인 측면도 중시해야 한다. 지역사회조직가가 고려해야 할 철학은 첫째, 어떤 종류의 지역사회조직사업을 계획하든지 인간적인 측면에 관심을 두는 것이며, 둘째 어떤 동기에서 지역사회조직사업이 계획 · 착수되든지 건강에 목표를 두는 것이며, 셋째, 목표 성취수단에서도 개인과 가정이 최대한으로 보호될 수 있도록 강구를 하는 것 등이다.

⑦ 조직가(organizer)

지역사회조직 계획의 수립과 실천과정에서 지역사회에 있는 행동체계를 적절히 참여시키며, 지역주민이 실천해야 할 역할을 분명히 해주어 그러한 역할을 효과적으로 수행할 수 있도록 훈련시키는 일이다. 특히 지역사회 주민에게 참여의식을 고취시켜 지역사회가 수립한 계획을 제도화하고 스스로 추진해 나갈 수 있게 사기와 능력을 북돋아 주어야 한다.

⑧ 행정가(program administrator)

지역사회보건 프로그램을 계획에서 목표에 이르기까지 효율적이고 효과적으로 달성하기 위해 모든 인적, 물적 자원을 관리하는 역할이다. 지역사회조직가가 유의해야 할 점은 지역사회보건의 프로그램을 운영하는 규칙과 절차를 적용함에 있어서 달성하고자 하는 목표를 유념해야 하며, 형식적인 면을 강조하기보다는 적절한 융통성을 발휘해야 한다.

⑨ 중개자

중개자(broker)는 원조가 필요한 개인, 가족, 혹은 집단을 지역사회 자원과 연결한다. 중개자의 역할을 수행하기 위해 지역사회조직가는 지역사회 자원에 대해 철저히 알고 있어야 한다. 또 자원 정책을 이해하고 담당자와 작업관계를 형성하고 있어야 대상자를 성공적으로 의뢰할 수 있다.

⑩ 교육자

교육자(educator)는 대상자에게 정보를 제공하고 적용기술을 가르치는 것이다. 예컨대 지역사회조직가는 부모역할 기술, 스트레스 관리, 시민권 교육, 집단토의 방법 등에 관해 교육한다.

⑪ 행동가

행동가(activist)는 사회 정의와 평등이 구현되어 모든 인간이 인간으로서의 기본적 권리를 행사할 수 있는 사회를 건설하기 위해 행동중심의 적극적 활동에 관여한다. 특히 소외된 집단의 권력과 자원을 확보하기 위해 협의, 정면대결, 집단행동 등의 방법으로 사회적, 정치적 과정에 영향을 준다.

⑫ 옹호자

옹호자(advocator)는 기존 조직의 원조가 필요한 대상자에게 무관심하거나 부정적 혹은 적대적인 경우에 필요한 역할이다. 대상자를 위해 기존의 공공 혹은 민간조직이 서비스 정책과 전달체계를 변화시키거나 새로운 프로그램을 개발하도록 조직에 도전하며, 필요한 경우 대중운동을 전개하거나 정치적인 과정에 영향을 미친다.

이와 같이 지역사회조직가는 지역사회조직에 대한 문제 또는 문제의 상황에 대해 알아야 하고, 가치 및 목적, 전략과 과업, 사회·정치적 내용, 지역사회조직에 대한 지식과 이론 및 자원의 소개, 계획과 조직구조를 알아야 하며, 평가·반응체계에 민감해야 한다. 결론적으로 지역사회조직가는 광범위한 지식과 기술을 가지고 있어야 한다.

7) 지역사회조직화의 모형과 속성

(1) 지역사회조직화의 모형

지역사회조직화란 개인, 집단, 그리고 조직들을 사회문제에 영향을 주고자 계획된 행동에 참여시키려는 개입의 방법이다. 그것은 사회제도의 발전과 변화에 관심을 두며, 계획(즉, 문제의 확인, 원인의 진단 및 해결책의 수립)과 조직(즉, 주민을 조직 및 행동으로 끌어내는데 필요한 전략의 고안)이라는 두 가지 중요하고 서로 관련된 과정을 포함한다.

미국 미시간 대학의 로스만은 지역사회개발, 사회계획, 사회행동이라는 지역사회조직화 활동의 세 가지 모델을 제시하고 있는데 이를 살펴보면 다음과 같다.

가. Model A : 지역사회개발

이 모델은 지역사회 수준에서 광범위한 지역주민들의 참여를 통하여 지역사회의 변화를 시도해 보려는 것이다. 이 모델이 지니는 몇 가지 가정을 제시해 보면, ① 사람들은 자신의 이익을 위해서 열심히 노력한다는 가정, ② 지역주민들의 참여를 통해 사회의 변하가 가능하다는 가정, ③ 지역사회에서 주민들 간의 의견차이가 있을 때 이성적이고 민주적인 토의를 거쳐 의견조정이 된다는 가정, ④ 지역사회는 이질적 하위체계의 구성이라기보다는 동질적 체계라는 가정 등으로 설명할 수 있다.

그러나 새로이 발전된 지역사회개발 모델은 저소득이나 억압받는 지역 사회에서 조직과 개발이 효과를 거두기 위해서는 사회개발이 경제개발과 함께 수행되어야 하며, 그럴 때만이 성공을 거둘 수 있다는 인식하에 사회·경제적 개발을 강조한다. 따라서 새 지역사회개발 모델은 저소득 또는 억압받는 지역사회 주민들의 삶의 질과 기회를 향상시키는 데 목표를 둔다.

이러한 것은 지역사회개발에 대한 UN의 정의를 보면, "지역사회개발은 지역사회 주민의 적극적인 참여와 주민들이 가능한 한 최대의 주도권을 갖고, 전 지역사회의 경제적·사회적 조건을 향상시키기 위한 과정"이라고 말하고 있다. 이 지역사회개발에서는 민주적 절차, 자발적 협동, 토착적 지도자의 개발·교육 등이 특히 강조된다.

지역사회개발사업의 예로는 도시지역에서 전개되는 지역사회보건소의 지역개발사업, 평화봉사단, 보건교육 분야의 지역활동 등을 들 수 있다.

로스는 이 모델에서 지역사회조직가의 역할로 ① 안내자(guide), ② 조장자(enabler), ③ 전문가(expert), ④ 치료자(therapist)를 들고 있다.

나. Model B : 사회계획

이 모델은 지역사회 내의 사회문제, 즉 보건, 주택, 고용, 오락, 비행과 같은 제 문제를 해결하고자 하는 기술적 과정을 강조한다. 이러한 지역사회의 문제들은 그 구모나 복잡성 때문에 문제해결을 지역사회의 주민에 의한 민주적 과정에만 맡길 수 없는 문제들이다. 이러한 문제들은 일반대중에게는 얻을 수 없는 전문적 지식을 갖춘 활동가에 의해 연구되고 해결이 시도된다. 사회계획이란 이러한 전문가에 의하여 합리적인 계획수립과 통제된 변화를 통해 문제해결을 도모하는 활동이다.

사회계획 모델에서의 활동내용으로는 ① 사실의 발견과 문제의 정의, ② 의사전달 및 활동체계의 구축, ③ 사회적 목표와 정책의 결정, ④ 계획에 대한 실천수행, ⑤ 활동결과에 대한 평가 등이다. 특히 전문가로서의 지역사회조직가는 지역주민들이 요구하는 보건서비스를 제공함에 관련기관들을 움직일 수 있는 능력과 고도의 기술을 활용할 수 있어야 한다. 특히 지역사회조직가로서의 전문가는 주민들이 필요로 하는 물자와 서비스를 제공하는 데 관심을 갖는다.

이 문제를 추진하는 기관은 정부(예 : 재경부, 각 부처의 기획담당 부서), 도시계획국, 보건복지협의회, 민간보건단체기관 등을 들 수 있다.

샌더스(Sanders, 1969)는 이 모델에서 지역사회조직가의 역할로 ① 분석가(analyst), ② 계획가(planner), ③ 조직가(organizer), ④ 행정가(program administrator)를 들고 있다.

다. Model C : 사회행동

이 모델은 지역사회의 불우한 처지에 처한 주민들이 사회정의와 민주주의에 입각해 보다 많은 자원과 향상된 처우를 그 지역사회에 요구하는 행동을 말한다. 이에 참여하는 지역사회조직가는 지역사회의 기존제도(교육 · 취업 · 보건 · 복지 · 가치관 등)와 현실에 대한 근본적 변화를 추구한다. 지역사회조직가들은 권력 · 자원 · 지역사회 정책결정의 역할 등에서 재분배를 추구하며, 공공기관의 기본정책에 대한 변화를 추구한다.

사회 · 정치적 행동은 사람들로 하여금 그들 자신의 역량과 능력을 강화시켜 기회를 제한하는 불평등에 도전하고, 지역사회욕구를 무시하는 정책결정자에 대응하며, 부당한 결정과 맞서 싸워 부당한 조건을 변화시키도록 지원한다.

사회행동가는 문제점을 구체화하고, 목적집단을 결정하며, 문제를 해결하기 위하여 표적집단에 대해 계획된 행동을 취하는 활동절차를 밟는다. 사회행동가는 사회적 정의와 민주주의에 기초하여 보다 많은 자원과 권한을 배분해야 할 사명을 갖고 있다고 생각하며, 투쟁이나 대결, 경쟁을 목표달성의 수단으로 사용한다.

이러한 모델을 이용하는 집단들은 소수인종집단, 학생운동, 여성해방 또는 여권신장운동, 급진정당, 노동조합운동, 보건운동, 환경보호운동 등이다. 그로서는 이 모델에서 지역사회조직가의 역할로 ① 조장자(enabler), ② 중재자(broker), ③ 옹호자(advocator), ④ 행동가(activist)를 들고 있다.

(2) 지역사회조직 모형의 속성

지역사회조직화사업의 모형에 따른 그 속성을 살펴보면 다음과 같다.

가. 지역사회활동의 목표

지역사회개발은 과정 중심의 목표에 초점을 둔다. 이 유형은 지역사회가 기능적으로 통합을 이루어 자발적으로 문제해결에 참여하도록 하고, 민주적 절차를 이용하는 능력배양에 그 목적을 둔다. 이 유형에서는 근면, 자조, 협동을 강조한다.

사업계획서에서는 과정보다는 과업의 완수가 더 중요시되면, 실제적인 문제의 해결이 목표이다. 사업계획을 담당하는 기관과 단체들은 구체적 보건문제를 해결하기 위한 특수임무를 지역사회로부터 위임 받는다.

사회행동은 지역사회보건의 과정이 목표가 될 수도 있고 과업이 목표가 될 수도 있다. 이와 동시에 보건행동단체들은 그들이 대표하는 집단구성원의 정치적 영향력을 증대시키려는 과정중심의 목표에 초점을 두기도 한다.

나. 지역사회의 구조와 문제 상황에 대한 전제

지역사회 주민들은 유익한 인간관계를 통해 그들의 문제를 해결할 능력 및 기술이 결여되어 있을 뿐만 아니라 주민들이 소외되어 있다. 또한 지역사회는 전통을 고수하고 소수의 전통적 지도자에 의해서 지배되고 있으며, 문제해결의 능력이 없고, 민주적 과정에 대한 이해가 별로 없는 사람들로 구성되어 있다.

사업계획에서는 지역사회가 주택문제, 고용문제, 건강문제, 여가문제 등 많은 문제들을 지니고 있으며, 이러한 문제들은 주민들의 자발적 참여를 통해서나 급진적 문제해결단체에 의해서보다는 문제해결능력이 있는 전문가가 해결하는 것이 합리적이라고 본다.

사회행동에서는 지역사회가 혜택과 권한의 분배에서 불합리한 점이 많아 억압받고, 박탈당하고, 무시당하고 있는 주민들이 많다고 본다. 이들은 정부나 대기업, 사회의 기득권 세력들에 의해 억압받고 있으며, 부조리나 착취에 의해 고통을 받고 있다고 본다.

다. 변화를 위한 기본전략

지역사회개발에서의 기본전략은 모든 지역주민들이 참여해서 자신들의 의견을 교환하고 집단토의를 통해서 자신들의 문제를 해결하려는 것을 말한다.

사업계획에서의 기본전략은 문제에 대한 사실발견과 문제해결을 위해서 가장 합리적이고 가능한 방안을 강구하자는 것이다. 이 때 전문가는 자료를 수집하고 분석하여 적절한 서비스나 프로그램, 사업을 결정하는데 중심적 역할을 한다.

사회행동에서의 기본전략을 불이익을 받는 주민들의 적이 누구인가를 찾아내고, 집단행동을 하여 그들에게 압력행사를 하는 것이다.

라. 변화를 위한 전술과 기술

지역사회개발에서의 변화전술은 합의로, 이를 위해선 개인, 집단, 파당들 간의 의견교환과 토의가 필요하다.

사업계획에서는 사실발견과 분석상의 기술이 중요하다. 사회행동에서는 갈등유발이나 대결의 전술이 사용된다. 이러한 전술의 유형에는 시위, 비협동, 파업, 농성 등과 같은 직접행동이 있다.

마. 지역사회조직가의 역할

지역사회개발에서 지역사회조직가의 역할은 안내자, 조장자, 전문가, 치료자이다. 사회계획에서의 지역사회조직가의 역할은 분석가, 계획가, 조직가, 행정가이다. 사회행동에서의 지역사회조직가의 역할은 조장자, 중개자, 옹호자, 행동가이다.

바. 변화의 수단

지역사회개발에서는 과제 지향적인 소집단간의 합리적 조종을 지역사회 주민의 일반적 보건을 위한 변화의 매개체로 파악하고 있다.

사업계획에서는 공식적인 조직과 자료의 조종을 변화의 매개체로 설명하고 있다. 공식적 조직은 지역사회 수준에서의 기관, 정부기관 등이며, 구체적인 자료수집과 자료분석을 통해 변화를 가져올 수 있다고 본다.

사회행동에서는 대중조직과 정치적인 과정의 조종을 변화의 매개체로 설명하고 있다.

사. 권력구조에 관한 견해

지역사회개발에서의 권력구조는 지역사회 전체를 대상집단으로 보며, 권력을 가진 자들도 지역사회를 향상시킨다는 목적을 위해 공동의 노력을 기울인다고 본다. 따라서 주민들 간의 상호 의견의 일치가 있을 때만 그 목표를 합법적이며 적절하다고 받아들이고, 의견이 상충되면 그 목표는 부적절하다고 해서 도외시한다.

사업계획에서는 권력을 가진 사람이나 기관이 전문가의 후원자나 고용기관이라고 본다. 이 때 후원자는 조직의 이사들이나 정부와 시의 공무원들일 수도 있다.

사회행동에서는 권력구조를 행동의 표적이라고 본다. 즉, 권력구조는 클라이언트 집단의 외부에 존재하며, 대상자 집단에 대한 반대세력이나 강압세력으로 간주한다.

아. 대상 지역사회의 범위

지역사회개발에서 대상 지역사회의 범위는 지역사회 전체를 말한다. 여기에는 시, 군 등이 포함된다.

사업계획에서는 지역사회 전체가 그 범위가 될 수도 있고, 지역사회 내의 특수지역이나 일부계층(노인, 청소년, 비행자, 정신질환자 등)이 될 수도 있다.

사회행동에서는 지역사회의 일부로서 전문가의 특수한 지원을 필요로 하는 집단으로 간주된다. 사회행동에서 그 대상 지역사회나 집단은 후원이나 치료의 대상이 아니라 사회행동가의 파트너로 간주된다.

자. 지역사회 구성원들 간의 이해관계에 관한 전제

지역사회개발에서는 지역사회 내에 있는 상이한 집단과 계층들의 이해관계가 합리적인 설득이나 대화, 집단토의를 통해 상호간의 조화를 이룰 수 있다고 본다. 집단 간의 갈등은 철학적 또는 종교적 차이를 파괴하지 않고도 합의를 통해 해결할 수 있다.

사업계획에서는 지역사회 내의 집단 간 갈등의 해결보다는 특정 문제의 해결에 관해서만 관심을 갖는다. 계획전문가는 변화를 추구하는 복잡한 지역사회 내의 조직 속에서 분파에 동조할 수도 없고, 또 지배적인 분파에 강력한 이익을 의식할 수도 없는 것이다.

사회행동에서 지역사회 내의 구성집단 간에는 이해관계가 상충되며 서로 조화를 이룰 수 없다고 본다. 따라서 집단 간의 상호절충을 위해서는 입법이나 동조·거부행위, 정치적 사회행동, 직접행동과 같은 강한 영향력을 행사해야 한다고 본다.

차. 대상자집단의 개념

지역사회개발에서는 대상자, 즉 대상집단을 잠재력이 개발되지 않은 보통사람으로 간주하며, 지역사회조직가가 잠재력을 발휘할 수 있도록 도움을 주는 것으로 생각한다.

사업계획에서는 서비스의 소비자를 대상자로 본다. 대상자들은 사회계획의 결과로 나오는 프로그램이나 서비스를 이용하거나 받는 자로서, 공공부조의 수혜자, 공공주택 이용자, 여가 프로그램의 이용자들이다. 이 모형에서는 대상자라는 용어보다 소비자라는 용어를 선호한다.

사회행동에서는 체제의 희생자를 대상자로 본다. 이 경우의 체제란 정부나 기업 등 대상자 집단에 불이익을 준다고 생각되는 모든 조직과 제도를 포함한다.

카. 대상집단 대상자의 역할

지역사회개발에서는 대상자를 지역사회의 문제해결과정에 적극적으로 참여하는 사람으로 본다. 이 모형에서 대상자는 자기들의 욕구를 표출하고, 바람직한 목표를 정하며, 적절한 조치를 찾는 데 참여한다.

사업계획에서 대상자는 서비스의 수혜자로 간주된다. 지역사회개발에서와 달리 대상자는 정책이나 목표의 결정과정에는 참여하지 않고 서비스를 이용하는 소비자로서 역할을 한다.

사회행동에서 대상자는 혜택을 받는 자로 간주될 수 있고, 노동조합의 활동에서와 같이 회원으로서 적극 참여하기도 한다.

타. 공공이익에 대한 개념

지역사회개발 모델은 공익에 대해 합리주의적 · 중앙집권적 개념을 갖는다. 즉, 이 모델은 협동적 결정과정을 이용하여 주민의 일반적 복지를 위해 여러 지역사회집단의 이익을 반영한다.

사업계획 모델은 이상주의적 · 중앙집권적 견해를 갖는데, 계획전문가는 흔히 사회과학자들과의 협의를 통해 지식, 사실, 이론에 입각해서 공익을 대변하며, 개인의 정치적 이익이나 일반의 인기에 좌우되지 않는다. 또한 사회행동 모델은 공익에 대해서 현실주의적 · 개인주의적 견해를 갖는다.

이상의 내용을 정리하면 표와 같다.

표 4-6. 지역사회조직사업의 모형과 속성

구분	모델 A : 지역사회개발	모델 B : 사회계획	모델 C : 사회행동
지역사회활동의 목표	지역사회의 활동능력과 전체적 조화; 자조(과정목표)	지역사회의 기본적인 문제해결(과업목표)	관련관계와 자원 및 기본적인 제도 변화(과업 혹은 과정목표)
지역사회의 구조와 문제상황에 관한 전제	지역사회의 상실, 아노미; 관계와 민주적 문제 해결능력의 결여; 형태적인 전통적 지역사회	기본적인 사회문제; 정신 및 신체상의 건강문제, 주택문제, 레크리에이션 등	사회적 고통을 당하고 있는 사람; 사회부정의, 박탈, 불평 등
기본적인 변화 전략	자신의 문제 규정과 해결에서 광범위한 사람들이 참여하는 것	문제에 대한 자료수집과 가장 합리적인 행동조치에 대해 결정하는 것	쟁점사항을 구체화하고 대항표적에 조치를 취할 수 있도록 사람들을 동원하는 것
특징적인 변화전술과 기술	합의; 지역사회의 여러 집단과 여러 이익간의 상호 교류; 집단토의	합의 혹은 갈등	갈등, 대결, 직접적인 행동, 협상
지역사회조직가의 역할	촉매적인 조력자, 조정자; 문제해결 기술과 윤리적 가치관에 대한 교육자	자료수집가와 분석자; 프로그램 추진자, 촉진자	행동적 옹호자; 선동자, 중개자, 협상자, 파당
변화의 수단	과업지향의 소집단 활용	공식적 조직과 객관적 자료의 활용	대중조직과 정치과정의 활용
권력구조에 관한 지향성	권력구조의 구성원은 공동사업을 해나가는 협력자	권력구조는 고용주와 후원자	권력구조는 활동 외부에 있는 표적물; 공격당하고 파괴되어야 하는 압제자
대상 지역사회의 범위	지리적 측면의 지역사회 전체	지역사회 전체 혹은 지역사회의 일부	지역사회의 일부
지역사회 구성원들간의 이해관계에 관한 전제	공통되는 이해 혹은 조정 가능한 차이로 봄	조정 가능하거나 혹은 갈등상황으로 봄	쉽게 조정할 수 없는 힘든 갈등상황으로 봄; 자원의 희소성
대상집단의 개념	시민	소비자	희생자
대상자의 역할	상호작용적 문제 해결과정의 참가자	소비자 혹은 수혜자	고용주, 임명자, 동료
공공이익의 개념	합리주의 : 목적과 의사결정 주체의 단일성	이상주의 : 목적과 의사결정 주체의 단일성	현실주의 : 목적과 의사결정 주체의 다양성

8) 지역사회조직기관과 프로그램

지역사회조직의 기능을 효과적으로 수행하기 위해서 지역사회조직가는 그 내용에 따라 중간집단인 지역사회조직기관을 형성해야만 한다. 다시 말해 어느 특정 보건기관이 중간집단의 기능을 담당할 수 없는 것이다. 이미 중간집단 형성의 필요성이 존재한다는 것은 지역사회 주민이나 많은 집단의 요구를 전제조건으로 하기 때문이다. 핑크는 지역사회조직에서 중간집단의 형태로 공동모금회, 보건위원회, 근린지역 보건협의회, 보건시설연합회, 심의회, 연구회, 보건입법 제정 · 개정의 청원 및 진정, 임시적 각종 협의, 연락, 상담교섭, 보건의료사업단체 · 시설의 홍보부, 시설의 섭외부를 들고 있다.

한편, 우리나라의 경우, 농촌의 중간집단인 리 · 동 개발위원회, 새마을사업추진위원회, 면 정화위원회 등은 도시의 중간집단보다 사회적 단위가 작고 사회적 통합이 잘되어 있어서 제 기능이 발휘되고 있다. 우리나라 보건사업 분야에서 주요한 중간집단은 한국보건협회, 종별보건사업연합회, 외국민간기관연합회, 한국보건소협회, 한국보건간호사협회 등이 있다. 이러한 중간집단은 모든 전국적 수준의 성격을 띠고 있다. 이러한 지역사회조직의 기관은 매우 다양하지만 그 중에서도 가장 중요한 기관은 보건협회, 보건소, 사회봉사교환소다.

제 4 장 자원의 연계와 조정

· 학 습 단 원 ·

1. 지역사회자원
2. 지역사회자원의 종류
3. 지역사회와 자원의 관계
4. 지역사회 자원의 연계와 조정방법
5. 지역사회자원 연계의 유지와 강화

1. 지역사회자원

물질적이든 상징적이든 상대방에게 보상을 줄 수 있는 모든 능력이거나 상품을 말한다.

2. 지역사회자원의 종류

1) 가족 및 지역사회의 자원

지역사회나 가족이 간호문제를 해결하고자 할때 활용할 수 있는 가장 좋은 자원은 쉽게 이용 가능한 지역사회 및 가족이 가지고 있는 자원으로 그들 스스로 문제를 해결할 수 있도록 하는데 크게 도움이 된다. 지역사회 및 가족에게 있는 자원을 분석해 보면 다음과 같다.

(1) 인적자원

지역사회 및 가족 내 인적 자원을 찾는다. 예를 들면 가족 중에서 건강문제를 해결하는데 도움을 될수 있는 가족구성원을 찾아 교육하고 가족간호인(care giver)으로 활용한다. 지역사회 자체가 가지고 있는 인적자원을 찾아서 목록으로 작성한다(예: 가사도우미, 자원봉사).

(2) 물적 자원

주민의 건강관리를 위하여 적절한 시설, 도구, 자료 등이 필요하다. 이러한 것들은 보통 가정 및 지역사회에 이미 있는 것을 활용하여 문제를 해결할 수 있도록 한다(예: 복지관–이동목욕 시설, 이동목욕차 / 환자이동–자원봉사기관, 건강관리를 위한 시설).

(3) 사회적 자원

사회적 네트워크 내의 공공 행정부서, 종교단체, 전문직업인 단체 등에 따른 각종 단체가 운영하는 자원으로써, 예를 들면, 산업인력공단, 자원봉사센터, YWCA, YMCA, 재향군인회, 간호사회, 의사회, 자활후견기관, 각종 자조모임 등등을 들 수 있다.

이상의 다양한 사회적 자원들은 가족 및 지역사회의 건강에 대한 지식과 기술을 관련시켜 구체적으로 분석한다. 즉 어떠한 건강지식과 기술을 어떠한 방법을 통하여 습득하였는가 파악하여야 한다. 동시에 이미 알고 있는 지식과 기술을 어떻게 활용하고 있는가 파악하며 이러한 지식과 기술을 변화시켜 적용하도록 한다.

· 우리나라 자원봉사 관련 행정체계

현재 우리나라에서 자원 봉사 관련정책은 개별부처 차원에서 수립되고 있다. 행정자치부, 보건복지부, 문화관광부, 여성부 등 5개 부처에서 각각 정책을 수립하고 있으며, 각 부처의 담당과와 부처별로 설립된 5가지 형태의 자원봉사센터를 중심으로 자원봉사 관련 정책이 실행되고 있다.

한편, 보건복지부는 자원봉사정보 안내센터와 재가복지 봉사센터를 통해서 전국의 사회복지기관과 시설들을 자원봉사 인증기관으로 공식화하여 사회복지 분야의 자원봉사 활성화에 노력하고 있다.

(4) 자연자원

지역사회의 자연조건 등을 말한다. 특히 아동, 청소년을 대상으로 하는 학교보건의 경우 실외에서 이뤄지는 활동적인 프로그램이 있을 경우 활용할 수 있는 자연적인 자원을 파악하는 것이 중요하다(예: 산, 들, 강, 바다, 호수 – 관악산, 도림천 등).

(5) 경제적 자원

지역사회보건사업에 필요한 가족 및 지역사회의 경제적 자원은 건강문제의 종류, 지역사회 내의 기존 시설 이용가능성 여부, 총 수입 및 일반적인 재정적 책임 등에 따라 다를 것이다. 보건교육사는 가족 및 지역사회 건강관리 지불능력을 분석(수입, 건강보험가입 여부, 의료급여 대상 등)하여 재정능력이 없을 경우 사회사업단체 등의 다른 재원을 고려해야 하나 최대한 가족과 지역사회 자체가 해결하도록 유도한다.

2) 전문인력 자원

보건교육사는 가족 및 지역사회의 건강요구 충족을 위한 매우 중요한 자원으로 다음과 같은 능력과 기술을 갖추도록 노력하여야 한다.

첫째, 건강요구 분석력이다. 이는 주의 깊은 관찰, 탐구심을 갖고 어떤 사실에 관한 자료와 정보수집 등을 통해 관계요원과 협조하여 함께 분석, 평가한 후 건강문제 및 건강요구를 파악한다. 따라서 점차 사회문화적, 정신적 요인들에 관한 관심이 증대됨에 따라 환경오염 문제, 도시화에 따른 각종 지역사회 단위의 건강문제를 사정하고 중재할 수 있다.

둘째, 전문적인 기술이다. 보건교육사에게 요구되는 기술은 건강인을 대상으로 하는 건강상담에서부터 특수기구의 활용에 이르기까지 숙련된 기술로써 가족 및 지역사회의 요구를 충족시킨다.

셋째, 보건 교육자이다. 즉 면담술, 의사소통기술, 관찰과 경청기법, 상담기법, 집단지도 등의 각종 보건교육 수단을 동원하여 건강과 관련된 교육을 할 수 있는 능력과 기술을 갖고 있다. 따라서 지역사회 건강을 위한 변화가 일어날 수 있도록 매개하는 변화촉진자로서의 역할을 한다.

넷째, 협력자이다. 즉 보건교육사는 지역사회 보건팀의 일원으로서 협력자의 역할을 수행하여야 한다.

다섯째, 조직관리자이다. 관리자로서의 역할을 수행하는 경우 지역사회 보건활동을 감독하고 통제하며 동기부여와 적절한 인력배치, 보건간호사업평가 등을 한다.

3) 기타 자원

보건대상이 되는 지역사회 이외에서의 지역사회 자원을 뜻한다. 예를 들어 공공기관, 종합병원, 개인의원, 영리단체 및 비영리단체 분류될 수 있다.

이는 자원의 복잡성과 다양한 종류에 따른 차이가 크므로 지역사회 보건교육사의 편리에 따라 분류하여 목록을 작성하여 활용할 수 있다.

3. 지역사회와 자원의 관계

1) 지역사회와 자원

(1) 지리적 영역

지역사회가 성립되기 위해서는 주민간의 정신적 연계가 이루어지는 공간적 단위가 요구된다. 이러한 지리적 영역은 주민들 간에 상호교류가 늘 이루어지도록 근접성을 지녀야 한다.

(2) 사회적 상호작용

지역사회에서는 경제적 교류, 사회 문화적 교류, 교육적 교류가 항상 이루어지고 있다. 이러한 주민들 간의 교류를 통하여 공통적인 이해관계가 성립되어 상호 체계적인 공동 연결망이 이루어진다.

(3) 공동체 의식

지역사회가 성립되기 위해서는 지역사회 주민들 간에 공동 유대감이 형성되어야 하며, 이는 상호교류를 통하여 나타나는 우리의식(we-feeling)을 들 수 있다. 즉 주민들 간에 함께 살아간다는 의식과 서로 상부상조해야 된다는 의식이 성립되어야 하며, 지역사회 성립조건 중에서 이 공동체 의식이 가장 중요하다.

2) 지역사회보건자원 개발의 필요성

(1) 주민보건욕구의 증대와 다양화에 대한 대응

경제사회의 변동과 국민생활 및 의식의 변화에 따라 여러 가지 보건문제가 보건의 과제로서 증대되는 경향이다. 그 과제는 경제적 결핍은 물론 개인, 가족, 지역사회의 양상과 상황에 따라 다양하다. 즉 오늘날에는 저소득층은 물론 노인 아동 장애인 모자가정 등을 대상으로 하는 상담, 교육, 직업훈련, 치료, 재활, 취업알선, 자녀양육, 주택문제 등 대양한 사회욕구가 증대되고 있다.

이를 해결하기 위해서는 지역사회주민과 각종 기관, 단체, 기업체 등의 협조 및 자원 없이는 그 해결이 어렵다. 따라서 주민생활과 직결되는 지역사회 내지 지방자치단체 수준에서 보건조직을 강화하고 민간자원의 개발과 동원에 노력해야 한다.

(2) 미약한 보건사회재정의 한계성 극복

보건예산도 수요에 비해 보면 턱없이 부족하다. 우리나라의 경우는 경제성장 단계가 비슷한 다른 나라와 비교하여 볼 때 보건분야 예산이 상대적으로 미흡함을 느끼게 된다. 본격적인 지방자치제 실시에 따라 주민 보건수요와 요구에 관련되는 보건 분야의 사업은 많은 부분이 지방자치단체의 몫으로 이관되었다. 지방에 따라서는 충분한 예산을 확보할 수 있는 곳도 있지만 대부분의 지방은 사정이 그렇지 못하다. 따라서 보건재정의 한계성을 극복하고 국가의 보건활동을 보충 보완하여 주민의 건강증진을 위해서는 주민의 자원봉사자원을 활용할 수 밖에 없다.

(3) 주민의 주체적 참여에 의한 지역사회보건

지역사회주민의 참여 없이는 지역사회보건을 기대할 수 없다. 원래 지역사회보건활동은 주민의 상호부조정신 및 지역사회의 문제를 서로 협력하여 해결하고자 하는 자세에서 행하는 자발적인 민간활동에서 시작된다.

따라서 저소득계층의 보호사업을 비롯한 지역사회보건사업은 지역사회주민의 적극적인 보건의식과 주체적 참여를 지역사회 민간자원의 활용으로 지역사회 보건사업을 기하는데 노력해야 한다.

3) 지역사회보건 자원개발의 고려요소

지역사회의 자원 즉 자원을 효과적으로 개발하기 위하여 지역사회보건기관이 고려해야할 중요요소로서 자원봉사자 조직과 교육, 주민참여의 활성화, 보건기관의 행정구조에 지역사회 주민대표의 참여와 전문인력의 확보, 환경적 요소의 활용 등을 들 수 있다.

① 자원봉사자 조직과 교육

지역사회 주민을 대상으로 자원봉사자를 발굴하고 이를 조직하여 교육훈련을 시켜야 한다.

② 주민참여의 활성화

지역사회 보건기관의 서비스 프로그램의 실시와 그 효과성의 여부는 지역사회주민의 적극적인 참여에 달려있다.

③ 보건기관의 행정구조에 지역사회 주민대표의 참여와 전문인력의 확보가 필요하다.

④ 환경적 요소의 활용

지역사회 보건기관이 자원개발을 효율적으로 수행하기 위해서는 환경적 요소를 적극 검토해야 한다.

보건기관이 위치하고 있는 지역사회의 특성, 지리적 여건과 주민의 사회경제적 특성에 대한 조사와 평가의 기반 위에서 자원개발의 전략을 수립해야 할 것이다.

4. 지역사회 자원의 연계와 조정방법

보건교육사가 효과적으로 지역사회 보건사업을 실행해 나아가려면, 이용가능한 지역사회의 적절한 자원을 찾아서 연계하고 조정하여 적극적인 활용방안을 모색하기 위한 끊임없는 자원개발의 노력은 지역사회 보건사업의 성패를 좌우하는 중요한 요인이 될 것이다.

연계란 용어는 더 깊은 전문적 도움을 요구하는 의료소비자의 욕구 변화와 빠르게 변하는 건강관리체계의 변화 때문에 중요성이 더해지고 있다.

연계망을 구축하는 것은 전문직으로서의 문제를 규명, 해결하고 아이디어를 증진시키기 위해 자원을 발견하고 활용하려는 노력으로서 도움을 받는 것과 타인에게 필요한 도움을 제공하는 것을 포함한다. 보건교육사는 이용 가능한 자원의 종류를 조사하고 분류하여 사업에 적절히 이용할 수 있어야 하며 자원의 활용은 가까운 것에서부터 사용하고 이용에 편리한 이용 가능한 자원에 대한 목록을 작성하고 파악된 자원들과의 관계를 형성하여 합리적인 연계망을 구축하는 것이 바람직하다.

1) 지역사회 조직의 연계방법

(1) 지역사회협의체 조직

지역사회조직은 각 지역사회 단위로 봉사단체, 새마을 부녀회, 4-H회, 청소년 보호선도위원회, 생활보호위원회 등 공적조직이 있으며 각종 계조직 등 사적조직이 있다. 또한 보건의료기간을 비롯한 지역사회 시설에서는 후원회 등을 조직하여 지원을 받고 있다. 이와 같은 조직들은 지역사회의 보건사업과 환경개선을 위해 활동하고 있으며 많은 영향을 주고 있다.

(2) 후원회 조직의 방법

후원회조직의 초기단계는 후원회조직을 위한 자료수집(조직목적, 활동범위, 활동능력, 제약요인 등)과 후원회조직의 가능성을 검토(자료분석, 조직방안검토 등)한 후에 지역사회조사(지역사회욕구, 자원실태, 조직현황)를 실시한다.

후원회조직 추진은 홍보활동(방문자, 자체 써클회원, 홍보자료 등)을 지역사회에서 전개하여 주민들에게 참여기회를 제공해 준다.

2) 지역사회자원의 활용 방법

지역사회보건사업을 효과적으로 운영하려면 보건교육사는 여러 종류의 자원을 이용하여야 한다. 자원을 유효적절하게 이용하기 위해서는 여러 가지 보건자원에 대한 정보를 잘 정리해서 보관하여 두었다가 필요시에 즉시 사용할 수 있도록 대비한다.

(1) 자원활용을 위한 준비

① 이용 가능한 자원을 알아둔다.

② 각 보건기관의 사업목적 및 임무와 제한점을 알아둔다.

③ 자원에 대한 참고 서류철을 만들어둔다.

④ 편리하고 간편한 의뢰방법을 정해둔다.

(2) 자원 서류철에 필요한 내용

① 자원의 명칭, 주소, 연락처(전화번호)

② 자원이 제공하는 사업의 목적 및 업무

③ 접촉방법 : 의뢰할 담당자, 담당자와 접촉가능시간, 접촉하기 위한 양식(전화, 서식, 편지 등)

④ 자원을 이용할 수 있는 대상범위 및 조건 : 거주지역, 연령, 경제상태 등

⑤ 의뢰방법 : 의뢰양식, 의뢰기관을 이용할 수 있는 시간, 의뢰절차 등

⑥ 의뢰하는 개인 및 기관과의 보고방법 : 보고의 종류, 보고 회수, 보고 양식 등

(3) 의뢰 시 주의점

① 의뢰하기 전에 반드시 대상자와 먼저 의논하고, 의뢰 여부에 대한 결정은 대상자가 내리도록 한다.

② 의뢰기관과 접촉하기 전에 의뢰기관 및 대상자에 관한 모든 정보를 알아둔다.

③ 의뢰할 기관 및 담당자와 접촉하여 구체적인 방법에 대해 논의한다.

④ 의뢰서를 작성한 뒤, 대상자에게 먼저 연락하거나 가정 방문을 통하여 의뢰서를 전달하고, 대상자가 직접 그 기관으로 가도록 한다.

⑤ 의뢰할 기관을 설명해 주고, 위치, 담당자와 만날 시간과 장소를 정확히 알려준다.

⑥ 의뢰는 가능한 한 개개인을 대상으로 한다.

⑦ 의뢰 직전에 대상자의 상태를 한 번 더 확인하도록 한다.

5. 지역사회자원 연계의 유지와 강화

지역사회자원개발 못지않게 중요한 것은 자원관리, 유지(지속성)이다. 이를 위해 활용되는 것이 인정과 보상으로서 이는 인적 · 물적 후원자들로 하여금 경험이 만족스럽도록 하고 그들을 격려해서 업무에 계속 머무르게 하는 중요한 도구이다. 비록 인정과 보상이 후원자들을 지속적으로 봉사하게 하는 유일한 수단은 아닐지라도 분명히 인정과 보상은 후원자들이 봉사의 경험에서 만족을 경험하고 따라서 기관에 머무르도록 격려하고 자극할 수 있는 중요한 매개체의 역할을 한다.

보·건·사·업·관·리

제 5 장 사례관리의 이해

• 학 습 단 원 •

1. 사례관리의 개념과 특성
2. 사례관리의 운영

1. 사례관리의 개념과 특성

1) 사례관리의 개념

사례관리는 목적, 대상자, 적용 범위, 주관 부서, 적용 장소, 학문분야 등에 따라 각기 다르게 정의된다. 사례관리는 사회복지 영역에서 출발한 영국의 케어 매니지먼트(care management)의 용어와 개념은 미국에서의 케이스 매니지먼트(case management)의 출발과 역사에서 다른 측면이 있으나 케이스 매니지먼트, 케어 매니지먼트, 케어 조정(care coordination), 서비스 매니지먼트(service management), 서비스 조정(service coordination), 서비스 통합(service integration) 등의 용어를 혼용하여 사용하고 있다.

무어(Moore, 1990)는 사례관리를 일상적 기술과 옹호기술이 요구되는 새로운 실천분야로서 클라이언트의 욕구 충족을 위해 개별적으로 서비스를 기획 · 조정하고 전달체계를 통합하는 방법으로 정의하였으며, 피셔(Fisher, 1987)는 사례관리란 고비용 환자를 확인하고, 그들의 치료를 조정하기 위하여 잠재적인 기회를 사정하며, 질과 비용통제를 개선하는 치료계획을 개발하고, 최적의 성과를 보장하기 위하여 환자의 전체적인 치료를 관리하는 체계적인 접근방법이라고 정의하였다. 목슬리(Moxley, 1989)는 사례관리를 복합적인 욕구(need)를 가진 사람들의 기능화와 복지를 위한 공식적, 비공식적 지원과 활동의 네트웍을 조직 · 조정 · 유지하는 것으로 정의하였다. 라티니와 푸트(Latini & Foote, 1992)는 특정한 시간틀 내에서 모든 건강관리팀 구성원의 노력을 통합하여 환자의 목표를 개선하는데 초점을 두는 케어 전달체계로서 주임상경로(clinical pathway)를 사용하여 질병기간 전체를 관리하는 것이라고 정의하였다.

1994년 영국의 보건성(DoH)에서는 "케어 매니지먼트는 사정에서 밝혀진 클라이언트 개개인의 욕구를 충족시키기 위하여 서비스를 그들에 맞게 재단하는 과정이다. 이것은 지속적인 욕구의 변화에 대응하는 지속적인 과정이다."라고 정의하였고, 1995년 미국사례관리협회(Case Management Society of America)에서는 "사례관리란 질과 비용-효과성을 증진시키기 위하 의사소통과 사용 가능한 자원을 이용하여 개인의 건강요구를 충족시키고자 의료서비스를 사정, 계획, 수행, 조정, 감시, 평가하는 협동적인 과정으로써 양질의 의료, 재원기간과 자원이용량의 감소, 서비스의 연속성, 비용의 조절 등을 추구한다."라고 정의하였다. 이처럼 사례 관리는 개가인의 독특한 욕구들을 인식했을 때 이용 가능한 서비스 안에서 개개인의 욕구를 파악하고 진술하기 위한 하나의 통합된 과정으로 기존의 서비스에 클라이언트를 맞추기보다 그들의 욕구에 서비스를 맞추는 효율과 효과성을 강조한다. 사례관리는 사정에서 밝혀진 클라이언트 개개인의 욕구를 충족시키기 위하여 서비스를 그들에 맞게 재단하는 과정이다. 이것은 지속적인 욕구의 변화에 효율과 효과적으로 대응하는 지속적인 과정이다.

사례관리는 두 가지의 근본 기능 즉, 가능케 하는 기능(enabling)과 촉진시키는 기능(facilitating)으로 구성되어 있다. 가능하게 하는 자로서의 사례관리자는 개인이 스스로 기능할 수 있도록 그들의 잠재력을 극대화시켜 주며, 촉진시키는 자로서의 사례관리자는 클라이언트에게 요구되는 다양한 서비스를 연결시켜 준다.

사례관리는 클라이언트가 필요로 하는 서비스의 제공이나 주선을 책임 같은 일차 담당자가 클라이언트와 함께 노력하여 클라이언트의 욕구에 따라 그들에게 포괄적인, 통합적인, 조정된, 시기적절한 서비스를 제공하는 방법이다. 사례관리는 전문적인 사례관리자가 클라이언트와 함께 클라이언트의 프로그램을 계획, 조정, 점검하는 과정이다. 사례관리자는 의뢰에서 종결까지 프로그램의 모든 책임을 맡으며, 성공적인 결과를 위하여 지역사회 자원을 활용한다. 성공적인 결과를 위하여 사례관리자는 클라이언트의 목적, 기간, 서비스 전달에 있어서 비용의 효과성에 필수적인 주의를 기울여야 한다.

2) 사례관리의 기능

무어(Moore, 1992)는 사례관리가 실천될 수 있는 특정상황이 있기보다는 서비스 환경에 따라 사례관리를 가능케 하는 사례관리의 기능을 활용하면 된다고 제시하고 있다. 지역사회의 자원정도와 지역사회내의 서비스통합에 따라 사례관리 기능을 마케팅(Marketing), 중재(Brokering), 배분

(Rationing), 개발(Developing)로 나누고 있는데, 보건복지분야에서 다양한 서비스가 갑자기 증가하기는 어려울 것이기 때문에 존재하는 서비스간의 통합화가 진행될 것이며, 특히 사회복지와 의료 및 간호 등 보건복지의 기본적 서비스들 간의 통합화는 대상자의 욕구충족 및 비용절감을 위해서도 진행될 것이다. 또한 비공식체계의 다양한 자원들의 동원 및 공식적 체계와의 상호협력과 조정을 이끌어내야 할 것이다. 현재 이런 서비스 환경에서는 사례관리의 개발기능이 절실히 요구되지만 동시에 배분기능도 함께 요구될 것이다.

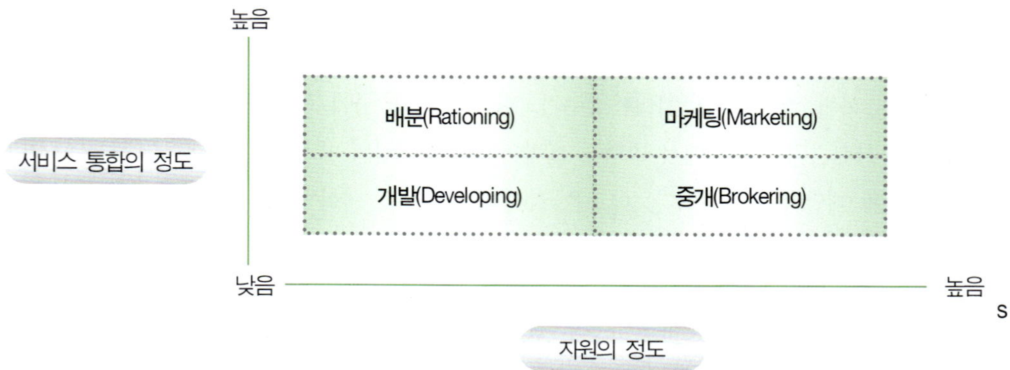

그림 4-2. 서비스 전달 특성에 따른 사례관리의 기능

3) 사례관리의 특성

사례관리는 서비스 전달체계의 수많은 서비스 기관에서 기관의 목적, 서비스 대상자의 욕구, 사례관리자의 역할과 주요 기술에 따라 다양하게 적용되어 왔다. 사례관리는 복합적 욕구를 가진 사람들의 기능과 복지를 최대화하기 위하여 고안된 활동으로 공식적, 비공식적 자원의 연계망을 조직하고, 자원들을 조정하여 유지하는 것으로 기존의 개입방법과 구별되는 다음의 특성을 가진다.

첫째, 다양하고, 복합적인 욕구를 가진 클라이언트를 대상으로 한다.

둘째, 클라이언트의 문제 해결과 치료보다는 욕구충족과 보호에서 더 중점으로 둔다,

셋째, 클라이언트의 사회적 기능과 독립을 극대화하기 위해서는 보호의 연속성과 책임성을 보장한다.

넷째, 서비스의 효과성과 효율성을 높이기 위해 포괄적 서비스를 제공하고 서비스 조정과 점검을 실시한다.

다섯째, 클라이언트와 그들의 사회 환경과의 상호작용에 관심을 집중시키며, 다양한 지원체계의 광범위한 서비스를 활용한다.

여섯째, 어웃리치, 안내와 의뢰 등과 같은 적극적인 클라이언트와의 접근을 강조한다.

일곱째, 클라이언트 수준에서 클라이언트 각자의 욕구를 개별화하여 개입과정에서 클라이언트의 참여와 자기결정을 촉진시킨다.

여덟째, 개별적인 실천기술과 지역사회 실천기술을 통합한 형태이다.

다양한 보건복지실천의 영역별 특수성을 반영한 사례관리 기능과 함께, 모든 사회복지실천 영역에서 공통적이고 보편적인 사례관리 실천의 주요 특성들이 있다.

첫째, 클라이언트와 서비스제공자의 관계형성과 신뢰를 바탕으로 한다.

둘째, 위기에 놓인 클라이언트와 함께 일할 때, '상황속의 인간'이라는 관점을 적용한다.

셋째, 복합적이고 다양한 문제와 장애를 가진 클라이언트를 보호하기 위해 서비스 연속성의 목적을 갖는다.

넷째, 질병과 기능 상실에 동반되는 정서적인 문제들을 개선시키는 임상적인 개입을 시도한다.

다섯째, 서비스 전달체계에 대한 개입 시 중개와 옹호의 사회복지기술을 사용한다.

여섯째, 표적대상인 클라이언트는 경제, 의료, 사회 및 개인적 보호욕구 등의 지역사회를 기반으로 하는 장기적인 보호서비스를 필요로 한다.

일곱째, 최소한으로 규제된 환경에서의 서비스 제공을 원칙으로 한다.

여덟째, 클라이언트의 기능과 보호수준을 결정하는 지지망 사정이 필요하다.

아홉째, 자기결정, 인간의 가치와 존엄 및 의사결정시 상호책임 개념 등의 전통적인 사회복지적 가치에 기반을 두고 있다.

2. 사례관리의 운영

1) 사례관리의 과정

사례관리는 사례관리자를 주축으로 팀 접근에 의해 실시되며 등록 및 사정, 계획의 수립, 수행, 조정과 의뢰, 모니터링 및 평가, 수정 및 환류, 종결 등의 과정으로 이루어진다.

(1) 등록

사례관리자 및 사례관리팀별로 사례관리 대상자로 선정된 이들을 조사, 등록(case registration) 한다.

(2) 사정

사정(case assessment)은 사례관리 대상자들을 사례관리 목적에 맞게 개발된 사정도구를 이용하여 건강 및 사회생활상의 전반적인 관점에서 다양한 문제점과 욕구를 진단한다. 기존 서비스를 제공하고 있는 경우라고 할지라도 새로운 문제나 욕구를 파악하기 위해 대상자의 자조능력이나 정서적 문제, 그리고 가족, 이웃, 친구 등과의 관계에 초점을 두고 조사한다.

현재의 문제와 잠재적인 문제, 치료에 대한 반응, 바람직한 결과에 도달하도록 하기 위한 중재에 대해 사정은 계속적으로 이루어지며, 대상자 관리에 참여하는 다양한 직종으로부터 자료를 수집한다.

(3) 계획 수립

계획 수립(care plan)은 사례목표의 설정과 구체적인 사례계획의 작성과정으로 사례관리팀이 모두 모여서 논의한다. 대상자 사정결과에 나타난 문제들을 해결하기 위해 파악된 문제별로 발생원인, 위험성, 해결가능성에 대해 상세히 검토한 후, 주요한 문제의 우선순위(problem priority)를 먼저 결정하고 이에 따라 각 문제별 사례관리 목표를 세우며, 각각 대상자에 맞춘 개별화된 계획을 수립하기 위해 제공할 적절한 서비스 내용과 종류 선정, 일정, 횟수, 제공자, 그리고 지원해 줄 가능한 사회자원들에 대해 면밀히 검토한 후 서비스 제공계획을 수립하며, 중복되지 않도록 주간(weekly) 일정표를 작성한다.

(4) 수행

계획된 일정대로 서비스를 제공한다.

(5) 조정과 의뢰

서비스를 제공하는 동안 사례관리 대상자의 건강상태의 변화 또는 정밀 검사가 필요시에는 연계 기관간의 협조를 통하여 의뢰하고 그 결과를 통보한다. 대상자에게 제공되는 각종 서비스가 적절하고 포괄적이며 비용–효과적이고 양질의 서비스가 되기 위해서는 사례관리자의 조정 및 의뢰가 매우 중요하다.

(6) 모니터링 및 평가

서비스가 계획대로 잘 수행되고 있는지, 상황의 변화에 따라 욕구가 변화하지 않았는지의 여부를 파악하기 위하여 지속적으로 점검하여야한다. 이를 위해 서비스제공자로부터 사례관리자는 활동보고를 받고 자세히 기록한다. 사례관리자는 사례관리팀이 대상자에게 보다나은 재가서비스를 제공할 수 있도록 평가 결과를 활용하는데 기여한다.

(7) 수정과 환유

지속적 점검과 평가에 따라 서비스가 충족되지 않았거나 욕구변화가 있어서 계획의 수정이 필요할 때는 사례관리팀의 전체 회의를 거쳐서 수정한다.

(8) 종결

이사를 간 경우, 사망한 경우, 본인이 사례관리 중단을 요구하는 경우, 사례목표가 달성된 경우 등이 이에 해당 경우 사례관리를 종결, 퇴록한다.

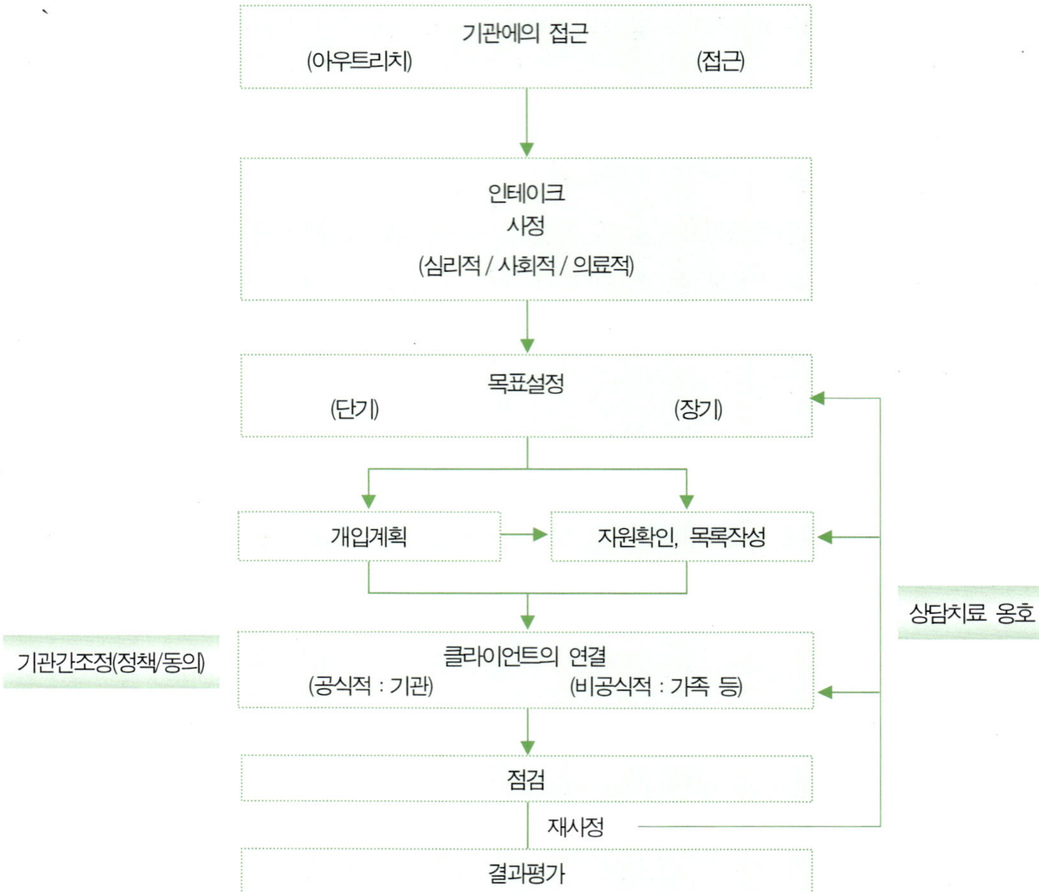

그림 4-3. Rothman의 사례관리실천의 체계 모형

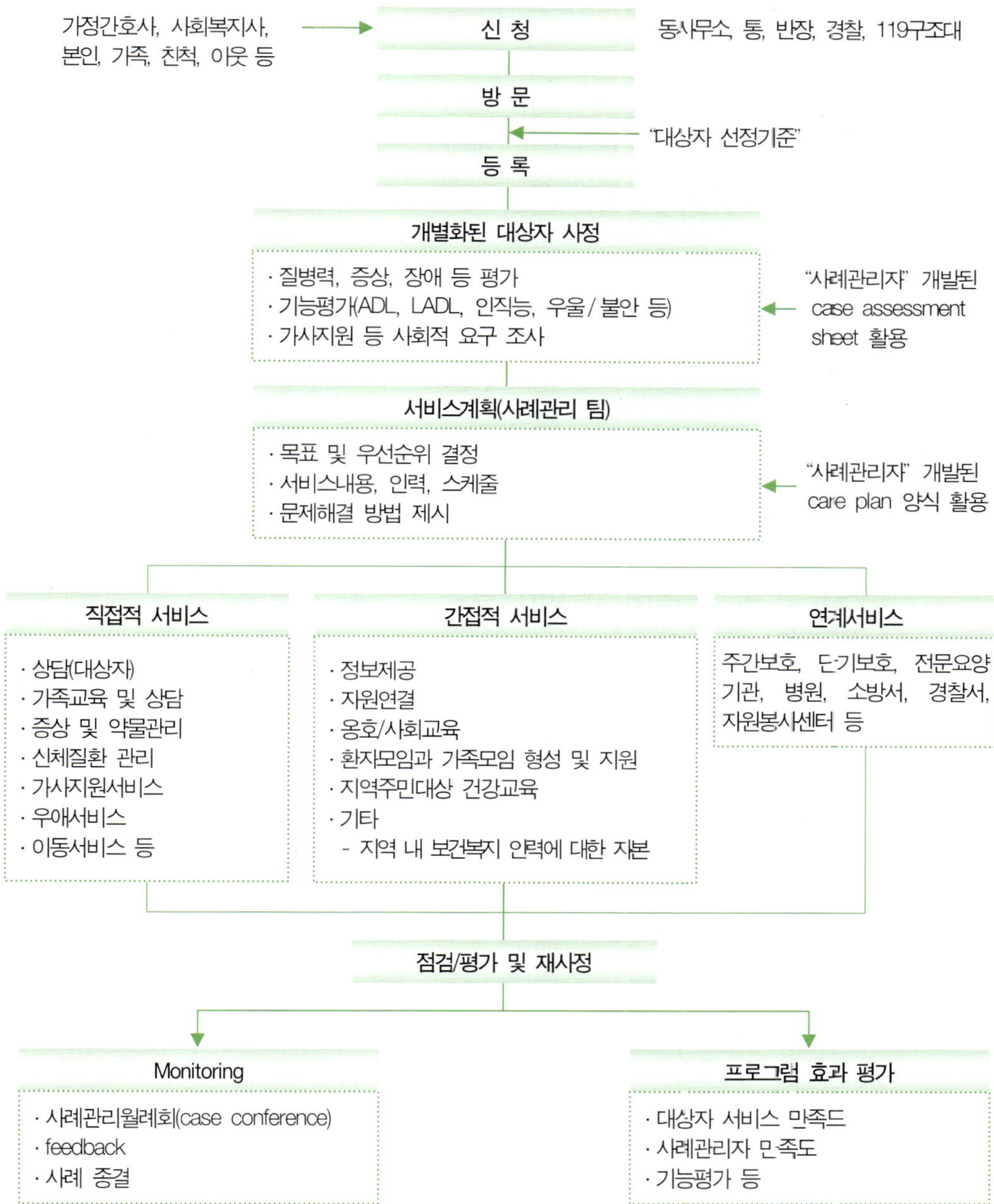

그림 4-4. 전남 장성군 사례관리기반 보건복지통합 프로그램 흐름도

2) 사례관리의 내용 및 유형

사례관리는 소속, 목적에 따라 그 유형도 다양하게 구분할 수 있다. 즉 대상자의 능력강화, 의료서비스 및 비용절감이 목적이냐에 따라 서비스 내용이 달라지고, 사례관리 서비스가 제공되는 현장에 따라서도 사례관리 모델이 다르게 연구될 수 있다.

표 4-7. 보건소 방문건강관리사업과 건강보험공단의 사례관리사업의 비교

업무단계	보건소 맞춤형 방문건강관리사업	건강보험공단 사례관리
대상자	· 취약계층 1~6순위*	· 건강보험 과다(소) 수진자
인력 역할	· 대상자의 자가건강관리 능력 및 가족 지지향상, 합병증 예방 등 포괄적 건강관리사업을 통해 취약계층 건강수준 향상 및 삶의 질을 고양	· 건강보험자료, 검진자료 등을 통한 의료이용 양상 모니터링과 적정 의료이용지도 · 관절염 환자가 일상생활 유지토록 필요한 정보제공
대상자 발견단계	· 사회복지과, 동사무소의 국민기초생활수급자, 차상위 계층 명단 · 통장, 부녀회, 지역대표자, 자원봉사 활용대상자 발굴 · 보건소, 지소, 타부서, 지역사회로부터 의뢰 대상자 · 지역사회진단으로부터 대상자 발견 및 기존 자료 활용 · 건강보험공단 사례관리 등 대상자 명단 공유	· 과소(다) 의료수진자 색출 · 자가관리 고위험자 선정 · 사례관리 수용자 확인
초기 사정단계	· 문제목록 검토 · 사례관리계획 협의 · 기존대상자 재평가(2008)	· 초기사정 실시 · 사정결과분석과 문제목록 작성 · 사례관리 계획
중재단계	· 건강관리, 건강생활습관 및 집단건강관리 · 위험요인 관리 · 통증 및 우울관리 · 자가관리 지도 및 상담 · 가족지원 및 치료관리상담 · 전문학회 및 치료기관 의뢰	· 바른 의료이용지도(과소/과다) · 위험요인 관리정보 제공 · 일상활동 유지를 위한 관찰, 지도 · 관리지속성을 위한 정보제공 · 전문가에게 의뢰 및 연계
평가단계	· 지역사회 등록관리체계로 수용	· 단기 프로그램 이행결과 평가 · 관내 다른 자원으로 연계

* 1순위 대상자 : 기초생활보장 수급자중 65세 이상 장애인, 독거노인 및 노인부부세대

사례관리서비스가 제공되는 장소에 따라 병원 안에서 고위험 환자관리(hospital-based model), 장기요양시설의 고위험 환자관리(hospital-to-community model), 지역사회 모형(community-based model) 등으로 구분할 수 있다. 또한 사례관리 목적에 따라 중개모델(The Broker Care Management System), 판매모델(Vendor Care Management System), 통합된 중개모델(The Integrated Broker Care Management System), 자원개발 모델(Resource Development Model), 조직의 변화 모델(Organizational Change Model) 등으로 구분할 수 있다. 중개모델에서는 사례관리자가 대상자의 보호를 위해 필요한 여러 가지 서비스를 통합 · 조정하는 역할을 하지만, 직접 서비스를 제공하지는 않으며, 여러 차례에 걸쳐 대상자의 상황이 측정(평가)되어지는데 이 모든 측정이 대상자 또는 보호자와 계약에 의해서 진행된다. 판매모델은 사례관리기관이 대상자에게 직접 서비스를 제공하는데 대상자에게 판매계약을 통해 자체기관의 서비스를 제공하거나 자체자금으로 다른 기관의 서비스를 구입하여 제공한다. 통합된 중개모델에서는 사례관리기관은 제한된 수의 서비스를 제공하고 나머지는 외부기관과 협력해서 서비스를 조정한다. 이 모델은 병원, 가정과 지역사회에서 지속적으로 서비스를 유지하기 위해 병원 외부의 서비스는 병원 사례관리자가 단지 중개하여 주는 것으로 병원에서 비용을 직접 관리하지는 않는다. 자원개발 모델은 장기요양서비스가 마련되어 있지 않아 개발되어야만 하는 경우에 적용된다. 사례관리자는 서비스전달을 위해 필요한 자원을 파악하고, 그 자원을 확보하는데 있어 도움이 될 요소와 장애가 될 요소를 가려내어 재원 확보를 위한 계획을 세우고, 유용한 비공식적 서비스전달체계에 더하여도 관심을 갖는다. 조직의 변화 모델은 흔히 자원개발모델과 중첩되는데 사례관리자는 먼저, 장기요양서비스를 제공하는데 필요한 서비스들이 무엇인가를 조사한 다음, 이를 기반으로 현 기관을 어떻게 변화시킬지 목표를 정하고, 현 기관의 내부 강점과 약점을 파악한 다음 서비스 전달조직이 변화되어야 하는 이유와 목적을 설정하고, 기관을 변화시킴으로써 얻게 될 이득을 나타낼만한 자료를 확보하며 넷째, 의도된 변화를 수행하기 위한 전략계획을 세운다.

3) 사례관리의 운영체계

사례관리를 위한 운영체계로 운영을 위한 위원회, 사례관리자 및 사례관리팀 등으로 구성할 수 있다. 아래의 내용은 전남 장성군의 보건복지 통합프로그램에서의 사례이다.

(1) 보건복지통합프로그램 운영위원회

연구팀, 장성의료원장, 장성병원장, 군 사회복지과 과장, 프란치스꼬의 집 시설장, 그외 노인복지기관의 장으로 구성하였다. 위원회의 역할은 사업 전반적인 계획과 협조사항에 관한 일들을 협력하고 조정하는 일이다.

(2) 사례관리자 및 사례관리팀 구성

사례관리체계는 개별 사례관리자가 대상자를 위한 서비스계획을 세우고 이 계획을 수행할 책임을 가지게 된다. 사례관리자는 총 7명이며, 장성군 보건의료원 가정방문간호사 1명, 보건지소 간호사 2명, 보건진료소 간호사 2명, 효도 가정봉사원 파견시설 및 프란치스꼬의 집 등 사회복지사 각각 1명씩으로 하였다. 1명의 사례관리자가 3~5명의 대상자를 관리하도록 하며, 1명의 대상자를 위해 3~5명으로 구성된 사례관리팀(사례관리자(간호사 또는 복지사), 가정봉사원, 상담요원, 기타 보건교육사)을 구성하여 운영하였다. 그리고 다음과 같이 역할들을 설정하였다.

가. 사례관리자의 역할

① 사례관리를 통한 서비스 제공에 대한 책임을 갖는다.

② 정기적 회의를 주재한다.

③ 사례관리활동의 관찰(monitoring) 및 평가 등을 실시한다.

나. 사례관리팀의 간호사의 역할

① 대상자의 건강을 증진, 회복, 유지시키는 것은 물론 비용효과적인 방법의 제공에 초점을 둔다.

② 사례를 찾거나 구분해내며 대상자의 문제 및 요구를 파악하고 대상자 적합성 여부를 평가한다.

③ 대상자의 건강상태, 기능정도, 지적상태, 환경 등 전인적 평가조사(기초자료 구축)를 실시한다.

④ 서로 동의된 목표를 결정하고, 계획을 수립한다.

⑤ 적절한 의료서비스를 제공하며 또한 보건과 복지서비스를 조정한다.

⑥ 서비스를 평가하고 체계적인 감시를 한다.

⑦ 문제 목록 및 관리 표준서식에 따른 서비스진행과정을 체크한다.

다. 사례관리팀의 사회복지사의 역할

① 대상자가 일상생활을 자립적으로 영위할 수 있도록 다양한 사회적 지지서비스를 제공하는

데 초점을 둔다.

② 사례를 찾거나 구분해내며 대상자의 문제 및 요구를 파악하고 대상자 적합성 여부를 평가한다.

③ 대상자의 개인과 지역사회지지체계 등을 평가한다(기초자료 구축).

④ 서로 동의된 목표를 결정하며 서비스 계획을 수립한다.

⑤ 적절한 의료서비스와 사회서비스간의 조정을 도모한다.

⑥ 서비스의 평가 및 체계적인 감시활동을 한다.

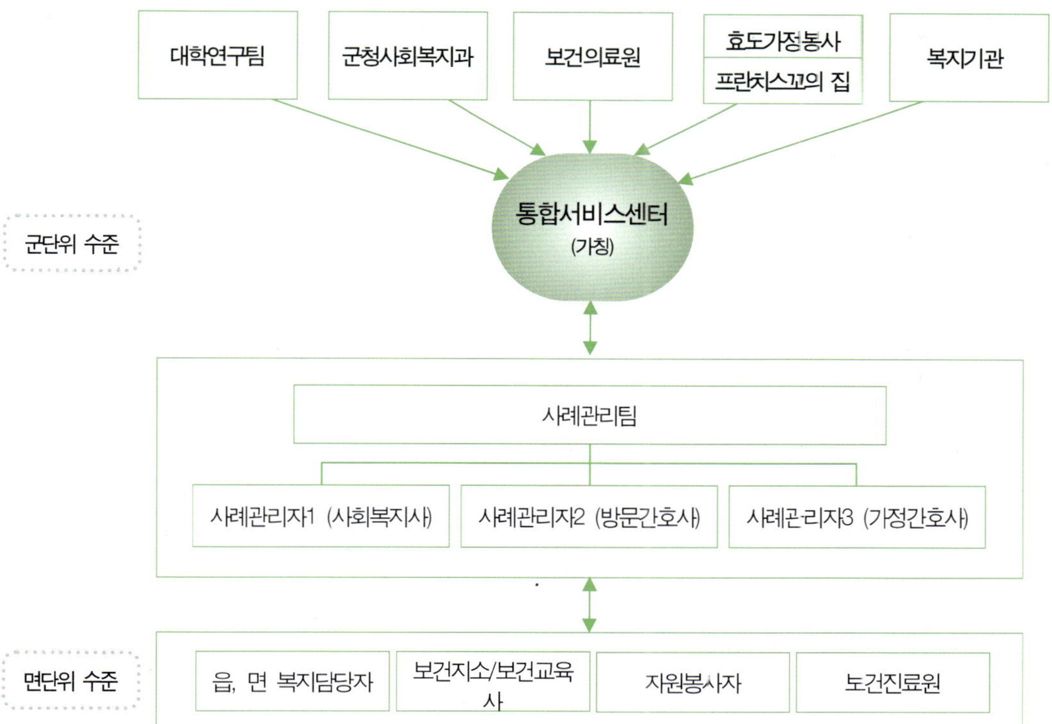

그림 4-5. 장성군 노인 보건복지 통합서비스사업 운영 조직체계

보·건·사·업·관·리

제 6 장 보건사업 홍보

• 학습단원 •

1. 보건사업 홍보의 의미
2. 보건 커뮤니케이션
3. 사회마케팅

1. 보건사업 홍보의 의미

홍보는 사업 성공의 결정을 결정하는 중요한 수단이자 도구이며, 사업의 중요한 한 부분이다. 특히, 보건사업에서의 그 중요성은 보건사업의 개념과 공중보건 사업의 내용을 감안할 때 핵심적인 프로그램에 해당한다. 홍보는 기본적으로 보건의료 서비스 소비자인 지역사회 주민들에게 사업의 내용을 알리는 것이다. 이를 통하여 사업의 여건을 조성하고, 올바른 정보를 제공하는 등 질병, 보건의료 지식과 정보의 커뮤니케이션, 개인 및 지역사회의 태도와 행동을 변화시키고 보건정책 수립 등의 결과를 가져온다.

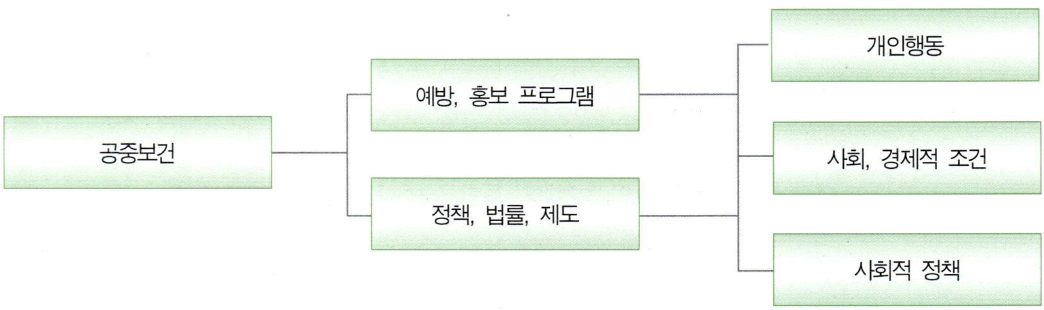

그림 4-6. 공중보건의 개념

그러나, 홍보나 캠페인 및 정보가 잘못되었거나 부족할 경우 등에는 보건사업의 실패를 가져온다. 이러한 보건사업의 실패는 불만과 갈등을 야기하고 급기야 사업의 총체적인 붕괴를 초래하고 국민의 신뢰를 잃는 등 정책실패를 부르게 된다. 홍보 및 캠페인에서 실패하는 가장 중요한 두 가지 이유는 첫째, 고객에게 도달 또는 전파되지 못함(질의 문제-홍보기획 오류)과 둘째, 고객에게 충분히 노출되지 못함(양의 문제)에 기인한다.

흔히들 언론을 제3의 권력이라고 한다. 언론에 비추어지는 보건사업의 모습은 보건사업의 위상과 사업의 성공여부를 결정한다고 해도 과언이 아니다.

2. 보건 커뮤니케이션

1) 보건 커뮤니케이션 이론 및 모형

보건 커뮤니케이션은 의사소통의 하부 개념으로 건강 및 보건에 관련된 이슈나 정보를 개인들이 어떻게 취급하는가와 관련된다. 보건 커뮤니케이션의 주요 관심사는 건강과 관련한 상호작용과 그것에 영향을 미치는 요소들이다.

보건 커뮤니케이션은 개인, 그룹, 조직 등 모든 영역과 단계에서 일어난다. 머스 커뮤니케이션의 영역에서는 건강과 관련된 정보의 전달을 목적으로 하는 프로그램, 프로모션, 캠페인(소위 사회마케팅이나 캠페인), 그리고 공공 커뮤니케이션의 영역에서는 프레젠테이션이나 공공연설의 경우도 포함된다. 조직의 차원에서 보면 병원과 같은 의료기관이나 관련 기관의 행정 및 내부 조직원 관계를 포함하며, 집단 차원은 의료진과 환자, 혹은 전문가와 서비스 대상자와의 커뮤니케이션 행위도 보건 커뮤니케이션의 범주에 들어간다.

보건 커뮤니케이션의 전략은 개인적(Intrapersonal) 차원, 개인간(Interpersonal) 차원, 지역사회(Community) 차원, 정책적(Policy) 차원에서 각각 달리 적용될 수 있으며, 보건 커뮤니케이션과 관련된 각각의 차원에서 나타나는 현상과 행동의 변화를 설명해 주는 건강행동 및 보건교육의 이론 및 모형 등에서 적용 가능한 전략을 보여주고 있다. 예를 들어 개인적 차원에서 서비스 대상자의 행동의 변화를 의도한다면 교육 프로그램, 상호참여 키오스크, 브로셔, 사회 마케팅 및 캠페인의 전략이 활용될 수 있다. 사회적 분위기와 환경을 변화시키기 위해서는 미디어를 통한 이슈 옹호와 정책 변화를 위한 캠페인이 시도될 수 있다. 개인 간의 커뮤니케이션을 위해서는 멘토링 프로그램의 운영이나 건강 관련 정보를 제공해 줄 수 있는 자문 시스템의 구축이 적용 가능한 전략이다.

표 4-8. 시대별 건강행동 및 보건교육 이론 및 모형(Glanz 등, 2008)

Theory/Model	1989-1988	1992-1994	1999-2000	2000-2005
Health Belief Model	v	v	v	v
Social Learning Theory			v	v
Social Cognitive Theory	v	v	v	v
Theory of Reasoned Action			v	v
Theory of Planned Behavior	v	v	v	v
The Transtheoretical Model/Stages of Change		v	v	v
Social Support and Sorial Networks		v	v	v
Community Organization		v	v	v
Social Marketing		v	v	v
Diffusion of Innovation		v	v	v
Stress and Coping		v	v	v
Patient-Provider Interaction		v	v	v
Ecological Models/Social Ecology			v	v

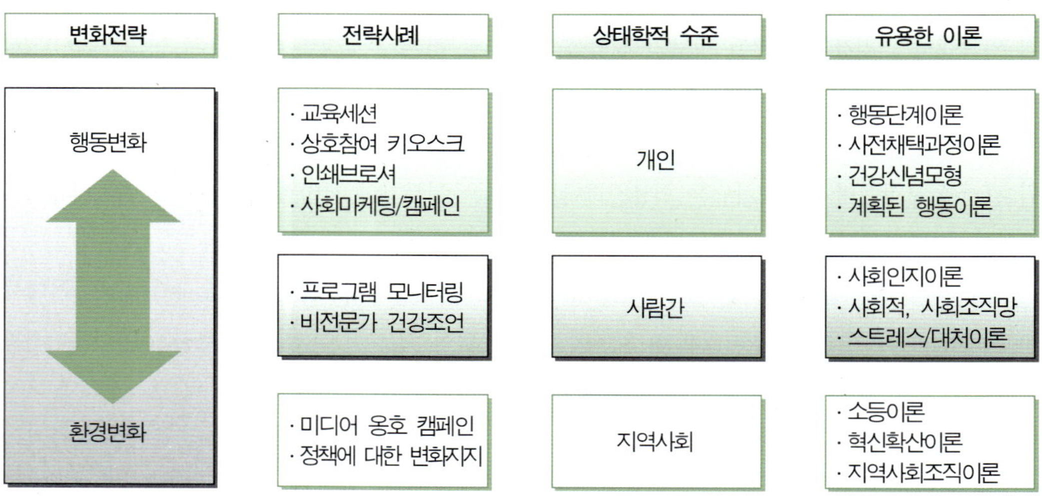

그림 4-7. 보건 커뮤니케이션 이론, 전략과 범위

2) 보건 커뮤니케이션 단계

공중보건 커뮤니케이션 기획은 8단계로 구성되어 있다. 즉, 과학적 평가, 커뮤니케이션 목적 정의, 청중 규명 및 특성 이해, 메시지 개념의 시험 및 개발, 메시지를 위한 매체 및 경로 선택, 메시지 전달의 시기 결정, 커뮤니케이션 계획 수행, 노력 및 결과 평가 등이다.

표 4-9. 공중보건 커뮤니케이션 기획틀

순서	기획단계	주요질문
1	과학적 평가	과학적 근거가 무엇인가?
2	목적 정의 : 정보제공 및 설득	커뮤니케이션이 왜 필요한가?
3	청중 규명 및 특성 이해	누가 청중인가?
4	메시지 개념의 시험 및 개발	메시지는 무엇인가?
5	메시지를 위한 매체 및 경로 선택	어떻게, 어디서에서 메시지가 제공되어야하는가?
6	메시지 전달의 시기 결정	언제 메시지가 확산되어야 하는가?
7	커뮤니케이션 계획 수행	
8	노력 및 결과 평가	청중이 정보를 제공받았고 이는 효과적인가?

(1) 과학적 평가

보건 커뮤니케이션의 기본은 과학적 지식 및 동의(consensus)이다. 대부분의 건강증진활동 또는 중재는 과학적 근거가 개인의 건강행태로의 행동변화 또는 사회 혹은 구조적 변화의 가치가 존재하여야한다. 공중보건 실무자들은 과학적 근거에 중점을 두어야하며, 불분명하거나 논란이 있는 것은 포기하여야한다. 또한 실무자는 비과학적인 일반인들의 용어로 과학을 설명할 수 있어야 한다.

(2) 커뮤니케이션 목적 정의 : 정보제공 및 설득

커뮤니케이션의 목적은 항상 대상자별로 제공되어야 하며(audience-specific), 수용자의 의미가 무엇인지를 목표대상으로 하여야한다. 공중보건 실무자는 커뮤니케이션이 필요한 상황을 고려하는 것이 필요하며, 목표대상별 고려는 다음단계에서 다루어진다.

많은 공중보건 실무가들은 커뮤니케이션을 통하여 개인들을 건강한 행태로 변화를 설득하고, 건강한 행태를 위한 정책 프로그램, 법 등을 창조하기를 바란다. 이러한 설득의 기술은 사회 및 문화적 정보를 제공하는 것으로 즉, 전문가 의견, 참고인, 참고 장소, 가치 등이 포함된다. 설득 커뮤니케이션은 행태이론에 근거한다.

(3) 청중 규명 및 특성 이해

보건 커뮤니케이션의 기본으로 의도하는 대상자를 규명하고 이해하는 것이 필요하다. 청중의 규명은 개인행정가, 투표로 선발된 공무원, 공무의 구성원 등과 커뮤니케이션인데 이는 주제에 대한 개인의 배경 또는 이익 등을 이해는 것이 필요하다. 청중의 분절화(segmentation)는 사람들을 구분하는 과정인데 의사소통을 위하여 동질한 집단으로 나누는 것이다. 이는 경제적인 지원과 프로그램의 효과적인 사용 등을 목적으로 한다.

커뮤니케이션의 효과적인 노력을 위하여 개인 또는 정책결정자, 인구학적, 문화적 개인적 특성, 사회심리학적 요인(예 : 자기효능감, 관여도), 정보공유 또는 영양에 따른 개인 및 집단의 관계(일차, 이차, 삼차 청중) 등 4범주로 나누어진다.

(4) 메시지 개념의 시험 및 개발

메시지의 개발은 과학적 정보를 단순하고 이해하기 쉬운 단언 및 시각적 이미지로의 압축과 변환이다. 메시지는 청중에게 정보를 제공하거나 설득하기 전에 관심과 주의를 창조하는 것이 그 첫 번째이다. 메시지의 유형은 커뮤니케이션의 목적에 의존한다. 청중에게 전달될 때 중요한 정보에 초점을 맞추고, 명확하고 분명하게 기술하는 것이 필수적이다. 복잡한 과학적 정보를 몇몇 주요단어로 전환함이 필요하다. 또한 문화상대적인 고려가 필요하다.

표 4-10. 예비시험 내용

범주	내용
포괄성	메시지는 명확히 이해되는가? 청중은 의도하는 주요 메시지를 밝히고 회상할 수 있는가? 의도하는 정보는 의도하는 청중에게 효과적이고 실행가능한 것인가?
연결	얼마나 많은 청중들이 참여할 것인가? 그들은 어떤 요소들을 좋아하고 싫어하는가?
개인적 관련성	받아들여진 메시지를 그들 개인뿐만 아니라 동료들에게도 관여하는가? 이 메시지는 그들의 인지 및 경험과 일치하는가?
신뢰성	이 메시지 또는 이들 출처는 믿을만한 것인가? 이 메시지는 실제적이고 확신이 서는 모습인가?
수용성	메시지 중에서 일차 또는 이차청중에게서 받아드릴 수 없는 내용이 있는가? 젊은이들에게 의도할 경우에 부모들이 관심을 가지는 것인가?
행태적 의도	메시지를 보고나 듣고난 후 행위를 결심하게 하는가?

가능한 대중을 찾아내고 메시지를 예비시험하는 것은 개발단계에서 매우 중요하다. 특히 설득적인 커뮤니케이션에서 그러한데 이를 형성평가라 한다. 메시지시험은 대상자와 유사한 집단(종종 전문가) 또는 의도하는 대상자들에서 이루어진다. 이러한 예비시험은 시간, 가능성, 자원 등에 의존한다.

(5) 메시지를 위한 매체 및 경로 선택

메시지의 전달매체 및 확산경로를 고려함이 필요하다.

표 4-11. 커뮤니케이션 경로

경로	예
개인적 접촉	개인별 미팅(개인, 소집단), 전화, 방문, 공공장소 발언 등
인쇄매체 및 시청각	포스터, 브로셔, 시트, 파워포인터, 비디오테이프, 오디오테이프 등
대중매체	영화, 텔레비전, 라디오, 신문, 잡지, 빌보드 등
전자매체 및 최신매체	팩스, CD-ROM, DVD, 자동메시지, 이메일, 인터넷 웹사이트, 전화회의, 비디오회의 등

(6) 메시지 전달 최적시기 결정

공중보건 정보를 커뮤니케이션할 때 특히, 시기가 극박한 상황에서 시간의 문제는 매우 중요하다. 예를 들면 급성질환의 유행, 독성물질의 노출, 재난 등 명확한 건강위험이 있을 경우가 이에 포함된다.

시기는 관심을 유발할 경우에 매우 중요한데 이 경우에는 사례별 접근이 필요하다. 시기결정은 공중보건정책 또는 자원할당 결정에 있어 매우 중요하다. 만약 일반인들이 관심을 가지고 있을 경우에는 이 주제에 대한 정보는 매우 도움이 된다.

(7) 커뮤니케이션 계획 수행

1~6단계를 수행하였을 경우, 그 다음 단계는 커뮤니케이션 활동 수행에서 계획을 실행하는 것이다. 이는 만약 계획된 커뮤니케이션 활동이 실제 일어난다면 결정하는 것이 매우 중요하다.

(8) 노력 및 결과 평가

마지막 단계는 평가단계로 보건 커뮤니케이션은 형성, 과정 결과(총괄) 평가 등을 사용한다. 형성평가(예비시험)는 청중의 특상 및 시험 메시지 그리고 매체 등을 포함한다. 과정 및 결과평가는 의도한 청중이 메시지에 노출되었는지, 메시지가 효과적인지 등이다. 과정평가는 커뮤니케이션 중재 제공의 노출양상과 의도한 중재 메시지의 평가이다. 또한 과정평가는 중재결과와 중간과정의 수정과 관련하여 매우 중요하다.

과정평가에서 가장 중요한 측정변수는 '도달율'(reach)로 메시지에 노출된 청중의 크기로 정의된다. 통상 일반대중의 경우, 많은 연구에 대한 메타분석에서 50%로 알려져 있다.

커뮤니케이션에서 일반적으로 결과평가는 지식, 태도, 건강행태를 측정하는 것이다. 이는 일반적으로 연구셋팅의 경우 제한된 인구집단에서 측정되어 질 수 있다.

(9) 기타 고려사항

정책, 환경, 개인적인 수준 등의 문제를 고려하여 하며, 커뮤니케이션 장애 등의 문제, 시간, 인력, 재정 등의 자원 문제 등을 고려해야 한다.

표 4-12. 일반대중에게 공개할 자료를 결정할 때 고려사항

범주	고려사항
범위	이 문제의 크기는 얼마나 되나? 대중과 관련하여 다른 문제에 비하여 이 문제의 크기와 중요성은 어떠한가?
내용	이들 자료와 다른 자료와 비교가 국가, 국제 등) 이들 자료와 다른 집단과의 비교는 어떠한가?(성, 연령, 사회경제적 등) 건강문제가 좋아지는지, 나빠지는지 등 시간에 따른 추세가 어떠한가?
의미	이 문제는 예방될 수 있는 것인가? 대중, 그들의 친구, 가족 등이 이 건강문제를 경험함에 있어 위험한가? 대중은 이 문제에 대하여 설명이 가능한가?
활동	이들 결과에 의거 무엇이 필요한가? 추가정보가 필요한가? 대중은 이를 어떻게 얻을 것인가? 언제 이용가능한가?

3) 홍보 전략

(1) 홍보 목표 설정

보건사업에서의 홍보 목표는 먼저 상품 즉, 보건사업에 대한 인지도, 선호도를 높이고 일관성 있는 메시지 전개하여 심리적 저항감을 해소하며, 보건서비스의 이용을 통한 이득을 강조하여 긍정적인 기대감으로 포지셔닝하는 것이 일반적이다.

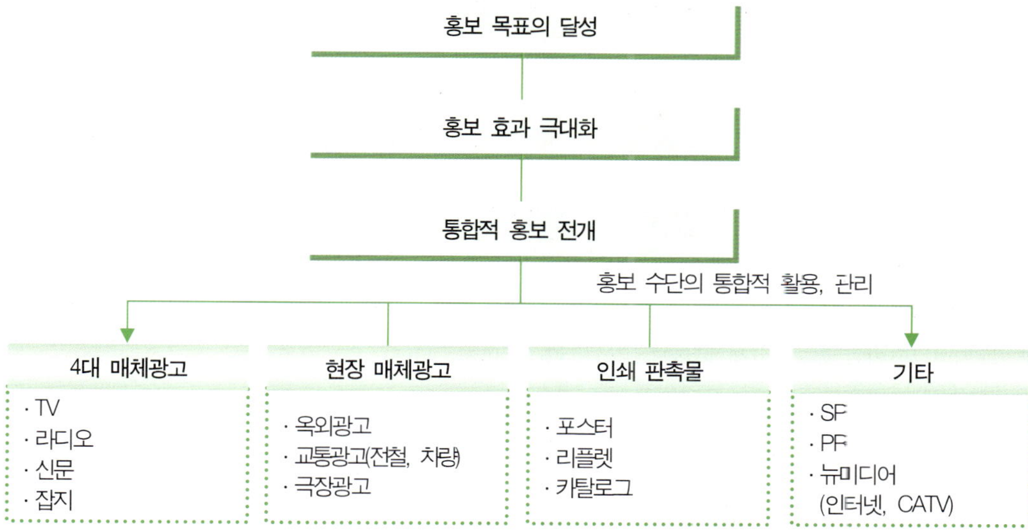
홍보 목표의 달성
홍보 효과 극대화
통합적 홍보 전개
홍보 수단의 통합적 활용, 관리
4대 매체광고
· TV
· 라디오
· 신문
· 잡지
현장 매체광고
· 옥외광고
· 교통광고(전철, 차량)
· 극장광고
인쇄 판촉물
· 포스터
· 리플렛
· 카탈로그
기타
· SP
· PR
· 뉴미디어
(인터넷, CATV)

그림 4-8. 통합적인 홍보의 전개

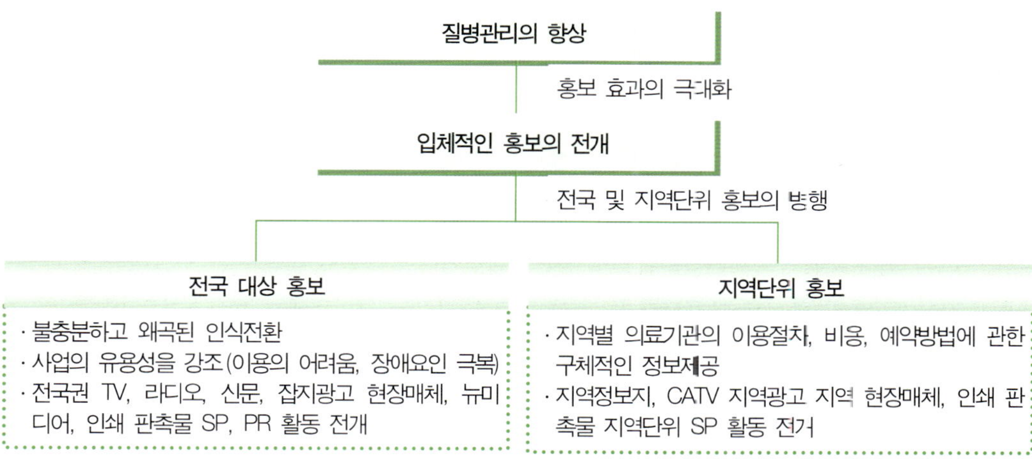

그림 4-9. 입체적인 홍보의 전개

보건사업 홍보의 접근전략으로 단기, 중기 및 장기적인 차원에서의 홍보 전개가 필요하다. 즉, 1단계는 사업의 활성화에 기본적으로 초점을 맞추고, 2단계는 사업의 유용성을 재인식하며, 3단계에는 진행하고 있는 보건사업에 지속적인 인식 등의 설정이 중요하다. 이러한 전략에 따른 전략적 목표를 요약하면 사업의 궁극적인 목표설정, 단계별 목표로는 유용성 재인식 단계 목표로 인지도의 증진, 인식도 전환 등이며, 지속성 인식 단계 목표로는 인지도 증가와 서비스 인지도 및 이용도를 높이는 것이다.

(2) 통합적 홍보의 전개

홍보의 효과를 극대화하기 위해서는 우선 활용가능한 모든 수단을 총동원해서 통합적으로 관리해나가는 통합적인 홍보의 전개가 필요하다. 이러한 홍보의 수단에는 텔레비전, 라디오, 신문, 잡지 등 4대 매체광고와 옥외광고, 전철, 차량, 극장광고 등 현장매체, 인터넷 등 뉴미디어와 리플렛, 포스터, 카탈로그 등 인쇄 판촉물이 포함된다. 또한, 이벤트 등 각종 SP(Sales Promotion) 활동과 언론매체를 통한 PR(Public Relations) 활동도 포함된다. 이러한 다양한 캠페인 수단을 통합적으로 관리하여 수행해나갈 때 캠페인 효과를 극대화시킬 수 있는 것이다.

(3) 입체적 홍보의 전개

활용 가능한 홍보 수단의 통합적인 활용, 관리와 함께 홍보의 범위를 전국 대상과 지역단위로 구분하여 동시에 병행해 나가는 입체적인 홍보의 전개가 필요하다.

4) 홍보의 일관성 유지

다음으로 고려해야 할 홍보 기본 전략은 홍보의 일관성이 지속적으로 유지되어야 한다는 점이다. 장기간에 걸친 홍보를 전개하다보면 그때그때의 상황에 따라 홍보의 일관성이 무시되고 단발적인 광고의 연속으로 홍보가 변질되는 경우가 있다. 이러한 일관성이 결여된 단발적인 광고들은 다음과 같은 두 가지 문제를 야기시킨다. 우선 광고를 접하는 국민들에게 혼란스러운 메시지와 이미지를 불필요하게 제공함으로써 국민들이 홍보의 진정한 목적이 무엇인지를 잘 인식하지 못하게 만들 우려가 있다. 다음으로 장기 홍보의 가장 큰 장점이라 할 수 있는 시간이 지남에 따른 홍보효과의 누적 가능성을 현저하게 약화시킨다는 점이다.

이상의 이유들로 인해 장기 홍보의 경우 홍보의 일관성을 유지하는 문제가 매우 중요하게 대두되는데 홍보의 일관성을 유지하기 위해서는 장기적인 관점에서 수립된 홍보 전략과 홍보의 콘셉트, 크리에이티브 전략 등이 필요하며 일단 확정된 전략에 대해서는 홍보를 전개해 나가는 과정에서 중대한 문제가 발생하지 않는 한 변경하지 말고 지속적으로 실행하며 단계별로 효과를 측정하여 피드백 시키는 노력이 필요하다.

5) 홍보 콘셉트의 개발

홍보 콘셉트란 제품 콘셉트에 따라 제품을 캠페인화할 때 특정 제품이 갖는 소비자 편익을 소비자 입장에서 표현하는 것이다. 다시 말해서 제품이 주는 소비자 편익을 소비자에게 무엇이라고 쉽게 알릴 것인가 하는 것이다. 앞서 예를 든 이동전화기의 경우 '언제 어디서나 통한다' 라는 캠페인 콘셉트로 캠페인을 전개하고 있다.

홍보를 위해서는 보건프로그램에 대한 일반인의 인식과 홍보 콘셉트를 추출하는 과정을 거쳐야 한다. 콘셉트의 추출과정은 우선 사업 또는 프로그램이라는 사회적 제품이 갖는 제품 콘셉트를 생각해보고 이에 따른 홍보(광고) 콘셉트를 도출한다.

과학적/이성적 접근		예술적/감성적 접근
사회적 제품 콘셉트	광고(홍보) 콘셉트	크리에이티브 콘셉트
· 무엇을 알릴까?(What to say) · 제품 중심분석 · 생산자가 공감하는 죽어있는 사실 · 마케팅 담당자	· 어떤 방향으로 알릴까? · 소비자 중심분석 · 제품 콘셉트와 크리에이티브 콘셉트의 다리 · 광고기획 담당자	· 어떻게 알릴까?(How to say it) · 창조적 아이디어 중심 · 소비자가 공감하는 살아 숨 쉬는 사실 · 크리에이티브 담당자

그림 4-10. 홍보 콘셉트의 구분

3. 사회마케팅

1) 서론

사회마케팅(social marketing)은 사회적 측면에서 이익이 되는 행동의 변화를 유발하는 프로그램을 계획하고, 실행하기 위해서 마케팅을 이용하는 것으로 공중보건 분야에서 자주 이용되었다. 최근 몇 년 동안 미국의 질병예방통제센터(CDC), 미국 농림부(The U.S. Department of agriculture, USDA), 미국 보건복지부(The U.S. Department of health Human service, USDHHS), 그리고 그 밖의 미국 정부기관, 비영리 기관들은 사회마케팅을 이용하여 과일과 야채의 섭취 증가, 모유수유 권장, 지방섭취의 제한, 운동량의 증가, 그 밖의 건강예방행위에 영향을 미쳐왔다. 국제적으로 사회마케팅은 음용하기에 적당한 식수의 향상, 스리랑카에서 나병의 박멸, 결핵의 약물 순응 증가, 예방접종과 광범위한 요오드화에 대한 법률을 제정하기 위해 이용되었다.

사회마케팅의 인기와 영향에도 불구하고 많은 공중보건 전문가들은 사회마케팅에 대해 완전히 이해하지 못하고 있다. 힐(Hill, 2001)은 1982년과 1996년 사이의 건강 향상에 관한 문헌고찰을 통해 마케팅에 대한 프로모터들의 견해는 마케팅법칙을 어떻게 정의하는가에 따라 상당히 다르다고 결론을 내렸다. 특히 힐(Hill, 2001)은 많은 건강 프로모터들이 사회마케팅을 주로 장려용으로 더 좁게는 보도행위로 이해하고 있음을 발견하였다(Grier와 Bryant, 2005).

(1) 사회마케팅의 정의

사회마케팅은 보통 자발적인 행동변화를 유발하는데 상업적 마케팅과 기술을 적용하는 프로그램계획과정으로 정의된다. 사회마케팅은 종종 목표청중(target audience)으로 불리는 개인들의 그룹에 의한 개개의 행동들의 수용, 거절, 포기, 혹은 유지를 용이하게 한다.

사회마케팅의 목표청중는 통상적으로 소비자로 구성 되지만, 좀더 넓은 건강의 사회적, 환경적 결정을 내리는 정책을 결정자들에게 영향을 미치기도 한다. 사회마케팅에 대한 하스팅과 세런(Hasting & Saren, 2003)의 정의는 상업적 마케팅 정책과 활동의 사회적 결과의 분석도 포함하고 있다.

사회마케팅을 정의하는 특징은 마케팅의 개념 구조로부터 시작되고 교환이론(exchange theory), 시장세분화(audience segmentation), 경쟁(competition), 마케팅 믹스(the marketing mix), 소비자 중심성(consumer orientation), 지속적 모니터링(continuous monitoring)을 포함하고 있다.

사회마케팅은 다른 관련된 공중보건기획(public health planning) 과정과 많은 특성을 공유한다 할지라고 마케팅의 개념구종에서 요소들의 전략적 통합을 중요하게 여긴다는 점이 구별된다.

가. 교환의 개념

마케팅 분야는 인센티브를 제공하거나 강화함으로써 자발적으로 행동을 변화시키거나 자발적인 변화를 유도하는 환경을 만드는 결과를 시도하는 것이다.

교환이론(Exchange theory)은 최소비용에 최대 이익을 주는 행동을 함으로써 최적의 방법을 찾을 때 초기에 관심을 갖고 행동하는 소비자들을 조사한다. 소비자들이 현금 지출에 대해 제품과 서비스를 받는 상업적 교환과는 반대로 공중보건 상황에서는 건강을 위해 하는 행동은 즉각적이고 명백한 보상은 드물다. 그럼에도 불구하고 교환이론은 사회마케팅에게 다음을 해야 한다고 상기시킨다.

① 소비자가 실제로 평가하는 이익을 주어야 한다.

② 행동변화와 연관된 시간과 정신적인 불편함과 같은 실체가 없는 비용을 지불해야 한다는 것을 깨달아야 한다.

③ 중재자를 포함한 교환에 관련된 모든 사람들이 노력에 대한 답례로 실제 이익을 받아야 한다는 것을 인정해야 한다.

나. 세장세분화

마케팅은 인구집단을 필요, 욕구, 생활양식, 행위 그리고 공중보건중재에 비슷하게 반응하도록 하게 하는 가치를 공유하는 사람들의 하부집단으로 나눈다. 사회마케팅자(Social marketer)는 현재의 행위, 미래의 목적, 변화에 대한 준비, 상품충성도(product loyalty), 사이코그래프(psycho-graphics)를 기초로 인구집단을 각각의 시장세분화(segment)로 나눈다.

체계적 기획과정(Systematic planning processes)과 비교해서 사회마케팅은 세분화연구(segmentation research), 프로그램 개발에서 가장 큰 우선권을 갖는 목표 대상으로 더 많은 분화를 구분하는 것, 그리고 차별화된 마케팅 전략의 개발에 더 큰 주의력과 자원을 기울인다. 시장세분화와 목표마케팅(target marketing)은 각각의 분화의 필요와 적절한 자원의 배분을 이끌어내는 전략을 맞춤으로써 프로그램의 효과성, 효율성을 증가한다.

다. 경쟁

상업적 마케팅에서 경쟁은 제품을 홍보함으로써 유사한 욕구와 필요를 만족시키려는 제품과 기업에 적용된다. 사회마케팅에서 경쟁은 공중보건의 권장사항 및 서비스와 경쟁하는 행위 선택에 적용된다.

경쟁의 평가는 어떤 행위가 홍보하는데 가장 좋은지 어떤 분화의 목표로 정하는 것이 가장 좋은지를 결정하는데 유용하다. 어디서 어떻게 그리고 누구와 경쟁하는지를 고려하는 것도 중요하다. 분석을 할 수 있고 경쟁이 많다면 경쟁을 하지 않기로 결정할 수도 있다. 그리고 경쟁보다 더 좋은 가치를 제공 할 수 있는 특정 인구집단 세분화(population segment)를 위해 경쟁을 할 수도 있다.

라. 마케팅 믹스

상업적 섹터로부터 채택된 또 다른 핵심 개념은 4Ps(product; 상품, price; 가격, place; 장소 또는 판매유통 경로, promotion; 판매촉진)로 알려진 마케팅 믹스이다. 이러한 사회마케팅의 핵심 요소들은 통합된 마케팅 전략의 계획과 수행에 중요하다.

상품(Product)은 기대 행위나 서비스 이용과 연관된 편익을 의미한다. Kotler 등은 행위를 했을 때 얻게 될 핵심 상품(core product)과 기대 행위인 실제 상품(actual product)을 구분하고 있다. `그들은 행위의 변화를 쉽게 하는데 이용되는 어떤 명확한 목적과 서비스를 적용하기 위해 논의된 상품의 개념을 이용한다. 성공적으로 수행하기 위해 사회마케팅자는 수요자가 중요하게 생각하는 상품과 그들이 가치 있게 생각하는 편익을 제공하는 문제에 대한 해결책을 제공해야 한다. 마케팅의 목표는 어떤 편익이 목표대상 청중에 가장 크게 호소하는지를 발견하고 이러한 편익을 제공하는 상품을 설계하는 것이다. 어떤 경우에 공중보건 전문가는 소비자가 가장 중요하게 여기는 편익을 제공하기 위해 자신들의 권장사항을 변경하거나 프로그램을 수정해야 한다.

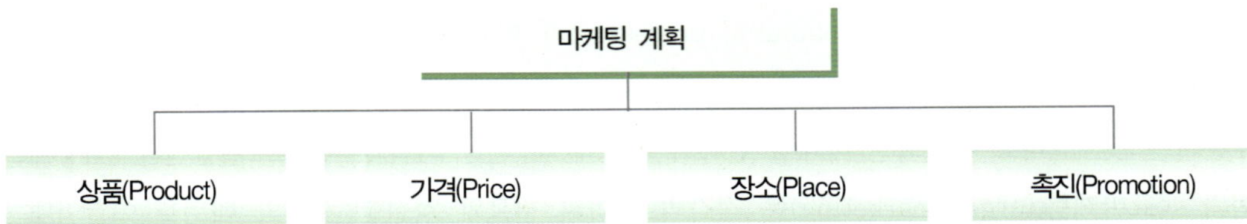

그림 4-11. 마케팅 믹스

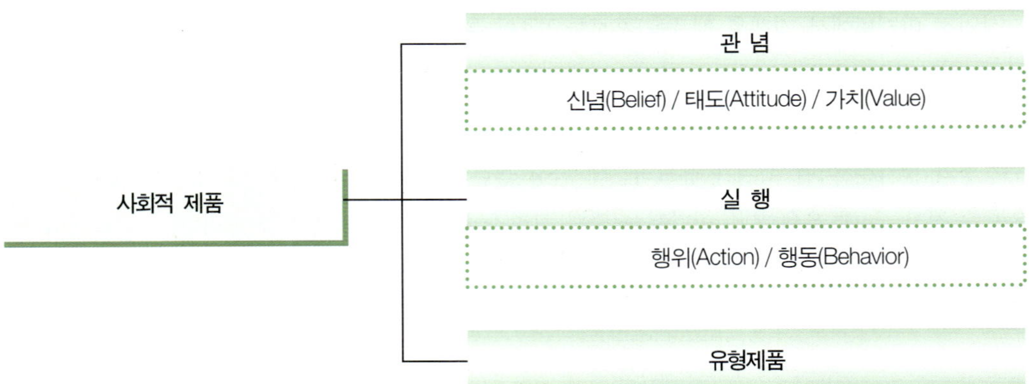

그림 4-12. 사회적 제품

가격(Price)은 약속된 편익을 위해 지불한 비용이나 희생을 지칭한다. 이 비용은 소비자의 관점에서 고려된다. 가격은 보통은 감소한 만족감, 당황, 시간의 손실, 특히 몸에 밴 습관을 교정할 때 수반되는 정신적인 혼란과 같은 모호한 비용을 포함하고 있다. 소비자가 가치가 부가된 편익을 얻기 위하여 더 지불하는 것을 선호하는지 아닌지, 거저 받거나 낮게 책정된 상품을 더 비싼 상품보다 싫어하는 것은 아닌지 아는 것도 중요하다. 예를 들어 국제 인구집단 서비스(Population Service International)에 의해 행해진 소비자 조사는 10대들이 공중보건기관에서 나눠 준 콘돔을 신뢰하지 않는다는 것을 보여준다. 적더라고 알맞은 가격(25센트)은 콘돔이 믿을만하다고 안심시키는데 충분했다.

장소(Place)는 상품의 분포와 판매, 서비스가 만나는 장소를 말한다. 사회마케팅(Social marketing)에서 장소는 행위의 출구로 여겨진다. 목표시장(Target market)이 기대행위를 수행할 장소와 시간은 관련된 명확한 대상을 요구하고 어떤 연관된 서비스를 받는다.

판매촉진(Promotion)은 가장 분명한 마케팅의 구성 요성이다. 판매촉진 전략은 변화에 영향을 주는 여러 개의 요소들을 포함하고 있는 주의 깊게 설계된 행위 집합을 포함한다. 각 목표청중을 위한 특정 커뮤니케이션 목표; 효과적인 메시지와 주위 환기를 위한 지침; 적절한 커뮤니케이션 통로 등이다.

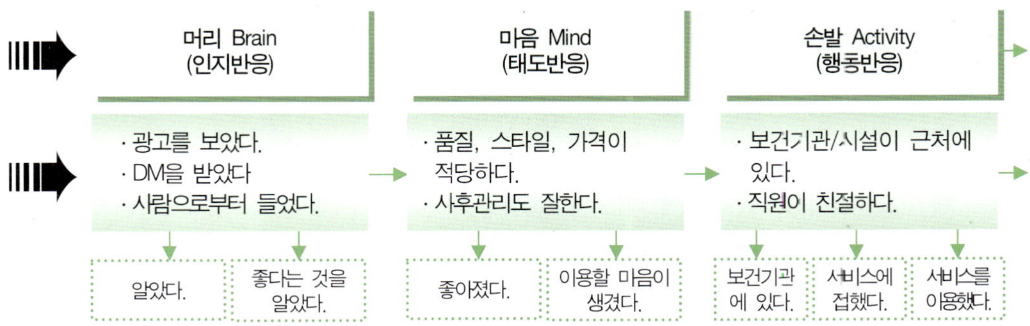

그림 4-13. 보건사업에서 판매촉진

공중보건에서 정책변화, 전문가 교육, 지역사회기반 활동(community based activities) 등은 기대하고 있는 변화를 유도하기 위하여 커뮤니케이션 활동과 결합한다. 통합된 마케팅믹스(marketing mix)는 필수적이다. 통합함으로써 4P의 각 요소가 명확하게 정의된 목표를 지지하기 위해 조직적으로 계획되고 모든 마케팅 활동이 모순이 없고 서로 보강하게 된다. 주요 마케팅자(Emphasis marketer)는 교환과정과 경쟁의 이해를 바탕으로 하지만 사회마케팅은 4Ps에 기초한 통합 마케팅 전략이 가장 구별되는 특징이다.

마. 소비자중심 및 조사연구의 중요성

마케팅의 개념적인 구조는 행위를 변화시킬 것을 희망하는 현명한 소비자들에게 확고한 실행을 요구한다. 그 전제는 모든 프로그램 계획 결정은 소비자의 욕구와 필요에 대한 고려로부터 시작되어야 한다는 것이다. 소비자 중심의 기본은 소비자 조사연구(consumer research)이다.

형성적 연구는 목표청중의 필요, 기대, 가치, 일상에 대한 깊은 이해를 얻기 위해 이용된다. 이것은 또한 특정 인구의 하위 집단과 사람들이 행위 결정을 하는 사회문화적 환경에 대한 정보를 제공한다. 이러한 정보는 대상이 되는 청중 세분화, 제공해야 하는 편익, 절감되는 비용에 대한 마케팅 결정을 전략적으로 내리는데 이용된다.

소비자 조사연구는 고가의 복잡한 방법일 필요는 없지만 반드시 이루어져야 한다.

바. 지속적인 모니터링 및 수정보완

프로그램 중재가 실행이 되면 각 중재는 유효성을 평가하여 지속될 가치가 있는지 결정하고 중간 수정이 필요한지를 확인한다.

(2) 다른 행태관리기법과 마케팅의 비교

사회마케팅은 또한 행위 변화를 유발하는 다른 접근 방법과 비교함으로써 이해할 수 있다. Rothschild는 마케팅의 개념구조를 교육과 법률에 대비 하였다. 그의 견해에 따르면 교육은 사람들에게 행위를 변화시킴으로써 얻게 되는 이익을 자각하게 해서 자발적으로 건강행위를 받아들이도록 정보를 제공하고 설득한다. 교육은 사회의 목표와 목표대상 청중의 목표가 일치될 때 가장 효과적이다. 그러할 때 행위변화의 이익은 매력적이며 즉각적이고 분명하다. 그리고 비용도 저렴하다.

법률 또는 정책 개발은 행위를 관리하기 위해 강제적 혹은 위협적인 처벌을 이용한다. 법률제정은 사회는 건강하지 못하거나 위험한 행위나 관련된 비용을 지불할 의지가 있으나 시민은 자신의 관심을 즉각적으로 변화시킬 의지가 없는 경우에 가장 유용한 방법이다. 이와 반대로 마케팅은 자발적인 행위변화를 유도하는 차선의 선택들을 제공함으로써 행위에 영향을 미친다. 마케팅의 사회적 목표는 직접적이고 즉각적으로 시민들의 관심과 일치하지는 않지만 좀 더 이익이 되는 결과에 의해 변화될 수 있을 때 가장 유용하다.

교육처럼 정책은 때때로 사회마케팅 중재의 요소가 된다. 그러나 마케팅은 제공된 이익의 강점을 강화시키고 그 비용을 최소화함으로써 행위 변화에 있어 좀 더 효과적인 환경을 만들어 낼 수 있다.

(3) 사회마케팅 과정의 단계

사회마케팅의 과정은 지속적이고 반복적인데 그것은 여섯 가지의 주된 단계 혹은 작업으로 구성되어 있다 : 초기계획, 형성적 연구, 프로그램의 개발과 물질적/비물질적 중재의 시험적 시행, 실행, 감시와 평가가 그것이다.

초기계획단계는 예비적으로 행동목표를 분명히 하고 목표시장을 결정하고 가능성 있는 행동 결정인자와 전략을 알아내기 위해 관련된 정보를 수집하는 것이 포함되어 있다.

형성적 연구는 초기계획단계에서 확인된 요인들을 세분화된 목표대상 청중에게 적용해보고 그 요인들이 행위 변화를 야기시키기 위하여 필요한 것인지 결정하는 단계이다. 전략개발은 프로젝트의 개발 실행 과정을 관리하는 구체적이고 측정 가능한 목표와 단계별 업무 계획으로 구성된 실현 가능한 마케팅 계획을 준비하는 것을 의미한다. 그것에는 프로그램의 개괄적인 목표, 목표대상 청중에 대한 기술, 마케팅을 할 구체적인 행위, 목표행위와 관련된 중요한 요인을 다루기 위한 전략을 포함한다.

실제적인 프로그램의 수정이 필요한지 프로그램의 유효성 등을 알아보기 위하여 프로그램의 실행과정 내내 계속된다.

2) 도전과 과제

(1) 확산의 장애

사회마케팅은 종종 상품, 가격, 장소, 촉진의 마케팅 믹스를 통합하는 포괄적인 중재를 개발한다기보다는 커뮤니케이션 캠페인을 계획하는 방법으로서 인시되어진다.

부분적으로 마케팅믹스의 비촉진적인 요소들에 주의를 기울이지 못하는 것은 사회마케팅상황에 이러한 개념들을 적용함에 있어 혼란을 일으키게 한다. 또한 사회마케팅자가 건강행위에 관련된 비용을 절감하고 접근 가능한 행동 수단을 만들어내면서 공중보건 상품을 수정하는 것을 어렵게 하기도 한다. 또한 판매촉진적 행위에 기울인 불균형적인 관심으로 인해 사회마케팅은 목적을 달성하기 위하여 우선적으로 광고에 의존한다는 오해를 만들었다. 이러한 문제들을 극복하고 사회마케팅의 완전한 가능성을 알기 위하여 실행자들은 광고 메시지의 힘보다는 마케팅 믹스의 모든 요소들을 통합하여 그 효과를 극대화하여야 한다.

사회마케팅이 지적당하는 부분은 문제의 원인이 되는 환경적 사회적 원인보다는 개인의 행위에 초점을 맞춤으로서 희생자를 비난한다는 것이다.

오랫동안 지속되어온 또 다른 비난은 개발도상국가의 어떤 공중보건 전문가들은 군사적인 은유과 상업주의에 기초한 언어를 이용한 식민주의적 접근으로 사회마케팅을 보는 견해이다. 사회마케팅의 확산의 저해는 또한 공중 보건전문가들이 소비자 조사에 시간과 자원을 투자하는데 망설이는데 있다.

(2) 조사연구와 평가

공중보건 분야에서 사회마케팅의 적용은 신뢰할만한 혼합방법, 독창적인 청중 세분화, 향상된 평가방법 같은 향상된 연구 방법들로부터 도움은 받을 수 있다. McDermott는 평가를 할 때 다음의 일련의 질문을 해야 함을 상기시킨다.

① 왜 평가를 하는가?

② 누구를 평가할 것인가?

③ 무엇을 평가할 것인가?

④ 누가 평가를 할 것인가?

이러한 질문을 제고함으로써 사회마케팅 중재의 평가를 방해하는 다음의 문제점들을 피할 수 있다.

① 변화가 있기 전 너무 일찍 결과를 측정

② 노출을 측정하는데 실패하고 제한된 중재량으로부터 너무 많은 것을 기대함

③ 잘못된 결과를 측정

④ 결과를 측정할 때 잘못된 분석단위를 이용

(3) 이론적 기초

피어티와 피어티(Peattie & peattie, 2003)는 주요 마케팅 법칙과 실행을 그대로 사회적 환경에 적응하는 것은 실제적인 문제를 발생시키고 사회마케팅의 이론적인 기초에 혼란이 일어날 수 있다고 경고하였다. 또한 그들은 4P의 명칭을 바꾸고 상품(product)을 사회사업(social proposition), 가격(price)을 비용(cost), 장소(place)를 접근성(accessibility), 판매촉진(promotion)을 커뮤니케이션(communication)으로 개념화할 것을 제안하고 있다. 최근에 사회마케팅자 사이에서 벌어지고 있는 논쟁은 관계마케팅(relationship marketing), 브랜드(branding), 경쟁(competition)의 분석이 공중보건 상품(public health product)에 유용한 정도에 관심을 가지고 있다.

(4) 윤리적 문제

사회상품, 서비스, 생각의 마케팅은 윤리적인 딜레마에 빠지기 쉽다. 대부분의 상업적 마케팅과는 달리 사회마케팅은 대부분의 사람들이 갖고 있는 믿음과 도덕적 판단을 포함하고 있다. 윤리에 관한 최근의 연구는 사회마케팅 목적(개인이나 사회의 복지 대 개인의 만족)에 관한 도덕적 정당성, 과정, 결과에 관한 독특한 이슈들을 강조하고 있다.

많은 사회마케팅에 관한 윤리적 비판은 마케터와 소비자사이의 활동분야의 불공평성을 야기하는 힘의 차이를 강조하고 있다.

건강행위를 변화시키기 위한 노력은 다양한 전후 관계의 요인에 영향을 미칠 수 있다. 그러므로 목표대상 청중과 그 밖에 다른 사람들에게 미칠 수 있는 의도하지 않은 사회마케팅의 영향을 예측하는 것도 중요하다.

(5) 공중보건에서의 사회마케팅의 미래 비전

사회마케팅이 공중보건전문가들에게 더욱 널리 받아들여지고 주의 깊게 적용되기 위해 몇 가지 발전이 필요하다. 프로그램 집행자, 보건교육사 그밖에 프로그램 계획자들은 마케팅 사고를 가지고 공중보건기관을 운영할 수 있도록 사회마케팅에 관한 교육을 받을 필요성이 있다.

예산 조달기관은 프로젝트 관리자와 집행자가 사회마케팅의 효과를 최대화하는 방향으로 프로그램의 자금을 구조화하도록 교육을 제공할 필요가 있다.

사회마케팅 프로젝트의 평가는 사회마케팅 프로그램이 비용 효과적인지 결정하고 어떤 사회마케팅 하에서 선호하는 프로그램 접근방법을 확인하는 것이 중요하다.

공중보건 집행자들은 이제 사회변화를 위한 지역사회 기반 접근의 가치에 대하여 인식하고 있다. 이상적으로 사회마케팅 집행자들은 소비자를 공동의 주제를 정하고 자신들이 반대하는 문제들을 개선시키는 노력에 직접적으로 참여하는 계획과정에 파트너로 합류시키는 방법을 개발할 것이다.

명백하고 최종적인 이상적인 목표는 공중보건이 기관의 문화에 중심 가치로서 사회마케팅의 소비자 오리엔테이션을 채택하는 것이다.

참고문헌

1. 강명군. 학습목표에 맞춘 보건의료관리. 보문각, 2007.
2. 김명희 외 5인. 예방의학 전략. 한울아카데미, 2010.
3. 김상균 외 4인. 사회복지개론. 나남출판, 2001.
4. 김신실. 장애인 종합복지관에서의 사례관리 적용에 관한 연구, 시울대학교 석사학위논문, 1997.
5. 김영모 외. 한국사회복지론. 경문사, 1982.
6. 김종일. 지역사회복지론. 청목출판사, 2006.
7. 대한예방의학회. 예방의학과 공중보건. 계축문화사, 2010.
8. 보건복지가족부. 2008 맞춤형 방문건강관리사업 전문인력 교육, 2008.
9. 안양회 외 13인. 지역사회간호학Ⅰ. 정담미디어, 2009.
10. 안양희 외 13인. 지역사회간호학Ⅱ. 정담미디어, 2009.
11. 예방의학 편찬위원회. 예방의학. 계축문화사, 2004.
12. 유승흠외 9인. 보건행정학 강의. 수문사, 1980.
13. 이성세. 지방재정지출과 공공서비스. 단국대학교 정책과학연구 15(2), 1984.
14. 이주열. 보건프로그램 개발 및 평가. 계측문화사, 2009.
15. 장인협. 지방자치시대와사회복지사의 위상. 제7회 전국사회복지대회 자료집, 한국사회복지협의회, 1994.
16. 장인협. 사회복지학개론. 서울대출판부, 1998.
17. 지역보건연구회. 지역보건사업의 실제, 계축문화사, 2011.
18. 지은구. 지역복지론. 청목출판사, 2003.
19. 최일섭, 류진석. 지역사회복지론. 서울대출판부, 1996.
20. 표갑수. 지역사회복지론. 나남출판, 2003.
21. Apha. Public Health Rep. 1962, March; 77(3). 1961.
22. Arnstein, J. Twenty Years at Hull House, N. Y.: The Macmillan, Co., 1910.
23. Atherton, C. The Social Assignment of Social work Social Service Review,43, 1969.
24. Brownlea. Policy Impacts of Community Participation:Health Service In Rural Mexico. Human Organization 50(3), 1987.
25. Buttle, Francis. SERVQUAL: review, critique, research agenda. European Journal of Marketing. 30, 1996.
26. Cunningham, J. V. Citizen Participation in Public Affairs, Public Administration Reviews, 32, 1972.
27. Donabedian, A. Explorations in Quality Assessment and Monitoring Ⅰ. The definition of quality and approach to its Assessment. Ann Arbor, Health Administration Press, 1980.
28. Dunham, A. The New Community Organization. New York: Thoms Y. Crowell Co., 1970.
29. Dunham, A. The New Community Organization. N.Y.: Thomas Y. Crowell Co., 1972.

30. Edgar, S. Cahn & Barry A. Passett. Citizen Participation: Effecting Community Change. New York: Praeger, 1971.

31. Fisher, D. Problems for social work in a strike situation : professional, ethical and value considerations, Social Work, 33, 1987.

32. Friedlander W. & Apte R. Introduction to social welfare, New Jersey: Euglewood Cliffs, Prentice-Hall, 159. 1968.

33. Gary King, Robert Owen Keohane, Sidner Verba. Designing social inquiry: scientific inference in qualitative research. 1967.

34. Ghobadian, Abby, Speller Simon, & Jones, Matthew. Service Quality: concepts and models. internal Journal of Quality & Reliability Management. 11(9), 1994.

35. Glanz K, Rimer BK, Viswanath K. Health Behavior and Health Education, Theory, Research, and Practice. 4th Edition, Jossey-Bass, 2008.

36. Glueck, W. F. Business Policy and Strategic Management, 3rd ed. New York: McGraw-Hill, 1980.

37. Grier S, Bryant CA. SOCIAL MARKETING IN PUBLIC HEALTH. Annu. Rev. Public Health 26, 2005.

38. Grosser. Community Development Program Serving the Urban Poor, in R. Kramer & H. Specht(eds), Readings in Community Organization practice, New Jersey: Prentice-Hall Inc, 1969.

39. Grosser, Charles F. Community Development Program Serving the Urban Poor, Social Work, Vol.10-3, N.Y.: NASW, 1965.

40. Harper, Ernest B. & Dunham, Arthur. Community Organization in Action: Basic Literature and Critical Comments, N.Y.:Association Press, 54, 1954.

41. Hastings G, Saren M. The critical contribution of social marketing : theory and application. Mark. Theory 3, 2003.

42. Hill R. The marketing concept and health promotion : a survey and analysis of "recent health promotion" literature. Soc. Mark. Q. 2, 2001.

43. Jay. B. Barney. On becoming a strategic partner: The role of human resources in gaining competitive advantage. Human Resource Management, Vol.37(1) 1998.

44. Johnston, R., Silvestro, R. The determinants of service quality-a customer-based approach. 1990.

45. Kurtz, Russel N. The Range of community Organization, Proceedings .National Conference of Social Work, Grand Rapids, New York: Columbia University Press, 1940.

46. Kweit, M. G. & Kweit, R. W. Citizen Participation in A Bureaucratic Society: A Contingency Approach. 1981.

47. Latini, EE, Foote, W. Obtaining consistent quality patient care for the trauma patient by using a critical pathway. Crit Care Nurs, 15(3), 1992.

48. Lippit, Ronald, Jeanne Watson & Bruce Westley. The Daynamic of Planned Change, N. Y.: Harcourt Brace, 1958.
49. Mcmillen, W. Community Organization for Social Welfare. University of Chicago Press, 32, 1965.
50. Meyer, B. A. A Guide to Medical Care Administration. APHA, VOl.1, 1969.
51. Moore, S. A Social Work Practice Model of Case Management : The Case Management Grid. Vol.35(5), 1990.
52. Moore, S. Case Management and the Integration of Services : How Service Delivery Systems Shape Case Management. Vol.37(5), 1992.
53. Morris Robert & Binstock Robert. Feasible Planning for Social Change, New York: Columbia University Press, 1966.
54. Moxley DP. Practice of Case Management. Publisher : Sage Publications, 1989.
55. Murphy, Compbell G. Community Organization Practice, Boston: Houghton Mifflin Company, 1954.
56. National for Community Economic Development. Community Planning and Development, 1991.
57. Nelson SE, Brownson RC, Remington PL, Parvanta C. Communicating Public Health Information Effectively, A Guide for Practitioners. 2002.
58. Newstetter, W. I. The Social Intergroup Work Process, Proceedings of the National Conference of Social work, 1947.
59. Peattie S, Peattie K. Ready to fly solo? Reducing social marketing's dependence on commercial marketing theory. Mark. Theory 3, 2003.
60. Perlman Robert & Gurin, Arnold. Community Organization and Social Planning, New York: John Wiley & Sons, 1972.
61. Quinn, J. Successful Case Management in Long Term Care. Springer Publishing Company. 1996.
62. Ross. Community Organization: Theory principle and Pracice (2nd ed.) N.Y.: Harrer & Row. sanders(1969), 1967.
63. Ross, M. G. Community Organization :Therpy and Practice, Free Press, 39, 1955.
64. Rothman, "Empirically Based Model of Case Management", Social Work, 36(6), 1991.
65. Sandersm, I. T. The Concept of community Organization at Development (2nd ed.), N. Y.: Macmillan. 1970.
66. Skidmore, Thackeray & Farley. Social work, Prentice Hall. 1991.
67. Snyder LB. How effective are mediated campaigns? In Rice R, Atkin C eds : Public Information Campaigns. 3rd ed. Thousand Oaks, CA : Sage, 2002.
68. The Proceedings of the Decision Science Institute Conference. SanDiego, CA, November.
69. Tred, O. The Art of Leadership, N.Y.: Association Press, 20, 1935.
70. University of Toronto. Overview of Health Communication Campaigns, Version 3.0, 1999.
71. Vour, H. V. Quality Assurance of Health Service, Regional Office for Europe, WHO, Copenhagen. WHO(1987). World Health Report. Geneva: WHO, 1982.

PART V

보건정책과 보건기획

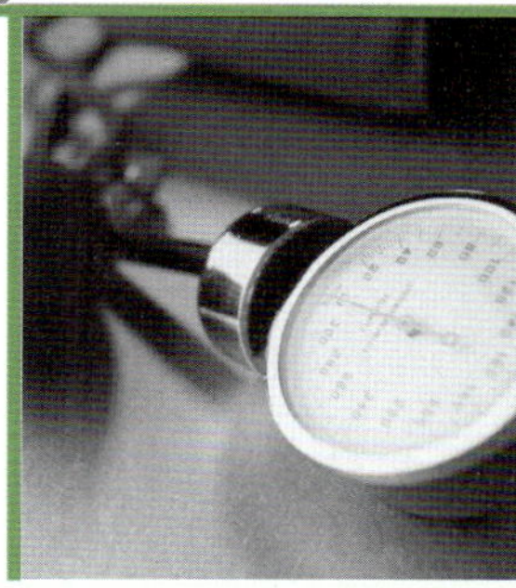

보·건·사·업·관·리

제 1 장 보건정책의 이해

• 학 습 단 원 •	1. 보건정책의 개념과 특성	2. 보건정책 과정
	3. 보건정책결정 모형	4. 보건정책의 실행
	5. 보건정책의 평가	6. 보건정책의 종결

1. 보건정책의 개념과 특성

정책이란 "바람직한 사회상태를 이룩하려는 정책목표와 이를 달성하기 위해 필요한 정책수단에 대하여 권위 있는 정부기관이 공식적으로 결정한 기본방침"을 말한다. 따라서 보건의료정책은 이와 같은 정책의 개념에 부합하는 보건의료분야의 기본방침이라 할 수 있다. 이를 보다 구체적으로 표현하면 보건의료정책이란 "건강이나 주된 역할이 이에 관련된 사람에 영향을 미치고자 하는 공공의 결정(public decisions that seek primarily to affect health or principal actors in their roles in the health arena)"으로 정의된다.

따라서 정책의 개념적 요소로 공공정책은 공공기관이 주체이기 때문에 정치 권력성을 띠며, 목표지향적 활동이기 때문에 미래성과 방향성을 가진다. 또한 정책은 목표와 함께 그 실현수단을 핵심으로 하며, 비용과 편익의 배분을 통해 국민들의 이해관계에 영향을 미치며, 의도적인 행위뿐만 아니라 의식적인 부작위, 즉 무의사결정도 포함하며, 일련의 선택이므로 일회의 선택을 의미하는 의사결정과는 구별된다.

정책은 몇가지 특성을 가지는데

첫째, 목적 지향성으로 정책은 개인 또는 단체가 의도하는 것을 실현시키기 위하여 선택한 행동의 지침이기 때문에 정책주체의 의지를 반영하고, 그 목적의지를 실현시키려는 성격을 지니고 있다.

둘째, 행동 지향성이다. 정책은 실천적 행동을 통하여 정책주체의 목적의지를 실현하려는 노력의 표현한다. 따라서 정책은 현실적으로 동원 가능하고 이용 할 수 있는 자원의 한계성내에서 능률적인 행동을 합리적으로 기획하고 실현하는 방안을 모색해야 한다. 보건정책에는 국민건강을 실현할 구체적인 수단과 방법이 내포되어 있어야 한다.

셋째, 변화 지향성과 변동 유발성이다. 정책은 불만스럽고 바람직하지 않은 현실 또는 문제시되는 상황을 수정하고 소망스러운 것을 실현시키려는 의지 표현으로 정책이 초래하는 변화는 양적인 것만이 아니라 질적인 것을 포함해야 한다.

넷째, 미래 지향성이다. 정책은 소망하는 미래상을 실현시키는 의지의 표현이다. 정책이 지향하는 행동이 일어나는 시점은 현재이지만 정책이 의도하는 변화가 일어나는 시점은 항상 미래이므로 정책은 미래를 설계하고 구축하는 미래지향성을 지닌다.

다섯째, 공익 지향성이다. 정책은 많은 사람들에게 이익과 손해를 주는 것이기 때문에 비록 정도의 차이는 있으나 모든 정책은 여러 사람의 이익을 실현시키려는 성향을 보인다. 정책을 국민들이 권위 있는 것으로 생각하고 규범성과 당위성, 정당성, 강제성, 구속성을 지니게 된 것은 정책이 가지고 있는 공익 지향성 때문이다.

여섯째, 정치 지향성과 정치 관련성이다. 정책은 정치적 관련성 안에서 형성, 집행, 평가되는데 즉, 정책은 항상 협상과 타협 또는 권력적 작용과 연관되어 있다. 특히 공공정책은 가치 또는 이익을 강제적으로 배분하는 성질 즉 가치배분의 강제성을 지니기 때문에 정치적으로 대단히 민감하며, 또한 공공정책은 모든 사람들에게 이익과 손해를 균등하게 배분하는 것이 아니라 항상 편파적으로 불균등하게 배분하는 성질 즉 부분이익의 선택성(policy selectivity)을 지니기 때문에 정치적으로 매우 복잡한 갈등을 일으킨다.

표 5-1. 의사결정과 정책결정의 차이

구 분	의사결정	정책결정
결정주체	개인 · 민간조직	집단 · 정부조직
추구경향	사익추구	공익추구
분 석	양적	질적
평 등 성	비평등성	평등성
장 단 점	계량화 · 통계화 용이	계량화 · 통계화 곤란

일반적으로 정책은 분배정책(distributive policy), 규제정책(regulatory policy), 재분배정책(redistributive policy), 추출정책(extractive policy), 상징정책(symbolic policy), 구성정책

(constitutional policy) 등으로 구분된다. 재분배 정책의 예로서 누진세 제도, 추출정책의 예로서 공중보건의 제도, 조세 등, 상징정책의 예로 대전엑스포, 월드컵 유치 등, 구성정책의 예로는 정부기관의 신설 및 변경 등을 들 수 있겠다.

규제정책은 보호적 규제정책(protective), 경쟁적 규제정책(competitive), 자율적 규제정책(self-regulated) 등으로 나뉜다. 보호적 규제정책의 예로는 건강보험 수가에 의한 의료비 규제, 경쟁적 규제정책의 예로 의료서비스의 질적 규제, 자율적 규제정책의 예로는 전문직 면허제도 등을 들 수 있다.

보건정책은 인구집단의 건강상태를 유지·증진시키는 것을 목표로 하는 정부나 기타 단체들의 활동 등으로 이에는 보건의료정책, 예방정책, 직제간 보건정책 등이 포함하는 것으로 개념화 할 수 있겠다. 보건정책과 관련하여 용어의 정의를 보건의료기본법에서 살펴보면 다음과 같다.

보건의료기본법 제3조(정의) 규정

第3條(定義) 이 法에서 사용하는 用語의 定義는 다음과 같다.

1. "保健醫療"라 함은 國民의 건강을 보호·增進하기 위하여 國家·地方自治團體·保健醫療機關 또는 保健醫療人 등이 행하는 모든 活動을 말한다.
2. "保健醫療서비스"라 함은 國民의 건강을 보호·增進하기 위하여 保健醫療人이 행하는 모든 活動을 말한다.
3. "保健醫療人"이라 함은 保健醫療 關係 法令이 정하는 바에 의하여 資格·免許 등을 취득하거나 保健醫療서비스에 종사하는 것이 허용된 者를 말한다.
4. "保健醫療機關"이라 함은 保健醫療人이 公衆 또는 특정 다수인을 위하여 保健醫療서비스를 행하는 保健機關·醫療機關·藥局 기타 大統領令이 정하는 機關을 말한다.
5. "公共保健醫療機關"이라 함은 國家·地方自治團體 기타 公共團體가 設立·운영하는 保健醫療機關을 말한다.
6. "保健醫療情報"라 함은 保健醫療와 관련한 知識 또는 符號·數字·文字·音聲·音響 및 映像 등으로 표현된 모든 종류의 資料를 말한다.

보건정책의 이념은 첫째, 모든 국민은 양질의 의료서비스를 적시에 경제적으로 편리하게 제공받을 수 있어야 하며, 둘째, 의료인 및 의료기관은 진료와 연구 등 의료관련 행위를 보장받을 수 있어야하며, 셋째, 국가는 보건의료자원의 효율적이고 효과적인 활용으로 생산성과 국가 경쟁력을 제고할 수 있어야 하는 것 등이다.

이러한 보건의료 정책의 특징으로 보건의료정책의 세 가지 부문 이른바 철의 삼각으로 불리는 의료접근도 제고, 의료의 질 향상, 의료비 절감 등이다. 주요정책 수단으로는 자원 투입과 재원 조성을 통한 지원, 그리고 통제 등을 통한 규제 등으로 시장경제원리 적용의 한계, 국가 경제력과 관련성, 정책 파급효과의 광범위함, 형평성이 강조됨, 욕구의 무한성, 구조적 다양성 등의 특징을 가진다.

보건정책의 분야 또는 기능으로 자원, 조직, 재정, 의료서비스, 기타 등으로 구분될 수 있으며, 그 내용으로 자원은 인력, 시설, 장비, 정보, 기술 등, 조직에는 관리체계, 공급체계 등, 재정은 재원조달 및 지불방법, 의료서비스는 보건정책의 산출, 양과 질 등, 기타사항으로 관련조직, 사회보장 정책 등이다. 또 다른 구분의 예로는 보건의료 진료정책, 예방정책, 건강관련 보건의료정책 등으로 나눌 수도 있다.

보건정책과 관련된 가치로 형평성(equity) 및 평등성(equality), 자유(freedom), 효율성(efficiency) 및 효과성(effectiveness), 합법성(legality), 민주성(democracy) 등이다. 보건의료정책의 기본이념은 보건의료를 통하여 모든 국민이 인간으로서의 존엄과 가치를 가지며 행복을 추구할 수 있도록 하고 국민 개개인이 건강한 삶을 영위할 수 있도록 제도와 여건을 조성하며, 보건의료의 형평과 효율의 조화를 기할 수 있도록 함으로써 국민의 삶의 질을 향상시키는 것(보건의료기본법 제2조)이다. 보건의료의 기본이념을 충족하기 위한 보건의료정책을 수립하고 결정할 때 흔히 세 가지의 선택의 문제에 직면하게 된다. 첫째 보건의료서비스에 투입되는 양과 서비스의 구성을 결정해야 한다. 둘째 보건의료 서비스 생산의 최적 방법을 선택해야만 한다. 셋째 보건의료 서비스 분배 방법을 선택해야 하는데 이러한 선택의 문제는 결국 경제적 능률성(economic efficiency)과 형평성(equity)의 문제로 귀결된다.

보건의료정책 수립 시 인구의 성장, 구성 및 동태, 경제개발의 수준 및 단계, 지배적인 가치관, 보건의료제도, 국민의 건강상태(전염성 질환과 영양상태, 만성퇴행성 질환, 사고, 환경오염, 스트레스, 정신질환, 노인건강 등), 사회구조와 생활패턴 등을 고려하여야 한다.

2. 보건정책 과정

정책은 단순히 최종 산출물만을 가리키기보다는 어떤 정책의 필요성이 제기된 시점에서 시작하여 정책이 현실적으로 종료되는 시점까지의 일련의 과정을 모두 포괄한다. 정책의 생성에서 소멸에 이르는 이러한 과정을 '정책과정'이라 한다. 보건의료정책도 이러한 정책과정을 가지고 있다.

정책과정은 학자들의 구분에 따라 매우 다양한데, 일반적인 과정으로 정책의제 형성단계, 정책결정단계, 정책집행단계, 정책 평가단계, 정책 종결단계 등이다.

표 5-2. 정책 과정의 구분

구분	Lasswell	Dror	Jones	Anderson
① 정책의제 설정 ② 정책결정 ③ 정책집행 ④ 정책평가	① 정보수집, 처리 ② 동원 ③ 처방 ④ 행동화 ⑤ 적용 ⑥ 종결 ⑦ 평가	① 기본 방침 결정 단계 ② 정책결정 단계 ③ 정책결정 이후 단계	① 정책의제 설정 단계 ② 정부내 행동 단계 ③ 정부가 문제를 해결하는 단계 ④ 사업을 재검토하여 필요한 조치를 취하는 단계	① 정책의제 설정 단계 ② 정책대안 작성 단계 ③ 정책대안 채택 단계 ④ 정책의 집행 단계 ⑤ 정책의 평가 단계

■ 출처 : 문대우, 2002

① 정책의제 형성단계 : 환경으로부터 발생한 사회문제가 공적으로 인식되고, 하나의 정책의제로 떠오르는 과정을 말한다.

② 정책결정단계 : 의제로 설정된 문제의 해결대안을 찾고 이것을 정책으로 전환시켜 나가는 과정이다.

③ 정책집행단계 : 정책을 실세계에서 구체화시키는 단계를 말한다.

④ 정책평가단계 : 정책의 내용과 산출 및 집행과정, 결과 등이 정책 목적을 얼마나 실현시켰는지를 판단하는 과정을 말한다.

⑤ 정책종결단계 : 정책을 의식적으로 끝내거나 중지하는 것을 말한다.

정책과정에 대한 이론적인 틀로서 가장 자주 인용되는 Anderson의 정책과정에서 제시하는 다섯 단계는 다음과 같다.

① 1단계 : 문제정의와 정책의제형성(problem identification and agenda formation)
정책당국이 심각성을 인정하여 해결해야 하는 정책문제를 선정하는 단계

② 2단계 : 정책형성(formulation)
문제해결에 이바지할 수 있고 실현가능한 대안들을 발전시키는 단계

③ 3단계 : 정책채택(adoption)
최종 안을 선택하고 지지를 모아서 권위 있는 기관이 의결하거나 합법성을 부여하도록 하는 단계

④ 4단계 : 정책집행(implementation)
정부의 행정기구가 결정된 정책을 실행에 옮기는 단계

⑤ 5단계 : 정책평가(evaluation)

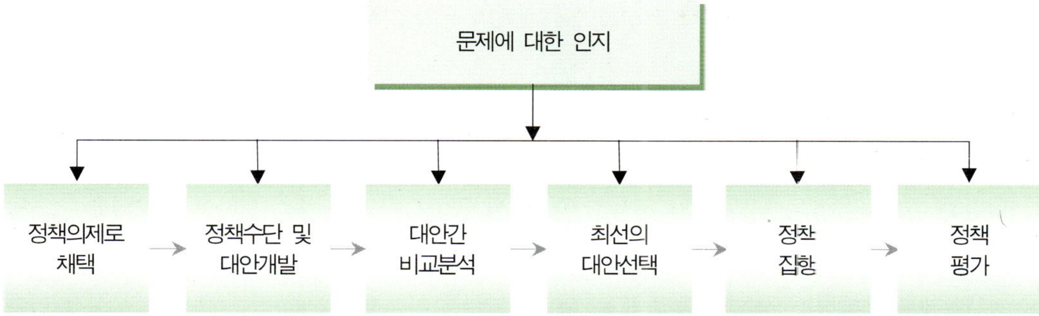

그림 5-1. 정책과정

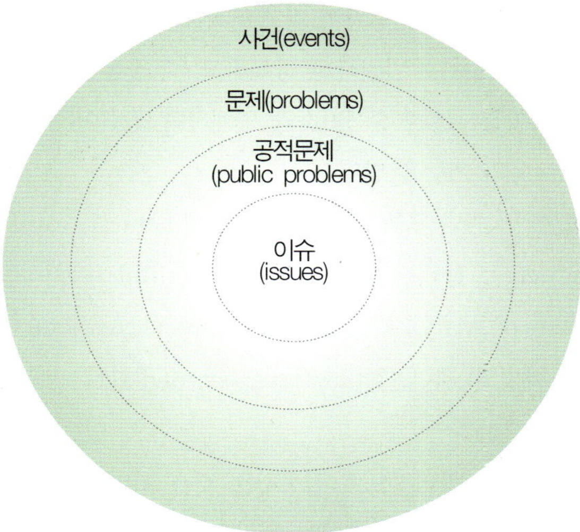

그림 5-2. 문제의 전개과정

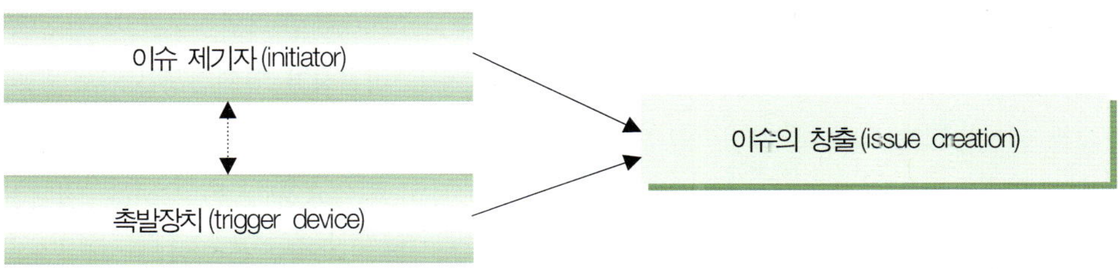

그림 5-3. 정책이슈의 창출과정

정책이 효과적이었는지를 판단하고 성공이나 실패의 원인을 찾는 단계

사회문제 중 일부만이 정부가 정책적 해결을 이하여 신중한 검토를 하게 되는데, 검토하기로 결정한 사회문제를 정책문제라 한다. 정책의제란 어떤 사회적인 문제나 이슈가 정책결정자나 이들과 밀접히 관련되어 있는 사람들의 관심을 끎으로써 공공정책의 형성을 위하여 검토되고 논의될 수 있는 상태에 놓인 것을 말하며, 정책의제설정은 정부가 사회문제를 정책적으로 해결하기 위하여 정책문제로 채택하는 정치적 과정 또는 행위를 의미하며, 정책의제형성은 하나의 사회적 이슈가 공중의제를 거쳐서 어떤 일정한 내용과 형태를 가진 의제로 발전되어 정부의 공식의제로 채택되는 것을 의미한다.

정책이슈의 창출과정은 이슈제기자와 이슈 촉발장치사이의 활발한 상호작용에 의해서 이루어지며, 이슈 제기자에는 재조정자, 이용자, 상황적 반응자, 사회개량가 등이며, 이슈 촉발장치란 정치적 과정에 있어서 일상적인 문제를 광범위하게 공유하고, 부정적인 공공의 반응으로 전환시키는 결정적인 발전을 말한다. 촉발장치는 이슈제기자와 연계하여 정책이슈를 제기하며 공공정책 문제들을 인식하고 명확히 하는 등의 기능을 발휘한다.

촉발장치에는 내적 또는 국내적 촉발장치(자연적 재해(natural catastrophes), 기술적 혁신(technological breakthroughs), 생태적 변화(ecological shifts), 사회적 진화(social evolution))와 외적 촉발장치(전쟁(act of war), 간접적 충돌(indirect conflicts), 경제적 대립(economic confrontation), 신무기의 개발과 세력균형(new weapons and the balance of power))로 구분될 수 있다.

정책결정은 정책목표와 수단을 합리적으로 결정하는 것을 의미하며, 이에는 다양한 정책결정모형(합리모형, 만족모형, 점증주의모형, 쓰레기통모형, Allison의 모형(합리모형, 조직회사모형, 관료정치모형)이 있다. 정책결정의 결과는 긍정적 조치로서 법, 행정명령 그리고 행정규칙 등으로 산출되는데 항상 그런 것만은 아니다. 때에 따라선 부정적 조치(hands-off policies)로 나타나 문제 자체가 방치되는 경우도 있다. 정책결정자는 공식적 정책결정자(공공정책의 결정에 참가할 수 있는 공식적인 권한을 소유하고 있는 사람들로 국회의원(legislators), 고위행정관료(executives), 일반 행정관료(administrators) 및 법관(judges) 등이 포함), 비공식적 정책결정자(정책결정에 대한 공식적 권한을 갖지 못하여 간접적인 역할만을 담당하게 되는 정책결정자의 유형은 매우 다양하며, 이익집단, 정당, 전문가집단 및 개인으로서의 시민 등이 여기에 해당됨) 등이다. 정책결정기준은 가치, 정당 충성심, 지역구 이익, 여론, 경청, 결정규칙 등으로 알려져 있다.

정책 결정과정에 영향을 주는 모든 외제적 변수와 조건을 '정책환경'이라고 하는데, 이에는 자연

적 조건, 인구적 특징, 정치체계, 정부구조, 행정체계, 법체계, 경제체계, 사회구조, 문화체계, 과학기술 수준, 국제적 여건, 이데올로기적 환경 등이 포함된다.

정책과정에 관련된 많은 사람들과 기관들은 정책과정이 전개되는 여러 단계에서 서로 복잡한 교호작용을 하게 되는데 이와 같이 정책과정에 관여하는 모든 사람들과 기관들을 '정책참여자' 라 한다. 정책참여자에는 행정 관료 집단, 의회 또는 정당, 이익집단(압력단체), 언론, 시민단체, 시민으로서의 개인이나 전문가 등이 포함되는데 정책참여에서 가장 큰 영향을 주는 행정관료, 의회(정당), 이익집단을 철의 삼각관계(iron triangle)이라 한다.

3. 보건정책결정 모형

정책결정론은 "정책문제가 정부로 유입되어 정책의제로 설정된 후, 정부 스스로 이 문제를 해결할 수 있는 대안을 개발하는 것과 관련된 모든 활동" 을 말한다. 정책결정과정을 설명하는 이론은 매우 다양하지만 합리성과 정책결정, 권력배분과 정책결정의 상호관계를 기준으로 간단히 소개하면 아래와 같다.

합리성과 정책결정에 관련한 모형으로서는 합리모형(rational model, rational comprehensive method, root method), 만족모형(satisfying model), 점증주의모형(incremental model, incrementalism, successive limited comparison method, branch method), 혼합주사모형(mix scanning model), 최적모형(optimal model), Allison 모형(합리적 행위 모형, 조직과정모형, 관료정치모형) 등이 있다. 또한 권력배분과 정책결정의 상호관계를 기준하는 정책결정모형들은 엘리트론(elite model), 이익집단론 및 다원주의론(group model), 신다원주의론, 하위정부론, 조합주의론, 국가론 등을 들 수 있다.

합리모형은 최대한의 사회적 소득(maximum social gain)을 달성하는 것을 말한다. 즉 정부가 정책을 선택함에 있어 사회에 대한 소득이 비용보다 훨씬 크도록 하는 것을 말한다. 합리모형에 의한 의사결정과정은 완전한 정보를 취합하여 결정을 요하는 문제의 성격과 배경에 관한 충분한 인식이 있어야 하고, 결정자는 목표 등과 우선순위를 명확히 하며, 목표달성에 적합한 모든 대안을 작성하여, 그 대안이 초래할 수 있는 모든 결과를 알아낸 후, 대안의 결과를 평가하고 목표달성에 최적인 대안을 선정하게 된다는 것이다. 합리모형은 불가능한 일을 의사결정자에게 강요함으로써 바람직한 의사결정에 도움을 주지 못하며 엄청난 분석비용과 시간을 낭비한다는 측면이 있으나 바람직한 의사결정의 과정과 방법을 제시하고 있는 점에서 모형으로 충분한 가치가 있으며 현실적으로도 합리모형의 논리가 적용되는 정책분석이나 체제분석에서는 불확실한 상황에서 최선의 대안선택을 위하여 필요한 논리나 기법을 개발하고 있기도 하다.

만족모형은 사회심리학에 기반한 현실적이고 실증적 모형이다. 이는 정책결정이 반드시 합리적 기준에 의해 결정되기보다는 현실적으로 결정자에게 만족을 주는 수준에서 결정된다는 이론모형이다. 정책결정은 다양한 한계로 인하여 대안을 탐색하고 대안의 선택은 최적 대안이 아니라 주관적으로 만족스러운 대안을 선택하는 제한된 합리성(bounded rationality)의 개념으로 설명한다.

점증모형은 현실적 여건을 토대로 한 기존정책을 중심으로 이와 밀접한 관계를 유지하면서 이보다 한 단계 진보적인 대안을 선택하는 것이다. 이의 특징은 모든 목표와 가치를 고려하지 않고, 당면문제와 직접 관련 있는 일부만 고려하고, 창조적·미래지향적 가치보다는 현재 사회가 앓고 있는 문제의 해결에 중점을 두며, 시간 및 비용 상의 이유로 한정된 수의 대안만 검토하고, 대안의 결과에 관한 것도 장기적 결과보다는 단기적 결과를 중점적으로 고려하며, 대안의 선택은 비용과 정치적 현실가능성을 고려하여, 현재정책과 크게 다르지 않고, 현재의 상태를 약간 개선할 수 있는 대안을 선택한다는 것 등이다. 점증주의는 현실에서 이루어지는 정책결정의 실상을 가장 정확하게 기술하여 알렸다는 점에서 장점이 있으나 제한적으로 분석, 비교함으로써 중요한 결과라도 흔히 예측에서 누락될 수 있다는 약점이 있다.

혼합주사모형은 합리모형과 점증모형을 결합하는 일종의 타협적인 상호보완적인 접근방법으로 기존현실은 만족스럽지 못하고 점증모형으로는 소망스러운 목적달성이 곤란하며, 그렇다고 대폭적인 변화를 구현시킬 수 있는 완전한 지식이 부족한 경우에 사용한다.

최적모형은 혼합주사모형의 한계성을 극복하기 위해 출발된 것으로, 만족모형과 점증모형의 보수성과 현실성을 탈피하고 최적의 결정에 도달하기 위하여 합리성을 고려할 뿐만 아니라 초합리성까지 고려할 것을 주장한다. 질적 모형이지만 계량적 평가를 중시하며, 경제적 합리성, 직관, 육감 같은 초합리성을 동시에 고려하며, 환류작용을 강조한다.

앨리슨(Allison)모형은 정부의 정책결정과정을 세 가지 배타적인 모형으로서 합리적 행위모형(모형 Ⅰ), 조직과정모형(모형 Ⅱ), 관료정치모형(모형 Ⅲ)으로 설명한다. 합리모형(모형 Ⅰ)에서는 국가 또는 정부는 국가목적이나 전략적 목표를 극대화 시키는 대안을 선택한다고 보며, 국가 또는 정부는 합리적이고 단일적 결정자가 된다. 조직과정모형(모형 Ⅱ)은 국가 또는 정부가 단일적 결정주체가 아니라, 느슨하게 연결된 반독립적인 하위조직들의 집합체이며, 이것이 국가정책을 결정하는 것으로 간주한다. 정치모형(모형Ⅲ)은 정부의 정책결정이 참여자들 간에 갈등과 타협, 흥정에

표 5-3. Allison의 세 가지 모형 비교

구분	합리모형 (I형)	조직과정모형 (II형)	관료정치모형 (III형)
조직관	조정과 통제가 잘된 유기체	느슨하게 묶여진 하위조직들의 집합체	독립적인 개인적 행위자들의 집합체
권력의 소재	조직의 두뇌와 같은 최고지도자가 보유	반독립적인 하위조직들	독립된 자유재량을 가진 개인적 헝위자들
행위자 목표	조직 전체의 전략적 목표	조직전체의 목표+하위조직들의 목표	조직전체의 목표+하위조직의 목표+개별적 행위자들의 목표
목표 공유도	매우 강하다	약하다	매우 약하다
정책결정 양태	최고지도자가 조직의 두뇌와 같이 명령하고 지시	SOP와 프로그램 페퍼토리	정치적 게임의 규칙에 따라 협상, 타협, 연합, 지배
정책결정 일관성	매우 강하다(항상 일관성 유지)	약하다(자주 바뀐다)	애무 약하다(거의 일치하지 않는다)
기존 모형과의 유사성	합리모형	점증모형	제3의 모형

■ 출처 : 박성복, 이종렬, 정책학 강의, 문영문화사, 서울, 2000.

의하여 이루어지는 것으로 간주한다. 의사결정에 참여하는 구성원들 간의 목표의 공유정도는 극히 취약하게 되며, 개개인은 자신이 지닌 정치적 자원을 이용하여 정치적 게임법칙에 의해 목표달성을 위해 노력하게 된다. 앨리슨(Allison)모형은 기존의 집단의사결정에 대한 이론과 모델을 집대성한 것이나 같은 사안이라도 의사결정 계층간에 적용되는 모형이 다를 수 있다는 점과, 실제 정책결정에서는 세 가지가 모두 적용될 수 있다는 점, 우리나라의 경우 대통령 등의 영향이 지나치게 강해 이 모형이 맞지 아니한 점 등의 약점을 가진다.

권력배분과 관련된 정책결정모형에서 엘리트론은 정책과정에 참여하는 세력들이 특정 소수에 국한되고 이들에 의해 국가정책이 좌우되는 것으로 판단한다. 다원주의는 기본적으로 자유주의적 이론에 따라 개인의 권리를 강조하고, 권력분산에 따른 집단의 다양성을 주장한다. 다원주의론은 기본적으로 이익집단의 활동을 정책과정의 중심으로 보는 집단과정이론과 지버엘리트론에 대한 대안적 권력이론으로서의 다원적 권력이론으로 대별된다. 전자는 정치과정의 핵심은 이익집단의 활동이며, 따라서 정책이란 결국 다양한 이익집단들간의 경쟁과 타협의 산물로 간주한다. 후자는 권력은 다양한 경쟁적 엘리트에게 분산되어 있으며 엘리트는 대중의 선호에 민감하게 반응하기 때문에 지배엘리트의 이익에만 부합하도록 정책과정이 전개되기보다는 다양한 대중의 선호가 반영되는 정책과정이 전개된다고 본다.

신다원주의는 고전적 다원주의가 기업가의 특권적 지위를 제대로 고려하지 못했음을 비판하고 여러 이익집단 중 기업가 집단이 가진 특권적 지위가 현실의 정책과정에서 나타나고 있음을 인정한다. 또한 정부를 중립적 조정자가 아닐 수도 있음을 인정한다.

조합주의는 사회조합주의와 국가조합주의로 나누어지는데 국가조합주의는 국가의 권위에 의해 위로부터 조직되어 국가에 의해 사회의 집단에 침투되는 방식에 의해 제도화된다. 조합이 국가의 보조적이며 종속적인 기관이 되면서 국가의 정당성과 기능이 조합이외의 근거에서 비롯되는 유형이다. 국가조합주의는 새롭게 발생하기 시작한 다원주의를 급속하게 해체시키면서 나타나게 된다. 특히, 국가조합주의 이론은 정부주도에 의하여 경제발전을 추진하여 온 국가들의 정책결정과정을 잘 설명하고 있다. 사회조합주의는 사회에서 자발적으로 조직된 이익집단이 국가기관에 침투하여 국가의 정당성과 기능이 전적으로 조합에 의존하게 된다. 사회조합주의는 느리고 거의 인식할 수 없을 정도로 서서히 진행되는 다원주의의 쇠퇴와 함께 점진적이며 장기적인 제도화의 과정을 거치게 된다. 즉, 사회조합주의는 사회경제체제의 변화에 순응하려는 이익집단의 자발적 시도로부터 생성된 것이다. 사회조합주의는 자발적인 계급·계층협력체제로 나타나는 것이며, 그것은 지배계급의 헤게모니가 확립된 안정된 지배의 소산이며, 계급·계층들 간의 이해가 상호의존하고 있다는 신념이 사회에 만연해 있기 때문에 가능한 것이다.

기타 만족모형, 쓰레기통모형(garbage can model), 공공선택모형(public choice model), 연합모형(coalition model) 등이 있는데 쓰레기통모형은 조직을 급변하는 환경 속의 불안하고 유동적인 존재로 간주하여, 이러한 조직들은 실제의 정책결정이 일정한 규칙에 따르는 것이 아니라 쓰레기통처럼 뒤죽박죽, 불규칙하게 결정에 도달한다고 본다. 공공선택이론은 정치경제학적 관점에서 정책이 공공재의 생산, 소비와 관련된 과정이라고 보아 이를 위한 결정방식과 조직배열을 연구하는 이론이다. 연합모형은 회사모형, 조직모형, 조직과정 모형 등으로 불리며, 개인 차원의 만족모형을 조직적 의사결정 차원으로 확대, 발전시킨 모형이다.

4. 보건정책의 실행

정책집행이란 공적으로 권위가 부여된 정책의 내용을 실행하는 과정을 말한다. 현대적 정책집행의 개념은 정책형성과정의 연장이라는 성격, 근본적으로 정치적 성격이라는 점 등이다. 정책집행과정은 구체적인 특정의 집행상황과 집행대상의 욕구, 기대 등의 특성을 고려해야하므로 집행담당자의 적절한 재량권을 중요시한다. 현대적 정책집행의 개념은 개괄적이고 전체적인 맥락에서 형성된 기본정책을 특정한 구체적 집행상황과 일정한 정책대상 집단의 욕구 · 기대를 고려하여 행동화하는 것이다.

정책집행의 과정은 자원의 획득(resource acquisition), 해석과 기획(interpretation and planning), 조직화(organizing), 편익과 서비스의 제공(providing benefits and services), 감시와 환류(oversight and feedback) 순이다. 정책집행의 유형은 고전적 기술자형, 지시적 위임형, 협상형, 재량적 실험형, 관료적 기업가형 등으로 구분된다.

정책 순응이란 정책집행자나 대상집단이 정책결정자의 의도나 정책내용에 일치되는 행동을 하는 것으로 외면적 행동이 일정한 행공규정에 일치하는 것이고, 수용이란 행등의 변화만이 아니라 내면적 가치체계와 태도의 구체적인 변화를 의미한다. 순응의 원인으로 권위, 합리성, 정부의 정통성, 개인적 이익, 재재의 사용, 평판, 시간 등이며, 불순응의 원인은 가치 · 관습 · 신념의 차이, 선택적 불순응, 집단 귀속감, 금전적 이익, 정책의 모호성, 정책 순응의 어려움(정책내용의 당위성, 실현성, 명료성, 일관성, 합법성, 편익성 등) 등이다. 순응의 확보전략은 교육과 설득활동, 선전, 정책의 수정 또는 관습의 채택, 제재수단의 사용, 보상수단 등이다.

정책혼선이란 특정정책을 결정하는 과정에서 관련 당국자나 기관들이 서로 다른 이야기를 함으로써 종잡을 수 없는 상황이 전개되거나, 정책집행과정이 순조롭게 진행되지 않고 집행의 방향을 제대로 잡지 못하여 우왕좌왕하는 상황을 의미한다.

5. 보건정책의 평가

정책평가란 정책의 내용과 집행 및 그 영향 등을 추정하거나 평정하는 것으로 공공활동을 통해서 가치, 욕구 그리고 기회가 달성된 성과에 관해서 신뢰할 수 있는 정보의 제공하고, 목적이나 목표의 선택에 내재하는 가치를 분류하고 비판하며, 문제의 구성 및 권고와 같은 다른 정책분석방법들의 적용에 기여하는 역할을 한다.

표 5-4. 정책평가 개념 비교표

구분	주창자	개념	평가의 대상	비판	비고
협의의 정책평가	James A. Ciarlo	성과평가에 한정	수혜자를 위해서 사업을 사실상 수행		
광의의 정책평가	Edward Suchmann		사업투입과 같은 노력의 분석까지 포함		과정으로서의 사업활동은 제외 - 이는 행정과학이나 임상학의 영역이기 때문임
최광의의 정책평가	Paul R. Binner	전체 체제의 종합적 평가	사업의 전처리과정에서 투입되고 산출되는 가치와 비용을 결정하는 것과 간접서비스, 대안적 서비스 보다 큰 사회적 환경에의 영향과 기여를 결정	너무 많은 것을 포함	

정책평가는 협의, 광의, 최광의 정책평가 등을 구분할 수 있는데, 먼저 협의의 정책평가는 성과의 평가로 국한되며, 성과 또는 영향평가는 수혜자를 위해서 사업을 사실상 수행한 것을 대상으로 한다. 광의의 정책평가는 좀 더 넓은 범위로 확장하여 평가하고, 평가의 대상 역시 성과나 영향에 한정하지 않고 사업투입과 같은 노력의 분석까지도 포함한다. 최광의의 정책평가는 정책평가를 전체 체제의 종합적 평가로 보며, 이 때 종합적 평가를 사업의 각 처리과정에서 투입되고 산출되는 가치와 비용을 결정하는 것과 간접서비스, 대안적 서비스 그리고 보다 큰 사회적 환경에의 영향과 기여를 결정하는 것으로 파악하는 것이다.

또한 정책평가는 정책 집행과정에서 등장하는 여러 가지 문제점을 해결해서 더 나은 집행전략과 방법을 모색하기 위해 실시되는 형성적 평가와 정책집행 후 당초 의도했던 효과를 성취했는지 여부를 판단하는 총괄적 평가로 구분된다. 정책평가의 유형은 목적에 따른 분류(과정, 영향), 단계에 따른 분류(사전, 과정, 사후), 평가소속에 따른 분류(내 · 외부) 등으로 다양하게 구분할 수 있다. 정책평가방법으로는 착수직전 평가, 평가성 사정, 형성적 평가, 영향평가, 프로그램과 문제 모니터링, 메타평가(특정 평가활동의 지침이 되고, 해당 평가의 장점과 단점을 공개할 목적으로 평가의 유용성, 실용성, 윤리성, 기술적 적합성에 대한 서술 및 판단적 정보를 수집, 제공, 활용하는 교육적 제반과정을 말함) 등이다. 정책평가의 절차는 정책목표의 식별, 영향모형의 작성, 평가연구설계 개발, 측정과 표준화, 자료수집, 자료분석과 해석 등 순이다.

정책평가의 기법을 소개하면 크게 과정평가(또는 집행평가)에 속하는 기법과 영향평가(또는 효과평가)에 속하는 평가기법들로 나누어진다. 평가성 평가는 정책평가에 대한 정보로부터 혜택을 받은 의사결정체제를 분석하는 기법과 성과를 측정하는 기준이 될 목표, 목적, 전제 등을 명료하게 하는 기법을 말한다. 이는 프로그램이 의도하는 결과를 가져오도록 관리될 준비가 되어 있는가, 결과지향적인 관리를 할 수 있기 위해서는 어떠한 변화가 필요한가, 그리고 평가가 프로그램의 성과를 향상시키는 데 어떠한 공헌을 할 수 있을 것인가 등에 대한 질문에 답하기 위해서 수행하는 예비평가의 일종이다. 모니터링은 이는 과정평가의 핵심적 내용이 된다. 어디에 초점을 맞추느냐에 따라 프로그램 모니터링, 성과 모니터링, 그리고 균형성 분석 등으로 나뉘어진다.

보건정책을 비롯한 공공정책을 평가하는 기준을 설정하기란 매우 어렵기 때문에 정책의 성질에 따라 그 기준이 달라져야 할 것이다. 세계보건기구(WHO)에서 제시한 평가기준으로는 적절성, 적정성, 과정, 능률성, 효과성, 그리고 영향평가 등이 있으며, 문재우 등(2004)은 평가기준으로 능률성, 효과성, 대응성, 만족도, 형평성, 민주성 및 참여성, 그리고 적정성 등을 제시하고 있다. 평가의 관점에서 본 우리나라 보건의료정책의 특성으로 불분명한 목표, 평가설계의 부재, 목표대상의 변경, 데이터와 정보의 부재 또는 부정확, 평가 영향의 미흡 등으로 지적되고 있다.

6. 보건정책의 종결

정책종결(policy termination)이란 기존의 정책에 대한 평가에 의해서 집행이 계속되어 온 정책이 일단락되는 최후 단계로서 정책과정이 끝나는 것을 의미한다. 정책종결의 세가지 형태는 폭발적 종결(explosion-type endings), 점감형 종결(long whimper endings), 혼합형 종결(bang-type and whimper-type endings) 등이다. 정책종결의 제안자란 정책종결의 주체로서 종결에 찬성하여 제안하는 사람을 말하며, 이에는 반대자(oppositionists), 절약가(economizers), 개혁가(reformers) 등이다. 정책종결은 정책혁신(policy innovation), 정책유지(policy maintenance), 정책종결(policy termination), 정책승계(policy succession) 등의 유형으로 나뉜다. 정책승계는 선형승계(linear succession), 정책통합(policy consolidation), 정책분할(policy splitting), 부분적 종결(partial termination), 우발적 승계(incidental policy succession), 비선형 승계(non-linear succession) 등의 유형이 있다. 정책승계의 절차는 정책승계를 위한 의제설정, 정책선택결정, 정책승계의 집행(implementing policy succession), 정책승계의 평가(outcomes and evaluation) 등 순이다. 정책종결의 내용으로는 기능적 종결, 구조적 종결 등이며, 정책종결의 원인은 문제의 소멸(problem depletion), 환경적 엔트로피(environmental entropy), 정치적 취약성(political vulnerability), 조직 위축(organizational atrophy) 등이다.

정책종결의 장애요소로는 지적인 주저함(intellectual reluctance), 정치적 유인책의 결여(lack of political incentives), 기구적 영속성(institutional permanence), 동태적 보수주의(dynamic conservatism), 종결반대연합(anti-termination coalitions), 법적 장애(legal obstacles), 새로운 시작에의 높은 반응(high start-up costs), 불리한 영향(adverse consequences), 지연과 거부(procrastination and refusal) 등이다.

정책승계와 종결을 위한 전략으로는 인식의 변화, 정책승계를 위한 내적인 동기부여, 유인책의 변화, 조직의 본질에 대한 변화, 예산을 통한 승계와 종결의 개선, 일몰법에 의한 종결, 정책이 근거하는 이념의 퇴색화, 정책종결에서 불이익을 받은 사람들에 대한 보상 등이다.

제2장 보건기획의 이해

• 학습단원 •

1. 보건기획의 개념
2. 보건기획 과정 및 방법
3. 사업의 우선순위 선정
4. 미국의 CDC의 PATCH
5. NIBP에서 사용하는 기준
6. 일본의 〈건강일본21〉에서 사용기준
7. 미국의 〈HEALTHY PEOPLE 2010〉사용기준
8. AHP법

많은 보건관련 전문가들은 기획이라는 것이 다양한 방법으로 다양한 인구집단에 쓰이기 때문에 '기획' 이라는 용어를 혼돈할 수 있다. 기획활동 자체는 이해하기 힘들고, 복잡하며, 직장에서 혹은 집에서 일상의 생활을 하는 것과는 무관한 것으로 보일 수 있다. 기획에는 다양한 형식과 접근방법이 있다. 모든 기획의 접근에는 하나의 공통된 요소가 있는데 그것은 미래와 관련된 의사결정에 관한 것이다.

이러한 기획의 기본적인 면을 축소하면 기획은 물론 새로운 것도 어떤 조직에 국한 된 것도 아니다. 개인차원에서 우리 모두는 어떤 계획을 세우고 끊임없이 장래에 대해 의사결정을 하고 있다.

조직에서의 분리된 하나의 활동으로의 기획의 탄생은 이십세기에 걸쳐 작은 가족단위규모의 사업들이 다국적기업 등의 큰 조직을 가진 사업으로 성장하면서 생긴 결과의 일부이며, 또한 러시아 혁명이후에 구소련에서의 국가경제(state economic)기획에서부터 왔다. 국가가 결정한 경제계획에 기반을 둔 경제를 세우기 위한 시도가 형식화된 국가기획(state planning)으로 발전하였다. 세 번째 영향은 이차세계대전 중에 일어났는데, 전시경제중의 물자부족과 군대의 물자보급은 영국에서와 같이 국가가 중앙집권적으로 조정을 하면서 생겨났다.

조직의 규모와 복잡성은 더욱 신중하고 더욱 명백하게 미래에 대해 의사결정을 할 수 있는 방법을 필요로 하게 되었다. 이러한 필요성은 시장예측 등과 같은 전문적 기술을 포함하는 사업기획 기술을 탄생시켰다.

조직의 주문하는 요구에 비교하여 자원의 부족에서 오는 딜레마에 대처하는 수단으로서의 기획 개념이 출발한다. 보건의료 부문에서 의사결정에는 조직과 더 광범위한 지역사회 내에서 협력관계

의 폭넓은 분석이나 기술요소의 조합이 필요하다. 그러한 결정은 중앙, 광역 및 지방자치단체에서의 의사결정과 주민간 균형과 보건정책과 지역사회의 조화를 필요로 한다. 보건기획에서 지장자체단체의 역할은 필수 불가결한 것이다.

1. 보건기획의 개념

기획이란 행동을 하기 전에 무엇을 어떻게 해야 하는지를 결정하는 것이며 미래를 예측하기 것이라 정의할 수 있다. 특정한 목표를 달성하기 위하여 최상의 이용 가능한 미래의 방법, 절차를 의식적으로 개발하는 조직적인 계속적, 동태적 과정이다. 이때 특정 목표란 특정 정책을 의미하며, 정책은 보다 일반적이며, 기획은 특정적, 구체적인 의미를 갖는다.

기획은 미래지향적, 목표 지향적, 변화 지향적이며 기획은 의식적으로 최적수단을 탐색하고 선택하는 의사결정과정으로 계속적인 과정으로, 통치에 대한 국민의 동의, 지지를 획득하는 수단이며, 반복적인 과정(iterative process)의 특성을 갖는다. 따라서 목표와 수단을 연결시키는 것으로 목표를 달성하기 위한 수단을 분명히 해야 한다.

계획수립에서 중요한 기능은 조정(coordination)이다. 특정 문제가 발생하였을 때 여러 부서, 기관에서 다양한 대안이 제시된다. 조정을 하는 것은 계획의 중요한 목적이 될 수 있다.

기획은 기본적으로 각종 요구와 희소자원의 적정 배정, 상호 충돌하는 가치 및 견해, 목적 및 전략의 결정, 변화와 발전 및 지식과 기술개발에 따른 적응, 합리적 결정 수단제공을 위하여 필요하다.

보건분야 즉, 보건기획이 필요하게 된 배경에는 건강에 대한 관심증가에 따른 보건의료의 중요성 대두, 지방자치제 실시로 인한 지역자체의 보건문제 해결과 지역특수시책 수립 및 시행, 건강증진사업, 모자보건사업, 정신보건사업 등 새로운 형태와 접근방법을 요구하는 보건사업의 증가되었으며, 보건의료기관의 역할 변화와 보건의료사업에 대한 시각전환(예 : 의료보험이 건강보험으로, 의약분업에서 보건소의 역할, 지역보건의료계획, 농어촌의료서비스 개선사업) 등을 예로 들 수 있겠다. 보건기획의 중요성은 보건의료 부문의 급변하는 환경과 현대 보건의료의 한계점 도출 등으로 설명된다. 보건의료 부문의 주요변화로 수요측 요인으로는 소득증가, 의료비의 재원조달에서 국가개입, 노령인구의 증가, 질병구조의 변화, 사회경제적인 요인의 변화(지식, 교육, 지리적 접근성), 집단적 재원조달(정부, 사회보장 등)의 확대 등이며, 공급측 요인으로는 생의학적 지식

발달, 의료기술 혁신, 전문화, 의료산업 발전 그리고 보건의료 인력의 종류 증가와 계층의 복잡화 등을 들 수 있겠다. 현대의 보건의료 한계점으로는 사업효과의 한계성, 의원성 질환의 증가, 보건의료자원 배분에서의 불평등 심화, 보건의료비의 급증 등이다. 전반적인 기획기능의 확대 및 보건부문 자체의 성장을 가져온 보건부문 외부의 변화와 보건부문의 내부의 변화 및 이에 따라 파생된 새로운 모순의 대두는 보건기획의 중요성을 높였으며, 필수적인 보건행정의 도구가 되었다.

계획이 필요한 시기는 일반적인 수준의 국가적인 목표를 보다 구체적인 목표, 정책, 입법, 프로그램, 행정적인 구조화, 인적·물적 자원의 결정, 평가 등의 구체적인 수준으로 전환할 때, 중요한 보건문제, 사회문제에 대처해야 할 경우, 기존 서비스를 개선, 개혁하고자 할 때, 대상자의 요구, 필요에 부합하지 않는 서비스가 있는 경우 서비스의 적절성을 평가하고 개선하거나 새로운 프로그램을 만들려고 할 때, 서비스, 사업의 전략, 서비스의 모형에 문제가 있어 이를 개선해야 할 때, 부족한 자원을 할당해야 할 때, 새로운 기술을 도입할 때 등이다.

보건기획의 세 가지 요소로는

첫째, 무엇을 원하는 지를 정하는 것,

둘째, 원하는 바를 의도된 계획과 전략에 의해 성취하는 것,

셋째, 의도했던 성과를 얻는 데 성공한 정도를 측정하는 것 즉, 정책과 기술을 연결하는 고리 등이다.

보건기획에는 상반된 시각과 가치가 존재하며, 이러한 시각에 따른 국가의 역할도 다양한 시각을 가진다. 보수주의적 관점으로는 경제적, 정치적 자유주의를 주창하며, 국가의 최소 개입을, 급진적 관점으로는 헤겔-마르크스적 입장으로 진정한 자유는 사회적 불평등이 없어져야한다고 주장하며, 자유주의적 시각은 보상은 능력에 의해서가 아니라 '권리'에 의해 주어져야한다고 주장한다. 두 가지 입장으로 정리해보면 하나는 사회개혁 입장과 체제유지의 입장이다. 사회개혁의 입장으로는 유토피안적 시각, 평등 지향, 사회·경제적 불의를 타파하는 것 등이며, 체제유지의 입장으로는 보수적 입장을 대변, 현상을 있는 그대로 유지하려고 하며, 경제적 안정성을 깨는 장애물을 극복하려고 노력하는 것이다.

보건기획에서는 합리성이 적극 요구되는데 이러한 합리성의 조건으로는 충분, 정확한 정보가 있어야하며, 확실한 의사소통이 있어야하며, 결과의 인식, 복잡한 관계(변수)를 파악 등이 필요하다. 그러함에도 불구하고, 합리성의 제한점이 있는데 이는 인간적 능력의 제한, 감정 통합 결여, 미래 예측이 어려움, 인간의 비계산적인 행동이 많음 등에 기인한다. 이어 대하여 이러한 합리성의 보조요인으로 정보, 의사소통을 촉진하는 수단(예 : 토론), 관련변수를 감소시키는 수단 등의 활

용, 과정과 절차를 발전시키는 것 등이다.

기획은 조직계층, 주제, 대상 및 범위, 과정, 기간, 부여된 권한에 따라 다양하게 분류된다.

표 5-5. 기획의 분류

구분	분류		
조직계층에 의한 유형	① 정책기획(Policy planning) ② 작전기획(Operational planning) ③ 전략기획(Strategic planning)		
주제에 의한 유형	① 프로그램 기획(Program planning) ② 관리 기획(Management planning)		
대상에 따른 보건기획의 범위	① 인적자원 기획(Manpower resource planning) ② 물적자원 기획(Physical resource planning) ③ 행정조직 기획(Administrative organization planning) ④ 환경 기획(Envronmental planning) ⑤ 보건교육 기획(Health education planning) ⑥ 조사 및 연구기획(Survey and research planning)		
형성과정	① 상향적	② 하향적	
범위	① 종합적	② 부분적	
기간	① 장기(최소 8년)	② 중기(4~7년)	③ 단기(3년 이하)
부여된 권한	① 지침적	② 지시적	

2. 보건기획 과정 및 방법

보건의료사업의 수행과정은 기획, 운영 및 실행, 평가 등의 3단계로 요약된다. 기획은 앞서 설명한 바와 같이 보건의료사업이 대상으로 하는 인구집단과 건강문제를 한정하고 달성할 목표를 설정하며, 그 수단과 과정을 선택하는 단계이다. 운영 또는 집행은 기획된 보건사업을 운영 또는 집행하는 단계로 계획에 따라 문제해결 노력을 하는 단계이며, 평가단계는 보건사업이 설정한 목표를 달성하였는지 여부를 평가하며, 목표달성에 실패하거나 미달했다면 그 원인을 밝혀 사업내용에 환류하는 과정을 거친다.

일반적인 보건기획의 과정(Planning Process)은

첫째, 목표 설정(statement of a goal)

둘째, 문제의 제기(listing of problem in attaining that goal)

셋째, 목적의 정의(definition of objectives)

넷째, 대안 설정(exploration of various methods)
다섯째, 대안 선택(choose which method will be used)
여섯째, 우선순위 결정(priority setting 또는 Priority statement of health problems)
일곱째, 사업 수행(implementation)
여덟째, 사업평가(evaluation) 등의 연속적인 관리순환과정이다.

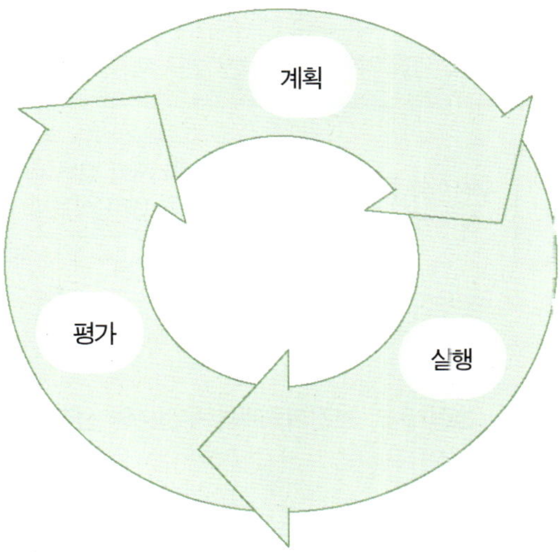

그림 5-4. 보건사업의 수행과정

3. 사업의 우선순위 선정

1) 우선순위의 의미

우선순위 선정은 보건의료사업 기획과정 중의 가장 중요한 핵심단계이다. 우선순위 선정을 위하여 한 지역사회의 건강수준과 건강문제에 관한 정보를 수집하고 평가하는 것은 사업의 요구도(need)를 파악하고 필요성을 규명하기 위한 중요한 방법이며 실용적인 업무이다. 또한 우선순위 선정은 대상 인구집단의 보건사업에 대한 요구도 평가(need assessment)와 명확한 목적과 목표가 설정되는 중요한 중간단계 과정이다.

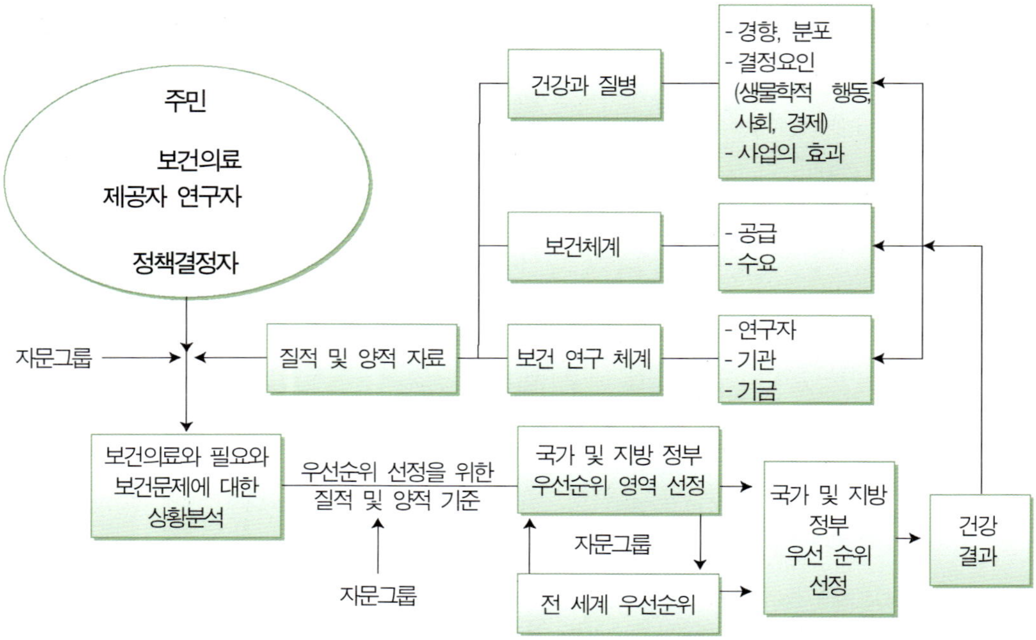

그림 5-5. 보건의료에서 우선순위 선정

일반적으로 국가수준에서 보건의료의 우선순위 선정은 보건의료 필요와 국민의 기대 및 사회적 경향에 대한 분석에 기초해서 정해지는데 다양한 수준과 형식 및 다양한 집단의 참여적 자문에 의해 결정된다고 할 수 있다(priority setting for health research, 2000).

2) 우선순위의 정의

우선순위 선정은 "특정 치료나 조치가 이용자의 건강에 도움을 줄지라도 경제적 관점에서 개인에게 특정 치료나 이의 이용을 제한" 하는 정책을 의미한다. 따라서 중앙정부, 지방정부, 의료제공기관 및 의료제공자 등 보건의료를 제공하는 것과 관련되어 모든 주제에 따라 나름대로 우선순위를 결정하게 된다. 그 목적도 결정 주체에 따라 거시배분을 위한 우선순위로부터 미시배분(micro-allocation)을 위한 우선순위에 이르기까지 다양하다. 대부분 보건의료서비스 대상자 의 선정과 관련이 있다는 점에서 보건의료자원은 미시배분과 관련이 깊다.

보건의료서비스의 우선순위를 선정하는 가장 기본적인 목적은 "부족한 보건의료자원의 분배기준" 을 마련하고자 하는 것이다. 이를 위하여 가능한 객관적인 기준을 적용하여 공정한 방법과 절차에 따라 우선순위를 정하여야 한다. 보다 합리적인 우선순위 선정은 보건의료사업의 서비스가 형평성 있게 배분된다는 전제 하에 관련 보건의료서비스 제공을 위한 비용 지출로부터 최대의 편익을 얻을 수 있는 방안으로 결정되어야 한다. 그러나 보건의료자원의 합리적인 배분이 이루어지기 위하여 우선 해당 인구집단의 종합적인 건강수준을 향상시키기 위한 합리적인 평가가 전제되어야 한다.

종합적인 건강수준과 건강지표를 향상시키기 위한 관련 보건의료사업 정책의 합리적 평가를 위해서 고려해야 할 사항으로는 다음의 4가지가 필요하다.

첫째, 신뢰성 있는 역학 자료와 질병부담에 대한 평가

둘째, 보건의료자원의 이용가능성과 배치상태

셋째, 정책 환경에 대한 평가

넷째, 건강향상을 위한 전략과 이용가능한 기술의 비용-효과에 대한 정보

이러한 합리적인 평가를 위하여 무엇을 어떻게 측정해야 하고, 측정 가능한 것은 어떤 것이 있는지를 파악해야 한다.

우선순위 선정에 필수적인 자료는 보건의료 관련 분야의 통계자료라 할 수 있다. 통계자료는 보건의료문제 현황을 파악하는데 올바른 방향 설정에 도움이 되며, 방향 설정의 오류를 방지할 수 있게 된다. 그러나 비록 정확히 작성된 통계자료라도 자료가 제시하는 현황에 대한 오류는 업을지하고 현황을 총체적으로 보여주지는 못한다. 통계는 사람들이 보건의료문제와 관련하여 질(quality), 환경적인 요소, 사회문화적인 관심, 심리적인 수용태도 등에 관한 점들은 고려되어 있지 않다. 통계자료는 현상을 이해하는데 도움이 되지만 그 현상을 초래한 사람들의 가치관이나 태도 등을 이해하기에는 한계가 있다. 지역사회에 존재하는 각종 문제점과 관련하여 궁극적으로 중요한 것은 사람들의 가치관과 태도라 할 수 있다. 따라서 보건의료문제의 우선순위 선정이란 현황과 관련한 일차자료에 사람들이 중요하다고 믿는 가치와 태도라 할 수 있다. 이와 같은 방법의 가장 쉬운 예는 관련 분야에 권위자가 자신이 중요하다고 믿는 문제를 결정하는 것이다. 최근에는 의사결정 집단에 다양한 분야의 인력(수혜자인 주민, 관계 공무원, 제공자 등)이 참여하도록 권고하고 있으며, 의사결정 집단 구성 시에 고려할 최소한의 집단은 수혜자(이용자), 제공자, 공공조직, 지역사회 등이다.

지역보건법이나 국민건강증진법에도 지역보건의료계획이나 건강생활실천협의회에 주민대표의 참여를 명시하고 있는 것도 계획과정에서부터 주민참여를 보장하고자 하는데 있다.

우선순위의 선정은 의료제공자, 보험자 및 대상자 모두에게 건강행위의 책임감과 명확성을 높이며, 자원배분을 효율화시키며, 서비스 접근의 형평성을 높이고, 정부의 보건의료에 대한 비용지출을 억제하며, 지역사회의 선호를 보건정책에 반영할 수 있는 수단의 하나로 기대되었다.

3) 보건의료사업의 우선순위 선정 영역 및 수준

보건의료사업의 우선순위를 선정하는 것은 다음의 5가지 영역에서 이루어진다고 정리할 수 있다.

첫째, 보건부문에 대한 자원투입 양의 결정

둘째, 보건의료의 부문간 또는 계층간, 지역간 자원의 배분

셋째, 치료서비스간의 자원배분

넷째, 치료서비스를 받을 환자의 선정

다섯째, 개별 환자에게 사용할 자원 양의 결정

배상수(2001)는 이를 재정리하여 보건부문에서의 우선순위를 정하는 경우를 다음과 같이 구분할 수 있다고 하였다.

① 보건의료서비스와 건강을 유지 · 증진하는데 필요한 서비스

② 예방, 치료, 재활 등 보건의료서비스

③ 치료적 서비스

④ 서비스의 계층별, 지역별 우선 대상자를 정하는 문제 등이다.

실제 보건소에서의 보건의료사업을 계획할 때 고려되어야 내용으로는 생애주기별 접근, 서비스측, 사업별 접근, 사업 목표집단별, 보건의 스펙트럼별 등으로 접근이 가능할 것이다. 또한 사업계획 시 고려되어야 내용으로는 사업대상의 우선순위별 접근, 서비스 제공내용별 접근, 대상자별 목표, 통합적 건강관리를 위한 다양한 스펙트럼별 등으로 접근이 가능할 것이다.

우선순위를 선정하는 것은 우선순위 선정영역을 면밀히 분석하여야 한다. 보건의료서비스와 건강을 유지 · 증진하는데 필요한 기타 서비스들 간의 우선순위나 보건의료서비스간의 우선순위는 주로 중앙정부나 광역자치단체가 결정하게 된다. 중앙정부가 담당할 것인가, 지방정부가 이를 담당할 것인가는 그 나라의 정치나 행정체계와 관련이 깊다. 우선순위 결정의 책임을 지방정부가 실제 상황을 더 잘 안다는 이유로 지방정부로 이관한 나라들이 있다. 그러나 이에 대해서는 중앙정부나 정치인들이 의료예산의 부족에 대한 비난을 회피하고, 책임을 지방정부에 전가하기 위한 것이라는

비판도 있다. 특히 방문건강관리사업에서는 지역사회자원의 연계를 어떻게 할 것인지, 보건소내 또는 외 자원을 구분하여 상호연계하며 전담인력의 지역담당제를 어떻게 시행할 것인지 등 면밀히 검토가 이루어져야 할 것이다.

4) 우선순위 선정 시 고려사항

우선순위 선정이 사회적 책임으로 인식되면서 정치가나 보건관리자들은 우선순위 선정에 합리적인 기준을 적용하여야 한다. 그러나 우선순위 선정과정에 사용되는 합리적 기준은 우선순위를 선정하는 합리적 근거와 이유에 따라 차이가 있다.

우선적으로 해결해야 할 건강문제를 선정하는 기준으로는 유병률 또는 문제의 크기(Prevalence), 질환의 심각성(Seriousness), 지역사회의 관심(Community concern), 질환의 관리가능성(Vulnerability to management) 등을 조합한 Bryant의 기준(Bryant's method)이 널리 사용되어져 왔다. 최근에는 질병의 부담을 Disability Adjusted Life Years(DALY), Quality Adjusted Life Years(QALYs) 등을 이용하고는 있으나 이 또한 방법론적 제한점을 갖고 있다.

우선순위 선정의 합리성을 보장하기 위한 현실적 대안으로 의사결정의 절차가 공정하면 그 결과도 공정하다는 소위 "절차의 공정성"이 제시된다. 절차의 공정성이 담보되려면 의사결정에 적용될 규칙이 공정해야 할 뿐만 아니라 결정과정에 참여하는 사람들이 사회 전반의 의견을 대변할 수 있어야 한다. 이러한 관점에서 보건의료서비스의 우선순위 선정과정에 일반인들을 어떻게 참여시킬 것인가가 중요한 과제의 하나로 대두되고 있다. 외국에서는 설문을 통한 의견조사, 초점집단(focus group)의 활용, 시민 배심원 제도, 공개 포럼 등이 활용되고 있다. 또한 공정성의 보장은 특정 보건문제와 이해관계가 있는 당사자들의 대표가 의사결정과정의 초기부터 공개적으로 참여가 이루어지는 것부터 시작된다. 각 대표들은 불공정한 영향이나 외부의 압력없이 의사결정 방법과 절차를 채택할 수 있어야 하며, 공정한 방법으로 동등하게 기회가 보장되어야 한다. 그리고 의사결정 과정에 지역사회주민의 참여가 조성되어야 한다. 지역사회의 지도계층이나 전문가 협회의 회원 등 특정 집단, 특정 인물뿐만 아니라 보건의료서비스의 수혜자들도 참여할 수 있는 기회가 주어져야 한다.

5) 우선순위 선정과정 요소

우선순위의 선정과정은 다음과 같은 3가지 기본과정으로 구성될 수 있다.

(1) 투입

의사결정 집단의 위원에게 다음과 같은 내용이 수록된 서식이 제공된다.

첫째, 정보 및 자료(information & data), 가치판단에 필요한 지식 등 기초자료

둘째, 결정요소(decision elements), 우선순위로 선정된 목적 또는 목표

셋째, 결정기준(decision criteria), 결정요소 또는 목적, 목표 달성의 중요도나 가치를 측정할 수 있는 척도

넷째, 결정양식(format), 결정된 사항을 기재하는 양식 등이다.

사업의 우선순위 결정요소로는 지역사회주민의 입장, 보건의료사업 수행기관의 입장, 국가정책상의 입장 등으로 다면적인 요소가 관여되고 있음을 알 수 있다.

첫째, 지역사회주민의 입장으로는 이득, 가치관, 환경과 여건, 지식 태도 및 경험, 협력 가능성, 심각성, 이환 정도, 치료에 대한 효과, 관심도, 요구와 필요성

둘째, 보건의료사업 수행기관의 입장으로 계량성, 이득, 관심도, 정보 및 자료, 정책의 보장과 협력, 접근성, 인력, 예산, 시설, 기구, 협력기구, 사업수행 가능성, 기대효과의 현실성 등

셋째, 국가 정책상의 입장으로는 국가의 시책, 지방자치단체의 정책 등을 예로 들 수 있다.

의사결정 집단은 정치가 및 행정가, 실무자, 전문가, 일반주민 등 소비자 집단, 전문가 집단, 제공자 집단 등이 다원적으로 구성될 수 있을 것이다.

결과적으로 사업의 효율성을 높이는 방법으로 평가지표를 고려하여 가장 바람직한 평가를 얻기 위하여 사업계획 단계에서 제시되는 평가계획에 맞게 우선순위를 선정하는 방법이다. 다음의 표는 방문건강관리사업의 평가지표 중에서 투입에 해당되는 항목으로 인력(인력투입 적정성, 인력구성 충족성, 인력관리), 조직(조직운영), 예산(예산운영), 물품 및 장비(물품 및 장비의 적정성) 등을 제시하고 있다.

(2) 과정(활동 및 산출)

① 의사결정 과정을 진행하는 규칙으로 예를 들면 의사결정 집단의 인원수, 진행자 선정, 진행순서 방법, 의결방식, 위원장 선출 등이다.

② 수학적 절차에 의한 점수 산정방식으로 예를 들면 가산법, 승산법, 평균치 산정법, 가중치 산정법 등이다.

(3) 결과

① 등위 선정 및 발표가 있어야 한다.

② 결정요소나 결정기준의 타당성 평가가 있어야 한다.

사업의 결과 영역 평가 부분 및 기준으로는 국민건강증진종합계획 2010 목표달성(지역주심 건강수준 향상 : 만성질환, 2010목표달성), 만족도(사업대상 만족도조사, 대상자 만족도) 등이 있다. 바람직한 것은 사업의 계획 단계에서 평가지표가 만들어지고, 비교적 구체적인 평가지표 배점 및 가중치를 제시하는 것이 바람직하다. 그러나 모든 사업은 수행 과정에 끊임없이 의견을 수렴하고 수정작업을 거쳐 항상 객관적이며 공정한 평가지표를 만드는 과정을 공유해야 할 것이다.

6) 보건의료사업에 활용되는 우선순위 선정방법

우선순위의 선정과정에서 선정 또는 결정기준(decision criteria)을 선정하는 방법, 결정기준에 부여되는 점수 산정방식 등에 따라 다양한 방법론이 있을 수 있다.

이러한 우선순위 선정을 위한 '집단적 의사결정기법' 은 보건소 실무자들에게 다소 생소할 것이다. 왜냐하면 보건소를 포함한 대부분의 공공행정기관에서는 의사결정체계가 상향식(bottom-up process)이 아닌 하향식(top-down process) 방식이 대부분일 것이고, 이로 인해 직원들이 집단적으로 의사결정을 할 필요가 없거나, 있다고 하더라도 업무에 반영되지 않는 경우가 많게 될 것이기 때문이다. 하지만 날로 다양해지고 있는 보건사업과 이를 적절히 제공할 것을 요구받고 있는 현재의 보건상황을 생각해 볼 때 직원들이 창의적으로 자신의 업무를 이해하고 의견을 개진하는 방식으로 업무를 수행하지 않으면 안 될 상황에 곧 직면하게 될 것이다.

(1) 기본 도구

가. 단순결정방법(The simple method)

도출된 문제점들에 대하여 결정기준 항목들을 구조화된 설문지로 작성, 의사결정 집단에게 배포한다. 의사결정 집단에 참여하는 위원들은 설문지의 각 문항에 대한 주관적 판단 하에 개별적으로 완성하여 제출한다. 제출된 설문지의 점수를 집계하여 최고점(또는 최하점을)을 최고 우선순위로 결정하게 된다.

· 제1단계 : 설문지의 개발
  - 설문지 작성팀(소위원회) 구성 및 시행, 의사결정집단의 승인을 받는다.
· 제2단계 : 설문지 내용 설명
  - 설문지의 개별 문항에 대하여 질문의 의도, 질문의 범주, 답변을 통한 기대효과 등에 대한 정보를 위원들에게 사전에 충분히 설명한다.
· 제3단계 : 설문지 작성
  - 설문내용, 결정기준 등에 대한 토론 없이 작성한다.
· 제4단계 : 설문지 취합 및 점수통계
· 제5단계 : 결과분석 - 점수순위에 따라 우선순위를 부여한다.

나. 명목 또는 대표집단 기법

명목 또는 대표집단 기법(Nominal group technique 또는 process)은 팀의 모든 구성원이 참여하여 동등한 발언 기회를 가짐으로써 의사결정을 하는 구조화된 집단과정으로써 팀의 구성들이 모여서 문제나 이슈들을 식별하고 순위를 정하는 가중서열화법(weighted ranking method)이다. 업무 향상을 위한 행위의 과정을 만들고 선택하는데 이용된다.

일반적으로 그룹활동이란 구성원간 토의나 상호작용을 생명으로 하지만 명목그룹은 다르다. 토의나 상호작용을 하지 않고 진행해야 한다. 그래서 "명목적 집단"이란 명칭이 생겨난 것이다.

집단내의 영향력이 있는 자를 중립화시키고 참가자 모두의 동등한 목소리를 듣기 위해서 필요한 방법으로 구조가 상당히 잘 잡혀 있고 참여에 대한 촉진이 잘 되어 있는 팀 회의에서 아이디어를 창출하고 우선순위를 부여하고 아이디어에 대한 팀의 합의를 도출하도록 하는데 주로 사용된다.

다음의 6단계를 거치게 된다.

① 제1단계 업무 향상이 요구되는 영역에 대한 규명,

② 제2단계 업무 향상을 이룰 수 있는 활동 항목을 만들어 낸다. 가능한 행위에 대해 짧은 문장으로 쓰는 것이 좋다.

③ 제3단계 각 구성원이 제시한 생각에 대해 말하면서 기록한다.

④ 제4단계 목록의 각 항목을 토론한다.

⑤ 제5단계 투표를 위한 준거를 세운다. 이는 적용하는데 용이하고 효과적이어야 한다.

⑥ 제6단계 등급에 근거하여 임시적인 투표를 한다.

개개인은 가장 중요하다고 생각하는 항목을 선택하고, 그 결과에 대해 순서를 매기며, 득표를 기록하고, 득표 결과에 대해 토의하여야 한다.

· 제1단계 : 대표집단 구성
- 최소 6~10명, 15~20명 적당

· 제2단계 : 문제 목록 및 결성기준 작성
- 일정한 서식을 배포, 지정된 시간내에 독립적으로 작성하되 서술형으로 기재한다.
- 개별적으로 작성한 문제와 결정기준을 각각 하나의 chart에 전 항목을 기재한다.

· 제3단계 : 토론(제1차)
- 토론을 통해 기재된 항목을 명료화, 세분화하고 제안된 항목에 대한 지지 또는 반박이 이루어 질 수 있도록 토론이 진행된다.
- 이 단계에서는 새로운 항목의 추가는 가능하지만 가능한 삭제는 허용하지 않는다.

· 제4단계 : 문제 평가
- 토론에서 선정된 기준에 근거하여 위원들은 각자가 선호하는 기준을 근거로 각 문제점들을 평가한다.

· 제5단계 : 순위 결정
- 문제별로 순위를 기재하여 전 위원들이 부여한 순위를 집계한다(예. 최우선과제 10점, 나머지 1-9점).

· 제6단계 : 순위에 대한 토론
- 선정된 순위에 대하여 지지, 반박 등의 토론이 이루어진다.

· 제7단계 : 최종결정
- 가중치를 부과한 순위를 기재하여 전 위원들이 부여한 순위를 집계한다.(예. 최우선 문제에 100점, 나머지 0-99점)

[예제]

어떠한 방문보건사업 문제에 대안이 A, B, C, D, E이고 경숙, 영숙, 미숙, 미자, 말자, 영자 등 6명이 각 대안을 5점 척도로 서열화한 자료이다.

방문보건사업 문제 5점 척도 서열화 예시

대안	경숙	영숙	미숙	미자	말자	영자	총점	서열
A	1	2	1	4	5	3	16	3
B	5	5	2	5	4	5	26	1
C	4	3	3	3	2	1	16	3
D	2	1	4	1	1	2	11	5
E	3	4	5	2	3	4	21	2

대표집단에 의한 결정방법의 전제는 다양한 배경을 가진 전문적 지식과 식견을 갖춘 인사들로 의사결정 집단을 구성하여 이들의 다양한 견해를 토론을 통해 수렴하여 의사결정의 합의를 도출하는 것이다. 이 방법은 우선순위 선정과정에서 수리적으로 조작이 적은 대신 집단 내부의 광범위한 토론과 정보의 교환을 통하여 선정요인과 선정기준을 유출하게 된다.

지역사회에 존재하는 모든 보건의료 관련 문제를 나열하여 문제 목록을 작성하고, 이 문제에 관한 정보를 교환하고 상호간의 활발한 토론을 거쳐서 선정기준을 결정하고, 이 기준에 근거하여 문제점들에 대한 토론을 통해 우선순위를 결정하게 된다.

다. Bryant 법

주로 전염성질환 관리를 위한 사업에서 적용되었는 기준으로 유병율(prevalence), 심각성(seriousness), 지역사회관심도(community concern), 관리가능성(feasibility to management) 등의 기준을 적용한다. 과거 및 현재의 공중보건사업의 주요 대상인 결핵, 나병, 성병, AIDS, 간염 등 관리사업에 대상을 선정하기 위한 수단으로 많이 사용되었다. 문제의 심각도는 긴급성, 경중도, 경제적 손실, 잠재적 영향 등을 세부항목으로 평가하며, PATCH와 일치하는데 주민의 관심도가 추가된다.

라. 문제의 규모, 심각성 및 개입효과를 고려한 방법

일반적으로 사용하는 우선 결정방법은 문제의 규모와 심각성, 그리고 이용할 수 있는 개입의 효과성을 고려하는 방법이다. 여기에서 소개하는 방법은 핸런(Hanlon)이 개발한 방법이다.

$$BPRS = (A + 2B) \times C$$

- A 요소 : 문제의 크기(Size of the problem)
- B 요소 : 문제의 심각성(Seriousness of the problem)
- C 요소 : 중재의 효과(Estimated effectiveness of the intervention)

(1) 보건문제의 규모 측정(A)

고려하는 보건문제의 의해 영향을 받는 인구의 비율을 반영하여 0점에서 10점까지 -비율이 높을수록 높은 등급을 - 등급을 결정한다. 아래 표는 등급을 매기는 방법을 예시한 것이다. 아래의 등급은 단지 예시를 위한 것이며, 과학적이거나 역학적 자료를 바탕으로 한 것은 아니다. 우선순위를 결정하는 지역사회는 그 지역의 보건문제의 수준에 적절한 등급을 부여해야 한다.

표 5-6. 보건문제 수준의 등급화 기준 예

보건문제를 가진 인구 비율	문제의 규모 등급
25% 이상	9 또는 10
10%~24.9%	7 또는 8
1%~9.9%	5 또는 6
0.1%~0.9%	3 또는 4
0.01%~0.09%	1 또는 2
0.01%(1/10,000) 미만	0

문제의 규모 등급을 결정하는 다른 방법은 빈도가 가장 높은 문제에 10점을 주고, 가장 빈도가 낮은 문제에 0 또는 1점을 주며, 다른 문제들은 이것들과 비교하여 상대적으로 등급을 부여하는 방법도 있다.

(2) 보건문제의 심각성 등급화(B)

보건문제의 심각성(Severity)이 클수록 더 큰 점수를 부여한다. 여기서는 보건문제의 심각성이 규모에 비해 더 큰 영향을 미친다고 가정하여 "심각성 등급" 에 2를 곱하여 최종 점수를 산출한다. 모든 지역사회는 보건문제의 심각성을 등급화할 기준을 마련해야 한다. 보건문제의 심각성을 등급화하기 위한 기준이 작성되었으면 동일한 기준을 모든 보건문제의 심각성과 비교하여 등급을 부여한다.

아래의 질문들은 보건문제의 심각성을 등급화 하는데 도움이 되는 질문들이다.

① 어떤 보건문제가 부상하고 있는 문제인가? 그 문제는 긴급히 개입해야 할 필요성이 있나? 대중이 관련된 문제인가? 그 문제는 보건문제인가?

② 그 문제의 심각성은 어떤가? 그 문제는 사망률이나 입원율이 높은가? 그 문제는 조유병(早有炳)이나 조사망(早死亡)을 초래하는가?

③ 보건문제와 연관된 실제적 또는 잠재적, 경제적 손실이 있는가? 그 보건문제는 장기적 질환을 초래하는가? 지역사회는 경제적 부담을 담당해야 하는가?

④ 지역사회에서 다른 문제에 대한 실제적이거나 잠재적인 파급효과는 무엇인가? (예를 들면, 감수성 있는 인구에 대한 홍역의 전파)

표 5-7. 심각성 등급화 기준의 예

보건문제는 얼마나 심각한가	심각성 등급
매우 심각	9 또는 10
심각	6 또는 7 또는 8
심각성 작음	3 또는 4 또는 5
심각하지 않음	0 또는 1 또는 2

(3) 보건문제에 대한 가능한 개입의 효과 등급화(C)

보건문제를 감소시키기 위한 개입(Intervention)의 효과는 우선순위 결정에 있어 매우 중요하다. 그러나, 일반적으로 정확한 측정이 어렵다. 효과성의 상한과 하한을 설정하고 이와 비교하여 개입을 상대적으로 평가하는 것이 도움이 될 수 있다. 예를 들면, 예방접종은 많은 질환들에 있어 매우 효과적인 개입이다. 그 질환들은 "개입의 효과성 등급"을 높게 줄 수 있다. 예방접종의 반대편에는 현재의 개입으로는 별 효과가 없는 관절염과 같은 문제를 예로 들 수 있다.

표 5-8. 개입의 효과성 등급화 기준의 예

보건문제의 예방을 위한 개입의 효과성	효과성 등급
매우 효과적 80~100% 효과(예, 예방접종)	9 또는 10
비교적 효과적 60~80% 효과	7 또는 8
효과적 40~60% 효과 (예, 시력상실을 예방하기 위한 당뇨성 망막증을 위한 레이저 치료)	5 또는 6
효과성 낮음 20~40%	3 또는 4
비교적 비효과적 5~20%	1 또는 2
거의 효과 없음 5% 미만	0

(4) 우선순위 결정기준의 보완 : "PEARL"검사

보건문제를 규모, 심각성, 개입의 효과성에 대해 등급을 매겼으면 적절성(propriety), 경제성(economics), 수용도(acceptability), 자원(resources), 합법성(legality)의 요인을 판단해야 한다(이 요인들의 영어 첫 문자를 따서 우선순위 결정의 기억을 돕기 위해 "PEARL"이라는 합성어를 만들었다). 각 요인들에 대한 질문의 답은 아래와 같다.

어느 질문 중 "아니오"라고 답해지는 보건문제는 당분간은 고려에서 제외하거나 "아니오"라는 답의 이유를 생각해 보아야 하고, 수정할 수 있다면 고려해도 좋을 것이다.

· 적절성 - 보건문제 해결을 위한 사업은 적절한가?
· 경제성 - 문제를 해결하는 것이 경제적으로 적절한 일인가?
  사업을 수행하지 않을 경우 경제적인 결과가 초래될 것인가?
· 수용도 - 지역사회가 그 사업을 수용할 것인가? 원하는 사업인가?
· 자 원 - 그 사업을 위한 재정은 조달할 수 있거나 조달할 수 있는 가능성이 있는가?
· 합법성 - 현행법 아래에서 사업 활동을 수행할 수 있는가?

(5) 보건문제에 대한 우선순위 계산

우선순위 점수는 보건문제에 대한 칸 A, B, C에서 계산하여 칸 D에 기록한다. 다음의 공식은 우선순위 점수를 계산하기 위한 것이다.

$$D = [A + (2 \times B)] \times C$$

(6) 보건문제에 대한 등급 부여

우선순위 점수가 계산되었으면 우선순위 점수를 바탕으로 각 문제에 대해 우선순위를 부여한다.

표 5-9. 보건문제 우선순위 결정 작업지 예1

보건문제	(A)문제 규모	(B)심각성	(C)개입 효과	(D)우선순위 점수(A+2B)C	(E)등급

표 5-10. 보건문제 우선순위 결정 작업지 예2

보건문제	(A)문제 규모	(B)심각성	(C)개입 효과	(D)PEARL	우선순위 점수 {(A+B)C/3}×D

[예제]

1. 현재 중요한 전염병 문제를 나열함(전체 토의)
2. BPRS를 이용하여 전염병 문제별로 우선순위를 평가함(각자 평가후 그룹 토의)
   ① 문제크기 - 발생률 또는 유병률(자료 : 2001년 전염병 발생 현황 -전국, 지역)
   ② 문제 심각성 - 사망률, 치명률, 입원율, 합병증발생률, 후유증발생률 등
   ③ 중재효과 - 예방접종 가능? 예방적 화학요법? 조기진단? 교육홍보? 등등
3. 그룹별로 BPRS 적용하여 순위(rank) 결정

4. 미국의 CDC의 PATCH

미국 질병관리본부에서 지역보건교육사의 보건사업기획 지침서로 개발한 PATCH(Planned Approach To Community Health)에서는 중요성과 변화 가능성을 건강문제의 우선순위를 결정하는 기준으로 사용하고 있다.

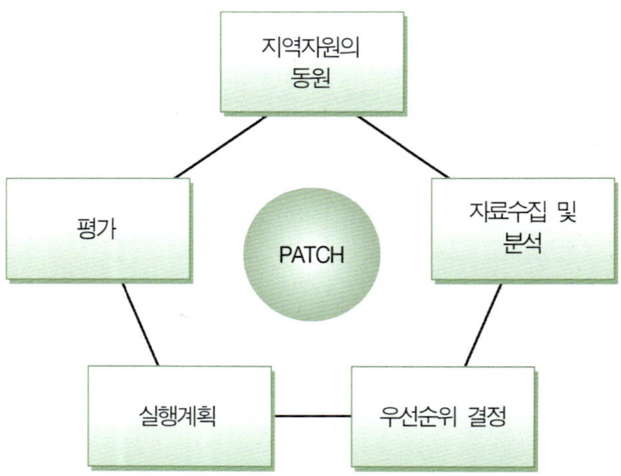

그림 5-6. PATCH 모형

1) 중요성

중요성은 건강문제가 지역사회에 얼마나 심각한 영향을 주는가, 또는 건강문제를 변화시키면

건강 수준에 얼마나 효과가 나타나는가를 평가하는 기준이다.

건강문제의 중요성을 판단하기 위해서는 첫째, 건강문제가 얼마나 흔한가를 평가하게 된다. 주로 유병률이나 발생률을 이용하여 비교하게 된다. 그런데 유병률이나 발생률의 절대적 크기도 중요하지만 상대적 크기-전국 평균이나 다른 지역과의 유병률 차이도 중요하게 평가되어야 한다. 예를 들어보자. 어느 지역의 유병률을 조사하였더니 1위는 암, 2위는 순환기계 질환, 3위는 사고로 나왔다고 하자. 그런데 다른 문제는 전국 평균치와 큰 차이가 없는데, 유독 사고는 전국 평균치 보다 1.5배가 높다고 하자. 이 경우 암과 사고 중 어떤 문제가 더 우선되어야 할까? 이 문제에 대한 해답을 내리기 위해서는 우리가 형평성과 효율성 중 어느 것을 더 존중하는가에 대한 가치 판단이 필요하다. 효율성이라는 관점에서 보면 유병률이 더 높은 암이 보건사업 대상으로 더 중요하다는 결론을 내리게 되는 것이다. 그러나 지역간 건강 수준의 차이를 감소시키는 것도 보건사업의 중요한 목적의 하나라고 생각하는 사람들은 보건사업의 대상으로 사고를 더 우선시할 수도 있다.

건강문제의 중요성을 판단하는 두 번째 기준은 해당 문제가 지역의 건강수준에 얼마나 심각한 영향을 미치는 가이다. 소위 건강문제의 위중도(危重度)라고 불리는 이 기준은 질병의 사망률이나 장애발생률, DALY와 같은 질병부담 측정지표, 경제적 부담 등을 이용하여 측정하게 된다. 건강결정요인의 경우는 해당 건강 결정요인이 야기하는 질환의 위중도에 건강 결정요인의 질환별 귀속위험도를 곱하여 줌으로써 중요성의 측정이 가능할 것이다. 그러나 필요한 역학적 자료가 부족하여 지역에서 쉽게 활용할 수 있는 방법은 아니다.

표 5-11. 중요성의 평가기준(PATCH)

사망/상병	건강 결정요인
광범위하게 유포한 문제인가? 예) 유병률	광범위하게 유포된 문제인가? 예) 흡연율
(유병률이) 전국 평균이나 비교 지역보다 높은가?	(흡연율이) 전국 평균이나 비교 지역보다 높은가?
건강 수준이나 삶의 질에 심각한 영향을 미치는가? 예) 질병 부담	건강 수준이나 삶의 질에 심각한 영향을 미치는가?
	행위와 건강문제가 밀접하게 관련되어 있는가? 예) 귀속위험도

2) 변화 가능성

변화 가능성은 건강문제가 얼마나 용이하게 변화될 수 있는가를 평가하는 기준이다. 변화 가능성을 평가하기 위해서는 문헌을 통해서나 다른 지역의 보건사업 경험을 통해 건강문제를 효과적으로 해결한 경험이 있는가를 확인하여야 한다. 즉, 과학적 근거(evidence)에 따라 건강문제의 변화 가능성을 평가하여야 한다. 우리가 비교하고자 하는 건강문제가 질병이나 사망이 아니고 행태인 경우에는 행태가 생활습관으로 고착된 경우보다 그렇지 않은 경우를 변화 가능성이 높다고 평가할 수 있을 것이다. 따라서 노인의 흡연보다 청소년의 흡연이 변화 가능성이 높다고 할 수 있다.

PATCH를 이용하여 건강문제의 우선순위를 정하는 경우는 다음의 단계를 밟을 것을 미국 질병관리본부는 권장하고 있다.

- 1단계 : 브레인스토밍 등의 방법을 사용하여 지역에 흔한 건강문제를 취합한다.
- 2단계 : 1단계에서 취합된 건강문제를 건강문제의 중요성과 변화 가능성을 고려하여 다음 표의 해당 영역에 정리한다.
- 3단계 : 중요하고, 변화 가능성이 높은 문제들을 중심으로 다시 한번 우선순위를 정한다.

표 5-12. 변화 가능성의 평가기준(PATCH)

사망/상병	건강 결정요인
다른 사업에서 사망/상병을 성공적으로 감소시킨 경험이 있는가?	다른 사업에서 건강 결정요인을 성공적으로 감소시킨 경험이 있는가?
사망/상병을 감소시킬 수 있다고 제시한 문헌이 있는가?	건강 결정요인을 변화시킬 수 있다고 제시한 문헌이 있는가?
	건강 결정요인(행태)이 고착되지 않고 아직 형성단계에 있는가?

표 5-13. 우선순위 결정을 위한 주요 건강문제의 목록 작성(PATCH)

사망	장애	건강 결정요인	
		행위요인	비 행위요인

표 5-14. 건강문제의 우선순위 결정(PATCH)

	중요함	중요하지 않음
변화 가능성이 높음		
변화 가능성이 낮음		

표 5-15. 우선순위에 따른 건강문제의 정리(PATCH)

우선순위	사망	장애	건강위험	
			행위요인	비 행위요인
1	심장질환	사고	흡연	실업
2	암	당뇨	운동 부족	의료서비스 부족
3	사고		음주	열악한 도로 상태
4				여가시설의 부족
5				

5. NIBP에서 사용하는 기준

캐나다의 Metropolitan Toronto District Health Council(MTDHC)이 개발한 보건사업 기획방법인 NIBP(Needs/Impact-Based Planning)에서는 건강문제의 크기(need)와 해결을 위해 효과(impact)를 기준으로 우선순위를 평가하고 있다. NIBP에서는 이렇게 결정된 우선순위를 사업 실행의 가능성이라는 측면에서 CLEAR라는 기준을 이용하여 보완하고 있는데, CLEAR의 평가항목은 지역사회 역량, 합법성, 효율성, 수용성, 자원의 활용가능성 등이다.

NIBP 방식에서는 필요의 크기와 효과의 추정 정도에 따라 보건사업을 반드시 실행하여야 할 문제, 실행하여야 할 문제, 연구를 촉진하여야 할 문제 및 사업실행을 금지하여야 할 문제로 구분하게 된다.

표 5-16. NIBP 방식에서 보건사업 실행 여부

		필요의 크기		
		높음	보통	낮음
효과의 추정	매우 좋음	반드시 실행	반드시 실행	실행
	좋음	반드시 실행	실행	실행
	효과가 있을 것 같음	실행을 검토 또는 연구를 촉진	실행을 검토 또는 연구를 촉진	연구를 촉진
	효과가 없음	사업 중지 또는 시작 금지	사업 중지 또는 시작 금지	사업 중지 또는 시작 금지

6. `일본의 〈건강일본21〉에서 사용기준

1) 질병부담

- 건강장해
- 질환의 사망률, 유병률
- 생활의 질 저하, DALY, DFLY
- 질병에 의한 비용 등

2) 건강 개선의 가능성

- 건강서비스의 효과성에 관한 근거를 평가

3) 경제적 효율

- 비용편익 - 예 : QALY를 1년 연장하기 위해 필요한 비용
- 형평성(equity)의 문제 고려

7. 미국의 〈HEALTHY PEOPLE 2010〉사용기준

1) Delaware주의 예

A : 건강문제의 크기

B : 건강문제의 위중도 = 문제크기에 비해 2배의 가중치 부여

C : 개입방법의 효과

2) Maryland주의 예

보건지표의 상대적 크기와 변화의 경향을 이용 – 황금다이아몬드

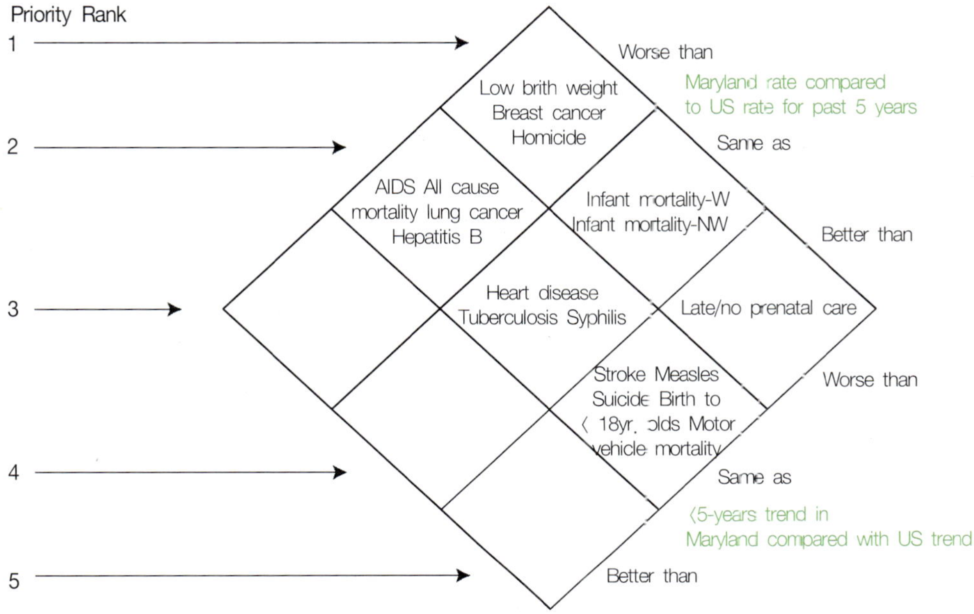

그림 5-7. 메릴랜드주의 사업우선순위 선정기준

8. AHP법

계층분석적 의사결정방법인 AHP(Analytic Hierarchy Process)는 복잡한 다 기준 의사결정 상황에서 수치화가 가능한 정량적 요소(경제적 이해 득실 등)만이 아니라 수량화가 어려운 정성적 요소(서비스 이용 편의성 등)를 동시에 합리적이고 체계적인 방법으로 의사결정에 반영할 수 있도록 할 뿐만 아니라, 이해 당사자 또는 의사결정 참여자가 다수인 경우에 그룹의사결정의 도출이 가능하도록 지원하는 의사결정방법이다.

의사결정과 관련된 요소(목표, 평가기준, 대안 등)에 대하여 일련의 간단한 1:1 쌍대비교를 통하여 우선순위를 도출함으로써 효율적 의사결정을 할 수 있도록 하며, 이 과정에 의사결정 참여자의 판단의 논리적 일관성을 자동 검증하여주는 장점이 있어 합리적, 과학적 의사결정을 가능하도록 지원한다. 또한 쌍대비교 외에 절대비교 기능을 함께 수용하여 많은 수의 대안에 대하여 판단 및 결정을 해야 할 때 매우 유용하게 활용할 수 있으며, 나아가 도출된 Priority(우선순위, 중요도)에 근거하여 예산, 인력 등의 자원을 배분함으로써 자원 활용을 최적화할 수 있게 지원한다.

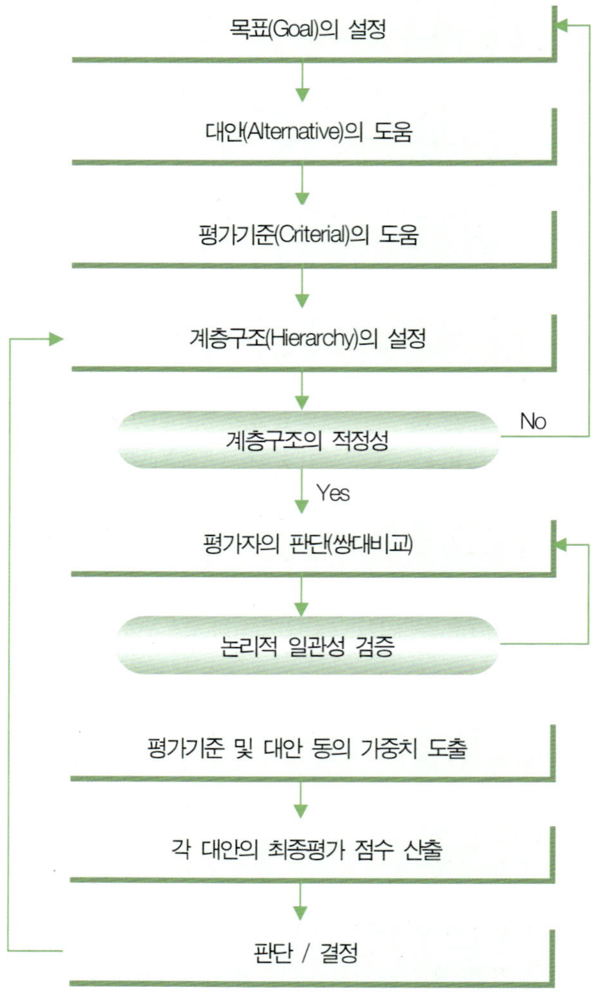

그림 5-8. AHP 분석단계

AHP는 이론의 단순성 및 명확성, 적용의 간편성 및 범용성이라는 특징으로 인해 의사결정 분야에서 널리 사용되고 있으며, AHP를 통한 의사결정은 일반적으로 다음의 6단계를 거치게 된다.

① 1단계 : 목표의 설정 및 의사결정요소의 도출
이 단계에서는 브레인스토밍, 문헌조사, 전문가 의견수렴 등을 통하여 평가의 목표(goal)를 정의하고, 평가의 대상이 되는 대안(alternatives)들을 도출한 후, 각 대안들을 평가하기 위한 적합한 평가기준(criteria)들을 도출한다. 또한 반드시 충족되어야 하는 기준으로 "musts"

기준을 설정하고 "musts" 기준을 만족시키지 못하는 대안들을 제거한다.

② 2단계 : 의사결정모델의 설정

목표, 평가기준, 하위판단기준, 대안 등 의사결정요소 모두를 포함하는 계층구조의 형태로 의사결정모델(decision hierarchy)을 구축하며, 다양한 다른 요소(행위자, 시나리오 등)등 을 포함시킬 수도 있다. 이 때 동일한 평가기준에 대하여 비교될 대상이 9개를 넘지 않도록 하는 것이 권고하고 있다. 예를 들어, 목표에 대하여 비교될 최상위 평가기준의 수가 9개를 넘지 않도록 하거나, 특정 최상위 평가기준에 대하여 비교될 하위 평가기준의 수가 9개를 넘지 않도록 한다.

③ 3단계 : 쌍대비교를 통한 요소들의 평가

각 의사결정 요소들이 상위요소에 대하여 얼마나 중요한지 드는 선호도는지 등을 1:1 쌍대비교를 통하여 평가한다. 즉 목표에 대하여 상위 평가기준을, 상위 평가기준에 대하여 하위 판단기준을, 하위 평가기준에 대하여 대안들을 평가하며, 가능한 한 많은 사실적 자료를 활용하고 지식, 경험, 직관 등을 활용하여 문제의 정성적 부분까지도 평가한다.

이 때 1～9점까지의 척도를 사용함. 그 다음에 고유치 벡터법을 이용하여 요소들의 가중치를 구함. 마지막으로 각 레벨에서 구한 요소들의 가충치를 상위레벨에서 하위레벨로 곱하여 의사결정 대안에 대한 최종 가중치를 산출하게 된다.

그러나, 본 연구에서와 같이 대안 및 평가 기준의 수가 많을 경우, 즉 대안이 10개 이상일 경우에는 쌍대비교 횟수가 크게 증가함으로 쌍대비교를 활용하기가 매우 어려워진다. 따라서 본 연구에서는 등급척도(rating scale)를 매개로 하여 상대평가와 절대평가 방식을 혼합한 모형을 사용한다.

④ 4단계 : 논리적 일관성의 검증

분석적 사고의 다음단계는 의사결정 참여자(또는 설문응답자)들의 판단이 얼마나 논리적 일관성을 유지하는가를 판단하는 것으로 쌍대비교를 통한 요소들에 대한 평가 결과에 대하여 비일관성비율을 확인함으로써 논리적 일관성을 개선한다. 실험과 검증 결과, 비일관성비율이 0.1을 넘는 경우에는 판단의 비일관성이 수용할 수 있는 수준을 넘는 것으로 판단함. 따라서 비일관성비율이 0.1보다 높은 경우에는 쌍대비교 결과를 다시 한 번 검토, 비논리적 부분의 판단을 수정하는 것이 필요하다.

⑤ 5단계 : 통합 및 그룹 평가결과 도출

쌍대비교를 통한 요소들에 대한 평가결과를 통합하여 평가기준 간 중요도의 도출 및 최적의

` 대안을 도출하거나 대안간 우선순위 및 중요도를 도출함. 이를 위해 모든 쌍대비교 매트릭스로부터 수학의 고유치 계산을 통하여 요소들의 최종 Priority(중요도 또는 우선순위)를 도출하게 된다.

또한 의사결정자가 다수인 경우에는 의사결정자 모두의 의견을 통합하며, 이 때 다수 의사결정자의 의견 통합은 기하평균을 값을 활용함. 때에 따라서는 대안 없이 평가기준들의 가중치 도출만을 하기도 한다.

⑥ 6 단계 : 민감도 분석 및 피드백

통합 및 그룹 판단결과를 면밀히 살펴보고 평가기준의 가중치 변화에 대한 최종결과의 변화 정도를 살펴보는 민감도 분석을 수행한다. 의사결정결과가 특정 요소에 민감하게 반응할 경우에는 필요한 자료의 추가 수집이나 신중한 검토 등을 통해 위 과정을 다시 수행한다.

또한, 의사결정 결과를 직관으로 가지고 있던 판단에 비추어 보아, 양자의 차이가 큰 경우에는 왜 차이가 발생했는지에 대하여 검토해 보고, 그 이유를 모델 내에서 찾을 수 없을 경우에는 모델이나 판단 자체를 재검토해 봄으로서 일반적으로 모델과 직관 모두가 조금씩 변하여 서로 수렴할 수 있도록 하는 것이 바람직하다.

1) 기타 도구

(1) 브레인스토밍(brainstorming)

(2) 흐름도(process flow diagram 또는 chart)

(3) 히스토그램(histogram)

(4) 파레토 차트(Pareto chart)

(5) 인과관계도(cause and effect diagram)

(6) 산점도 또는 산포도(Scatter plot 또는 Scatter diagram)

(7) 관리도(control chart)

(8) 내부평가조사(internal assessment survey)

(9) 추세도표(run 또는 trend chart)

(10) Decision matrix

(11) 델파이 전문가 조사(Delphi method)

(12) Program evaluation review technique(PERT)/Critical Path(CPM)

2) 보건기획 평가

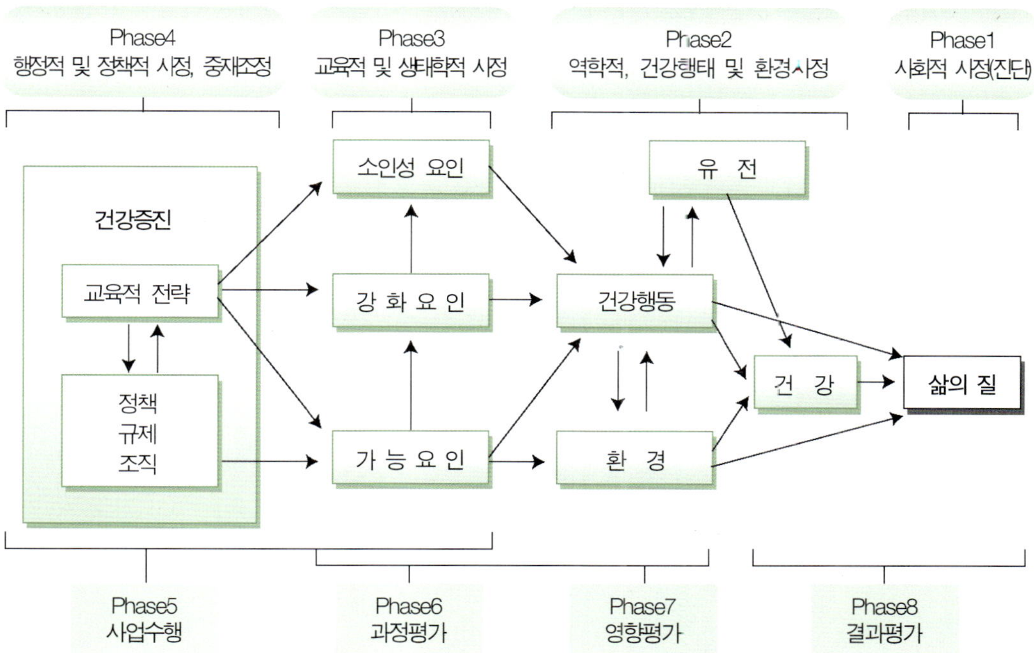

그림 5-9. PRECEDE-PROCEED 모형(Green 등, 2005)

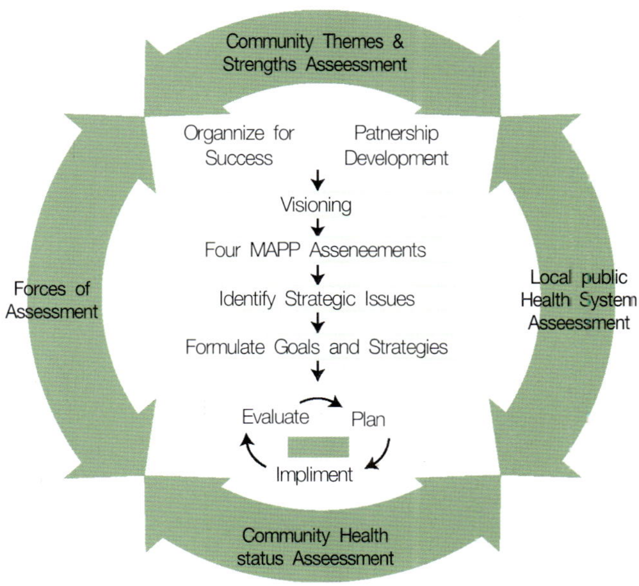

그림 5-10. MAPP(Mobilizing for Action through Planning and Partnerships) 모형(NACCHO, 2000)

평가는 기획, 설계, 시행, 운영단계에서 실시한 사업의 가치, 필요성, 문제점 등을 평가하여 사업의 질을 향상하는 과정이다. 평가에서는 평가의 세부목표 설정, 평가내용과 방법의 결정, 평가도구의 제작, 평가의 실시, 평가결과의 처리와 분석 및 활용의 단계를 밟아야 한다.

참고문헌

1. 김춘배, 유태욱, 고광욱, 최헌, 이정애 역. 의료의 질 경영 따라잡기, 계축문화사, 2001.
2. 대한예방의학회. 예방의학과 공중보건학, 계축문화사, 2010.
3. 문재우. 보건정책론. 계축문화사, 2002.
4. 문재우. 보건정책론. 계축문화사, 2008.
5. 박성복. 이종렬. 정책학강의, 문영문화사, 2002.
6. 배상수. 보건의료서비스의 우선순위 결정과 보건목표 설정, 건강보장연구, 2001.
7. 배상수. 보건사업기획, 계축문화사, 2004.
8. 앤드류 그린 저, 지역보건연구회 역. 보건의료기획-이론과 실제, 계축문화사.2002.
9. 양병국, 보건사업기획실무자반 교재, 국립보건원 훈련부, 1999.
10. 윤석준. 보건소 문제해결을 위한 토론방법과 기술, "건강옥천 2010' 을 향한 직원교육자료집(I), 옥천군 보건소, 1999.
11. 윤석준. 근거중심 보건정책의 개념 및 발전방향과 보건의료서비스의 우선순위 결정과 보건목표 설정에 대한 논평, 건강보장연구, 2001.
12. 이시백, 이원재, 박경희 역. 보건사업 활성화 지침서(Assessment Protocol for Excellence in Public Health, CDC, NACHO) -조직능력평가- 계축문화사, 1998.
13. 정은경. 보건사업기획실무자반 교재, 국립보건원 훈련부, 2000 .
14. 정정길. 정책결정론. 대명출판사, 1988.
15. 제니 나이두와 제인 윌스 저, 지역보건연구회 역. 2001. 건강증진(이론과 실제), 계축문화사, Busschbach JJV. 1993. The utility of health at different stages in life : a quantitative approach. Soc Sci Med.
16. 황윤원. 우리나라 공공정책 결정과정의 현황과 과제, 한림대학교 사회의학연구소 편, 건강보장연구, 2001.
17. Anderson JE. Public policy-making(3rd ed). Holt, Rinehart and Winston, 1984.
18. Cumming J. Core services and priority-setting : the New Zealand experience, Health Policy, 1994
19. Falcone D, Hartwig LC. Congress and health policy : the legacy of reform and retrenchment, In Litman TJ, Robins LS(eds) : Health Politics and Policy(2nd ed). Delmar Publishers Inc, 1991.
20. Ghana Health Assessment Project Team. A quantitative method of assessing the health impact of different disease in less developed countries. Int K Epid, 1981.
21. Green LW, Kreuter MW. Health Program Planning. An Educational and Ecological Approach. 4th edition. NY : McGraw-Hill Higher Education, 2005.

22. Hanlon JJ, Pickett GE. Public Health, Administration and Practice, 8th edition, Times Mirror/Mosby, 1984.
23. http://www.moleg.go.kr
24. Hyder AA, Rotllant G, Morrow RH. Measuring the burden of disease and the cost-effectiveness of health interventions- a case study in Guinea. Technical papers for the World Bank, 1996.
25. Jamison DT. Foreword to the global burden of disease and injury series In Murray CJL, Lopez AD(ed). The global burden of disease, Harvard University Press. Cambridge, 1996.
26. Jba P, Ranson K, Bobadilla JL. Measuring the burden of disease, Harvard University Press, Cambridge, 1996.
27. Klein R. Dimensions of rationing : Who should do what?, British Medical Journal, 1993.
28. National Association of County and City Health Officials. Mobilizing for Action through Planning and Partnerships. Washington, DC, 2000.

INDEX

(ㄴ)

(ㄷ)

(ㄹ)

(ㅁ)

(ㅂ)

(ㅅ)

(ㅇ)

(ㅈ)

(A)

(B)

(C)

(D)

(N)

(O)

(P)

(Q)

(R)

(S)

(T)

(U)

(V)

(W)

(X)

(Y)

(기타)

저자소개

▸▸ 이주열

성균관대학교 사회학과를 졸업하였으며, 서울대학교에서 보건학 석·박사학위를 받았고 미국 하버드대학교에서 연수하였다. 한국보건사회연구원 책임연구원을 거쳐 2001년부터 남서울대학교 보건행정학과 교수로 재직하고 있다. 2003년 국회의 보건교육사 입법화 과정을 도왔으며, 보건복지부 보건교육사제도화 TF팀장을 맡아 정책을 설계하고 국가자격증 제도를 정착시켰다.

▸▸ 이무식

계명대학교 의과대학을 졸업하였으며, 동산의료원에서 인턴, 레지던트 과정을 이수하였고 예방의학과 전문의, 산업의학과 전문의를 취득하였다. 산재의료관리원 창원병원 산업의학센터 소장, 육군본부 의무감실 군의관, 계명대학교 동산의료원 임상교수 등을 거쳐 1999년부터 건양의대 예방의학교실 교수로 재직하고 있으며, 보건복지대학원 부원장을 맡고 있다. 주요 관심분야는 건강증진사업, 보건의료정책, 지역사회의학 등으로 보건교육사 제도 정착에 많은 참여를 하였다.

▸▸ 유광수

전남대학교 간호학과를 졸업하였으며, 서울대학교 보건대학원에서 석사학위를 받았고 일본 준텐도 대학교에서 박사학위를 받았다. 일본 동경대학에서 객원교수와 객원연구원으로 근무하였고, 현재 전북대학교 간호대학 간호학과 교수로 재직하고 있다. 주요관심분야는 건강증진, 학교보건, 노인보건, 치매 등이다.

▸▸ 이진용

충북대학교 의과대학을 졸업하여 강북삼성병원 인턴과정과 서울대학교 의과대학 예방의학 레지던트(의료관리 전공)과정을 이수하였고, 서울대학교 의학박사학위와 미국 노스캐롤라이나 주립대학 의료경영석사(MHA)학위를 받았다. 한국보건산업진흥원에서 농어촌기술지원단 지역보건의료계획을 담당하였다.

보건사업관리

첫째판 1쇄 발행 | 2011년 8월 7일
첫째판 2쇄 인쇄 | 2013년 1월 10일
첫째판 2쇄 발행 | 2013년 1월 20일
첫째판 3쇄 발행 | 2015년 9월 15일

지 은 이 이주열 · 이무식 · 유광수 · 이진용
발 행 인 장주연
출판기획 최현정
발 행 처 군자출판사
등 록 제 4-139호(1991. 6. 24)

본 사 (110-717) 서울특별시 종로구 인의동 112-1 동원회관 B/D 6층
Tel. (02) 762-9194/5 Fax. (02) 764-0209

ISBN 978-89-6278-457-2

정가 23,000원